JN036941

呼吸器科

ナースポケットブック

| 編集 |

畑田みゆき

公益財団法人 東京都保健医療公社 大久保病院 看護部長

Gakken

はじめに

本書は，呼吸器領域に関わる看護師がユニホームのポケットに入れて，いつでも使用できるようにまとめました．

昨今，呼吸器領域が重要視されています．その理由として，患者数の爆発的な増加，目覚ましい治療の進歩，の２つが挙げられます．超高齢化社会の到来に伴い，タバコを吸うことで罹患するCOPD（慢性閉塞性肺疾患）をはじめ，誤嚥性肺炎，肺がん等，高齢者ならではの疾患が著しいです．また医学の進歩は目覚ましく，呼吸器領域でも疾患の診断，治療の進歩に伴い，必要な知識の量は増える一方です．さらに，医学の進歩により疾患発病後の予後が長くなっており，ますます看護師の果たす役割が大きくなっています．

看護ケアを実践する上で必要な知識について，本書の第１章に「呼吸器領域の看護ケア」を，第２章に「呼吸器領域の主な疾患」をまとめました．簡便に理解できるように，簡潔な記述，イラストや表の多用を心掛けました．また，自分で書き込めるようMemo欄を設け余白を多くし，自分で調べたことや先輩から学んだポイントやコツ，気を付けることなどを記載していくことで，"自分だけの１冊"となるように作っています．

呼吸器領域に携わる多くの看護師に活用して頂くことで，患者さんやそのご家族へ，より安全で安心なケアにつながればと思っています．また本書を活用して，医療従事者間のコミュニケーションが円滑に進めば幸いです．

最後に，本書を作成するにあたり，写真やイラストを使用させてくださった東京都立多摩総合医療センターの皆様に感謝申し上げます．また，分かりやすく理解できるよう編集作業を進めてくださいました学研メディカル秀潤社の黒田周作さんをはじめとする編集スタッフの方々に，深く感謝申し上げます．

2020年3月吉日

筆者を代表して
畑田みゆき・中田潤子

編集・執筆者一覧

◆◆ 編集

畑田みゆき　　公益財団法人 東京都保健医療公社 大久保病院看護部長

◆◆ 医学監修

中田潤子　　　前 大久保病院呼吸器内科医長

　　　　　　　現 東京女子医科大学病院 呼吸器内科・リハビリテーション科

　　　　　　　非常勤講師

◆◆ 執筆（執筆順）

野津佐代子　　大久保病院看護部看護師長 / がん化学療法看護認定看護師

阿部由紀子　　大久保病院看護部主任 / 皮膚・排泄ケア認定看護師

片岡正恵　　　大久保病院看護部看護師長

畑田みゆき　　前掲

水上省一　　　大久保病院放射線科技師長

斉藤　剛　　　東京都立大塚病院検査科技師長

山内祥子　　　大久保病院看護部看護師長

山﨑裕也　　　大久保病院看護部主任 / がん化学療法看護認定看護師

眞柄雄樹　　　大久保病院看護部看護師長 / 感染管理認定看護師

中村まゆみ　　大久保病院看護部歯科衛生士

副島祐子　　　大久保病院看護部看護師長

河合奈々子　　大久保病院看護部主任

百々由紀子　　大久保病院看護部看護師長

畠山修司　　　自治医科大学附属病院総合診療内科・感染症科 教授

岡本　耕　　　東京大学医学部附属病院感染症内科 特任講師

中田潤子　　　前掲

原　裕子　　　あけぼの診療所呼吸器内科

溝渕莉恵　　　大久保病院呼吸器内科医員

武山　廉　　　東京女子医科大学呼吸器内科学講座 臨床教授

（敬称略）

Contents

第1章 呼吸器領域の看護ケア

付録

編集担当：吉安俊英，谷口陽一，黒田周作
編集協力：石川奈々子，鈴木優子，岡本哲也，中田智子
カバーデザイン：星子卓也
本文・DTP：梶田庸介，乙村龍彦，小佐野　咲，三原聡子
本文イラスト：青木隆デザイン事務所，日本グラフィックス

本書の特徴と活用法

- 本書は，「看護ケア」と「疾患」の2部構成です．
- 準備物品や手技など，自施設の方法を書き込めるように，余白やメモのスペースを各所に設けています．先輩から学んだポイントやコツ，気を付けておくべきことなど，必要な情報をどんどん書き込んで，あなただけの1冊に育ててください．
- 本書の解説には，大久保病院での実施内容を記載している箇所があります．実施時には，必ず自施設の内容を確認してください．

> ● 精神的・社会的・スピリュアルな視点での情報収集のポイントを記載
>
> 社会的な役割，仕事
> 何かしら配慮や かかえている悩みはないか，あるか
>
> 初対面では あまり言いにくいため，
> 徐々に 聞いていく

自施設の決まりごとや，実施時のポイントを書き込もう！

「実際のケアではどうする？」という視点からポイントを書き込んで，弱点を克服しよう！

マスクの着用

- 医療従事者は，N95マスクを着用する．
- マスクは正しく装着する．病室への入室前に装着ごとにユーザーシールチェック（フィットチェック．図1）を行いフィットしているかを確認し，定期的にフィットテストを行う．

なるべく上に！

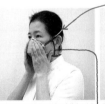

手順1：両手で鼻あてが鼻に密着するように，鼻あてを鼻の形に合わせる．鼻や顎の周囲は空気が漏れやすいため注意する．

手順2：両手でマスクを覆い，息を吸ったり吐いたりして，空気の漏れがないかチェックする．

図1◆ユーザーシールチェック
（文献2より改変引用）

ここの角度が広い方がいい

第1章

呼吸器領域の
看護ケア

始業時点検

* 担当患者の情報を把握する.
* 業務を円滑に行えるようスケジュールを調整する.

ケアの実際

患者に挨拶に行くまでの確認項目…………………
<医師の指示>
● 安静度.
● 活動が許可されている程度.
● 床上安静,病棟内・病院内の自由度など.
● 清潔ケア.
● 入浴・シャワー浴などの指示の有無.
● 急変時,呼吸困難時,便秘時,不眠時,不穏時などの対応.
● 術前・術後の指示内容.
● 検査・治療・透析などのスケジュール(前日・当日・翌日).
● 検査結果の把握,検査・治療の準備状況.
<フローシート>
● バイタルサイン.
● ドレーン排液の性状と量.
● 食事の内容と摂取の状況.
● 排泄の状況.
● 鎮痛処置の内容.
● 活動状況.
● 清潔ケアなどのケアの実施状況.
<経過記録>
● 看護計画.
● クリニカルパスの場合は,**アウトカムの内容**も確認する.

<診療録>

- 治療の経過とその結果.
- **医師からの病状説明の内容と患者・家族の反応.**
- 検査結果.
  - 血液検査.
  - X線, CT, MRI 検査.
  - 呼吸機能検査(スパイロメトリー, フローボリューム曲線, 動脈血液ガス分析など).
  - 超音波検査(心エコーなど).
  - 胸水検査.
  - 内視鏡検査(気管支鏡など).
- 薬剤師からの薬剤指導の内容と患者の反応.
- **リハビリの進捗状況など, リハビリセラピスト(理学療法士〈PT〉・作業療法士〈OT〉・言語聴覚士〈ST〉)の記録.**
- その他, 医療スタッフからの情報.

<薬物療法>

- 注射・点滴:輸液内容と輸液時間など.
- 内服薬:内容と内服時間など.

<その他>

- 退院支援の状況.

● 自施設における確認項目を記載

患者への挨拶時の観察と確認項目…………………

＜意識状態＞
● 見当識，認知機能の程度，感情など．

＜ライン，ドレーン類＞
● 刺入部，点滴バッグ，ドレナージバッグ．
● ラインやドレーンのからまり．
● テープのはがれやテンション（引っ張られている状態）の有無．
● 感染徴候の有無：刺入部の腫脹・発赤など．
● 輸液の投与内容，投与量，投与速度と指示内容．
● 麻薬，昇圧薬などは**ダブルチェック**で行う．
● 点滴バッグの残液量．
● 留置期間，ライン交換やドレッシング交換の必要性．
● 排液の性状と量．
● ドレーン圧の設定と指示内容．

＜酸素投与＞
● 酸素投与量，酸素投与方法と指示内容．
● 加湿器の蒸留水の量．

＜身体拘束の状況＞
● 不必要な拘束の有無．
● 身体拘束の適切性．

＜ベッド周りの環境整備＞
● ナースコールの位置．
● 不必要なものの有無，必要なものの位置．
● 手の届く範囲にあるか，整理整頓されているか．

＜その他＞
● 検査・リハビリテーションなど，当日のスケジュールを伝える．
● 入浴・シャワー浴の時間を調整する．

◆文献
1）畑田みゆき（編）：整形外科ナースポケットブック．p.2-4，学研メディカル秀潤社，2018．
2）近藤泰児（監）：呼吸器ビジュアルナーシング．p.51-95，学研メディカル秀潤社，2016．

患者の情報収集

目的

* 患者の症状を見逃すことなく，効率よく意図的に情報収集していく．
* 患者の現況を知り，収集した情報から必要なケアを考える．

ケアの実際

● 意図的に情報収集する手段として，入院時データベースの項目がある．自施設のデータベースがどの看護理論をもとに作成されているのか知っておく．

現病歴の聴取……………………………………………

● 現病歴を聴取する目的は，現在の受診行動や入院に至った経緯を知ること，患者の全体像を捉え，入院後の生活援助とニードを把握することである．

現病歴・既往歴とは

現病歴とは現在の症状（主訴）の出現時期と状況，経過，治療法，これまでの症状といった情報をまとめたもの．既往歴とは今まで罹患した疾患や，出現した症状のことである．

これらを詳しく聞くことで，現在の症状との関連があるかどうかを探る．

● 現病歴や既往歴を聞く際は，5W1Hの項目に沿って聞いていくと理解しやすい（表1）．

* What（何が），When（いつから），Where（どこで），Who（誰が），Why（なぜ）．

* How（どのように）．

表1 ◆ 5W1Hの項目に沿った情報収集（咳嗽の例）

- 咳が出るのですね
- いつから咳が出ていますか？　いつ咳が出ますか？（就寝時，体動時，朝など）
- どこで咳が出ますか？（自宅にいるとき，急に寒い場所に行ったときなど，痛みなどの場合は，部位）
- 咳が出ているのはご自身だけですか？　ご家族や会社の方もですか？（同室の方もですか？）
- なぜ咳が出ると思いますか？（熱が出ているからなど）
- どのような咳ですか？

- 収集した情報を元にアセスメントしていくが，**「もしかしたら何らかの疾患や原因が隠れているかもしれない」**という視点ももって聞いていく．

- 必ずしも身体的な原因で症状が出現しているとは限らない．**精神的・社会的・スピリチュアルな視点**からも情報収集していく必要がある．

- 情報収集は，聴取やフィジカルアセスメント（問診・視診・聴診・触診・打診）時だけではなく，**看護ケア実践時（清拭など）や患者が他者（家族や同室者など）と接している場面**などからも得ることができる．会話だけに頼らず情報収集する．

- 他者が収集した情報（カルテに記載されていること，コミュニケーションで知り得た情報など）も活用する（表2）．

- 精神的・社会的・スピリチュアルな視点での情報収集のポイントを記載

表2 ◆情報収集シート記入例

年 月 日( )

患者氏名	大久保花子	新宿太郎	公社一郎
年齢	77	55	88
病名	肺炎	肺がん疑い	COPD, 肺炎
病室	3号1ベッド	8号2ベッド	17号2ベッド
入院病日	10日		3日
カルテから		・気管支鏡パス入院 ・検査に不安あり ・検査準備済み	・痰がらみ ・酸素2L ・体温38℃
申し送られた こと		・同意書の再確認	・夜間寝ていない ・明日からの点滴指示なし
9時 —		・検査までのスケジュール 確認	・末梢刺入部確認 ・バイタルサイン測定
10時 —			・抗菌薬 ・清拭, 着替え
11時 —			
12時 —		・禁食	・食事介助 ・歯磨き
13時 —		・ルート確保, 生食ロック ・妻の来院を確認する	・家族が来たら退院支援専 任看護師を呼ぶ
14時 —		・バイタルサイン測定 ・麻薬を持って検査室 ・SpO₂モニタをベッドサ イドに置く	
15時 —		・帰室時バイタルサイン ・15分バイタルサイン ・30分バイタルサイン ・60分バイタルサイン	
16時 —			
17時 —			
申し送ること			

患者の情報収集

7

患者の全体像を捉える…………………………………

● 呼吸器疾患や呼吸器の症状は，身近で，よく出現する症状の一つである．

● 呼吸という機能により，感染やアスベスト，微小粒子状物質（PM2.5）などの環境汚染物質に曝露されやすい．また，喫煙などの生活習慣，精神的な不安や過緊張，加齢による呼吸機能の低下なども，呼吸器疾患の罹患や症状に影響しやすい．

● 呼吸器疾患をもつ患者は，症状や呼吸機能の障害により日常生活に支障を来し，さらに隔離が必要な場合もあり，病気により症状が変化しやすい．

● そのため患者の全体像は多様で複雑であり，看護師だけではなく，多職種（医師・薬剤師・医療ソーシャルワーカー・理学療法士・公認心理師・栄養士など）で情報を共有し，患者が自分らしい日常生活を送れるよう支援することが必要になる．

● そこで，疾患や症状側からだけではなく，身体的・精神的・社会的・スピリチュアルな4つの視点で捉えて整理すると理解しやすく，看護実践につなげることができる（図1）．

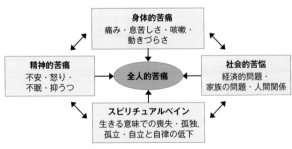

図1 ◆ 全人的苦痛の捉え方
（文献1より引用）

＜４つの視点での実践例＞

● 身体的苦痛.

● 自覚症状, 他覚症状, 日常生活への影響に分け
て観察していくと理解しやすい (表3).

表3 ◆ 身体的苦痛に関する観察項目と予測される疾患

	症状	観察項目	予測される疾患等
自覚症状	喀痰	色(膿性か非膿性か), 量, 臭い, 自己排痰の有無	感冒など
	血痰	色, 量(喀血ではないか)	気管支拡張症, 肺炎, 結核, 肺がん
	咳嗽	咳嗽の有無, 湿性咳嗽か, 乾性咳嗽か, 咳嗽持続, 咳嗽に対する処方・治療等の有無, 処方や治療の効果があったか	
	胸痛	部位, 程度, 原因, どのような痛みか, 持続時間, どのような時に痛むのか, 胸痛に対する処方・治療等の有無, 処方や治療の効果があったか	気胸, 肺炎, 肺がん
	呼吸困難感	呼吸困難の有無, 程度, 原因, 呼吸パターン, 血液データ(Hb), 動脈血液ガス分析値, 呼吸機能検査値, 経皮的動脈血酸素飽和度(SpO₂), 表情, 発汗の有無, 呼吸困難感に対する処方・治療などの有無, 処方や治療の効果があったか	肺炎, 気胸, 慢性閉塞性肺疾患
他覚症状	チアノーゼ	口唇, 手指爪, 四肢冷感	
	ばち指		
	発熱	顔面紅潮	
	呼吸の異常	呼吸数, 深さ, リズム, 音, 吸気時間・呼気時間	
	いびき	就寝時の体位	
	意識障害	ぼんやりする, 生あくびが出る	CO₂ナルコーシス
日常生活への影響	不眠	表情, 言葉数, 活動量	
	体力消耗	(トイレなどの後に)ぐったりしている	
	食欲低下	摂取量が少ない, 食事そのものへの興味が薄れている	
	日常生活動作(ADL)低下	昼のほとんどの時間を臥床して過ごす	
	不安	落ち着かない	過換気症候群

(文献1を参考に作成)

- ● 精神的苦痛.
- ● 呼吸困難のある患者は，自覚症状がこのまま改善されないと「死」を意識してしまうことがある．そして「死」を意識することで，より不安になり，不眠・抑うつ・せん妄などを引き起こすことがある.
- ● 自覚症状や不安な思いを伝えようとすればするほど，呼吸困難感が増加することがあるため，情報収集は短時間で行うようにする.
- ● 言語的な表現が難しい内容のため，日常の観察やケアを通して観察していく.
- ● 社会的苦痛.
- ● 通院や入院などにより学業や仕事，社会活動，家庭での役割に影響を及ぼす.
- ● ボディイメージが変化することになるため，在宅酸素療法（HOT）を導入する際は，患者の受け入れが難しい場合がある.
- ● 長期的治療などによる経済的負担を抱える場合があることを考慮し，患者の価値観に合わせられるようコミュニケーションを取りながら情報収集する.
- ● スピリチュアルペイン.
- ● 4つの視点の中で最も難解である．スピリチュアルペインの定義には，下記のようなものがある.

- ● 人生を支えていた生きる意味や目的が，死や病の接近によって脅かされて経験する，全存在的苦痛である．特に死の接近によって『わたし』意識がもっと意識され，感情的・哲学的・宗教的問題が顕著になる[2].
- ● 自己の存在と意味の消滅から生じる苦痛である[3].

- スピリチュアルペインは生命の危機に直面した際に生じるもので，人によってその苦痛の内容は異なる．そのため，ケア介入についても何をすべきというように，答えがあるわけではない．
- 容易に情報収集ができる内容ではなく，患者に寄り添い，お互いの信頼関係を構築していくところから始める．

ケアのポイント

- 個人情報，プライバシーの保護に留意する．
- 患者の思いや価値観を尊重したケアを実践する．

◆文献
1) 近藤泰児（監）：呼吸器ビジュアルナーシング．p.93-95，学研メディカル秀潤社，2016．
2) 畑田みゆき（編）：整形外科ポケットブック．p.6-23，学研メディカル秀潤社，2018．
3) 東京訪問看護ステーション協会（編）：在宅看護ビジュアルナーシング．p.197，学研メディカル秀潤社，2017．

Memo

フィジカルアセスメント
▌問診

目的

* 患者の現在の健康状態，現病歴・既往歴・健康歴など
　を聴取する.
* 聴取した情報から，身体の状態を評価する.

フィジカルアセスメントの必要物品

● 視診時：検鏡.
● 聴診時：聴診器.
● 打診時：打腱器.
● マーキング時：サインペン.
● 計測時：定規.
● 呼吸数測定：時計.

ポイント

● 肌の露出時，肌寒いときは，バスタオルや
　タオルケットを用意する.

種類

● 呼吸器系フィジカルアセスメントの方法には，以
　下の5つがある.
● 問診，視診，聴診，打診，触診.
● これらから得た情報を元に，**患者の身体の状態**
　(形態・機能) を評価する.

ケアの実際

準備‥‥‥‥‥‥‥‥‥‥‥‥‥‥‥‥‥‥‥‥‥‥
● 患者の羞恥心や保温に配慮し，バスタオルなどを
　使用し露出を少なくする.
● 室温を調節する.
● 看護師の手や聴診器を適温にする.

● 背部のアセスメントは**坐位**で，背もたれのない椅子がよい．坐位になれない場合は**側臥位**で行う．
● 前胸部のアセスメントは**坐位**または**仰臥位**で行う．
● 患者をリラックスさせ，正確な情報収集を図る．

問診の方法

● 問診は，患者の健康上の問題に関する情報，現病歴・既往歴・健康歴を得るために行う．
● プライバシーに配慮できる場所であるか，場の雰囲気は適切かなどを考慮し，問診を行う環境を整える．
● 聴き方や話し方に留意し，**現在の症状**から問診を始め，順に関連する内容を聴いていく（**表1**）．

表1 ◆ 問診の際の質問内容

質問事項	具体的な質問内容	症状	症状に対する観察内容など
現在の健康状態	主訴，症状など	息切れ，呼吸困難感	症状の有無，程度，活動レベルとの関係
		咳嗽	症状の有無，種類，程度，期間，出現時間
		喀痰	症状の有無，性状，量
		胸痛	症状の有無，部位，程度，持続時間，痛みの誘因の有無
現病歴	いつから，どのように発症したかなど		
既往歴	手術歴，入院・通院歴，常用している内服薬など	呼吸器系疾患，治療経験	
生活歴	住環境，生活環境，最近の行動・渡航歴，喫煙歴，最近引越したかなど		● 1日に吸う本数，喫煙年数，温泉などの旅行 ● 海外で流行している感染症
社会歴	仕事内容，仕事環境，職業歴など		
家族歴	近親者の病歴など		

（文献1より改変引用）

13

聴取のポイント······························

● 問診で聴取すべきポイントの例を表2に示す.

ケアのポイント

● 患者は症状によって問診が辛いこともあるため, 短時間で意図的な情報収集を行う.
● 話すことで酸素消費が増大(安静時の1.5倍)するため, 留意する.
● Yes or No で回答できるクローズドクエスチョンと, 自らの言葉で回答できるオープンクエスチョンを使い分けて, 効率よく情報収集する.
● 表情を見逃さない.

表2 ◆ 問診で聴取すべきポイント

聴取項目	具体的な質問	詳細内容
S(Signs and symptoms): 徴候と症状	どんな症状, 所見がいつ起こったのか	咳, 痰, 痛み, 呼吸苦などがいつからなのか
A(Allergy): アレルギー歴	薬物, 食物, 環境因子に対するアレルギー歴	甲殻類やナッツ, 蕎麦, ネコや鳥などのペット
M(Medication): 薬物療法の情報	どんな薬物を使用しているか, その理由, 最後の使用はいつか	薬物から既往疾患などの予測も可能
P(Past medical history): 既往歴	健康状態, 既往歴, 外科的治療の有無	蜂などに刺されたことがあるのかなど
L(Last meal): 最終飲食	最後に摂取した飲み物, 食べ物と摂取時間	アレルギーと関連することが多い
E(Event leading to presentation): イベント	症状が出現した経緯, どのように進行したか	転居してから, 仕事が変わってから, 温泉旅行後など, 急激なのか経年変化なのか

(文献1より改変引用)

◆ **文献**
1) 近藤泰児(監): 呼吸器ビジュアルナーシング. p.33-34, 学研メディカル秀潤社, 2016.

フィジカルアセスメント

視診

目的

* 患者の身体の形・色・性状などを観察する.
* 特に呼吸に異常がないかを観察してアセスメントする.

概要

● 視診とは，肉眼または検鏡を用いて，身体の形・色・性状などを観察する方法である.
● 口臭・体臭などの匂いの観察も視診に分類される. また，気道内分泌物の観察も行う（表1）.

ケアの実際

視診の方法‥‥‥‥‥‥‥‥‥‥‥‥‥‥‥‥‥‥‥‥‥

● 患者にリラックスするよう声をかけながら，呼吸の様子を観察する（表2）.
● 観察部位は，観察しやすいように露出する. その際，プライバシーに配慮する.
● 前胸部・背部の状態を観察する.
● 肩，鎖骨，肩甲骨などの胸郭の形状や肋骨の構造が左右対称であるか，変形の有無を観察する.

表1 ◆気道内分泌物の性状と原因

分類	性状	病態
淡血性,泡沫状	泡沫状（粘稠性なし）	肺循環のうっ血による露出液
漿液性	液状様	肺，気管支毛細血管の透過性亢進
粘液性	透明粘稠,白色粘稠	気管支分線で肺細胞からの粘液分泌亢進
粘液膿性	白黄色粘稠	粘液分泌亢進に感染が加わる
膿性	黄色膿状	気道，肺の細菌・真菌感染
血性	鮮血色	気道・肺からの出血
	暗赤色	口腔内からの血液の流入

（文献1より引用）

表2 ◆呼吸の正常・異常所見と予測される疾患

正常	異常	予測される疾患など
呼吸は規則的に 12〜20 回 / 分で繰り返され，静かで喘鳴などは聴かれない	前傾姿勢，緊張や疲労の表情である	慢性閉塞性肺疾患の疑い
	軽度の傾眠状態，不安状態，落ち着かない様子，興奮状態である	低酸素症の疑い
	呼吸時に喘鳴などがある	重度の喘息，慢性気管支炎の疑い
腫瘍・損傷・発赤などの皮膚の異常はなく，正常な色調	●腫瘍・損傷・発赤・皮下気腫などの皮膚の異常がある ●皮膚色がチアノーゼや蒼白である	
●肩甲骨，鎖骨，肋骨は脊椎線や胸骨中央線に対し左右対称で変形がなく，胸椎の棘突起が直線である ●胸郭の前後径と左右径の比は約 1：2 である．加齢とともに前後径は厚くなる傾向にある ●肋骨は体側面に対して斜めに走行し，肋骨角は 90°以下である	骨格の変形，胸郭の拡張制限がある	脊椎側弯症，鳩胸，漏斗胸の疑い
	胸郭の前後径が左右径と等しく，前後径の拡張（樽状胸郭）がある	慢性肺気腫，肺の過膨張の疑い
	肋骨の水平走行，肋骨角が 90°以上である	肺の過膨張の疑い

（文献 2 を参考に作成）

観察のポイント
● 左右対称性，色，位置，性状，口臭・体臭など.
● 観察に適した環境：適切な明るさ，保温・室温への配慮.

観察の内容
＜表情＞
● 顔色，苦悶様なのか.
＜チアノーゼ＞
● 冬など寒冷期の循環不全で生じるチアノーゼとは異なり，酸素と結合していないヘモグロビン量が増えると発生する症状である.
● 顔，口唇，指先 (爪) に出現しやすく，青紫色である.

<呼吸状態 (表3) >

- 呼吸数の正常範囲は 12 〜 20 回 / 分，小児は 20 〜 30 回 / 分である.
- 呼吸リズムが一定で規則的か，呼吸の深さは一定か (浅い呼吸でないか) を観察する.

表3 ◆ 呼吸状態の観察項目

分類		呼吸数 / 分	換気量 / 回	呼吸型	主な疾患・状況
正常呼吸		成人： 12 〜 20	6 〜 8 mL/kg		—
呼吸数と換気量の異常	頻呼吸	増加 (25以上)	増減なし		肺炎，肺塞栓症，肺水腫，気管支喘息，胸膜痛など
	徐呼吸	減少 (12以下)	増減なし		頭蓋内圧亢進，アルコール多飲，麻酔時など
	多呼吸	増加	増加		過換気症候群
	過呼吸	増減なし	増加		過換気症候群
	低呼吸	増減なし	減少		睡眠時，神経・筋疾患など
	減弱呼吸	減少	減少		脳死期，臨死期，麻痺，肺胞低換気症候群など
リズムの異常	チェーン・ストークス呼吸			過呼吸→低呼吸→無呼吸	尿毒症，心不全，中枢神経系障害，薬物による呼吸抑制など
	クスマウル呼吸			深く大きい	糖尿病ケトアシドーシス，尿毒症など (代謝性アシドーシスの代償)
	ビオー呼吸			不規則呼吸→無呼吸	主に延髄付近での脳腫瘍，脳外傷，髄膜炎など

(文献3より引用)

- 1呼吸相ごとに呼吸パターンが現れ一定でないことが多いため，1分間の呼吸数は，20秒×3などと簡略化せずに測定する.
- 呼吸の深さは「深い」，「浅い」と表現する.
- 1回換気量をみる. 何Lなど数値では分からない.
- 呼気と吸気の比率 (IE比) については，一般的には1:1.5〜2である.
- 1秒率の低下した慢性閉塞性肺疾患 (COPD) の場合は，呼気を吐くことに時間がかかるため，吸気と呼気の比率は1:3〜5ほどになる.

<努力様呼吸 (表4) >

- 努力様呼吸の有無.
- 異常例は，**努力性呼吸** (鼻翼呼吸，肩呼吸，下顎呼吸，鎖骨上窩の陥没など) や，**補助呼吸筋** (胸鎖乳突筋，僧帽筋，斜角筋，尾翼筋など) を使用した呼吸である.

<患者の体位>

- 起坐呼吸や喉を押さえている，胸をさすっているなどといった動作の異常はないか.

<胸郭>

- 皮膚の色調，外傷の有無，形状の左右差はないか.
- 異常例は，**異常な皮膚蒼白，瘢痕，打撲痕，出血**などがある.

表4 ◆特殊な呼吸状態

努力性呼吸	鼻翼呼吸	● 鼻から強く吸うと鼻翼根部が収縮 ● 喉頭を下に大きく動かすように呼吸する	● 重篤な呼吸不全
	下顎呼吸	● 口，下顎をパクパクして気道を広げ，空気を取り込むように呼吸する	● 重篤な呼吸不全 ● 死亡直前
その他	起坐呼吸	● 仰臥位だと苦しいので坐位	● 左心不全 ● 重篤な喘息発作
	陥没呼吸	● 吸気時の胸骨部の陥没 ● 上気道閉塞 ● 胸壁が未熟な新生児や未熟児の呼吸状態	● 特発性呼吸窮迫症候群

(文献4より改変引用)

<胸郭の形状（図1）と動き>

● 胸郭，鎖骨，肋骨が左右対称かどうか．

<シーソー呼吸と呼気時の肋間の陥没>

● 吸気時に胸腔内圧は陰圧となるが，気道の閉塞な どで空気が肺に流入できないと，胸郭や肋間が陥 没する状態となる．

● シーソー呼吸（図2）では，吸気時にはその逆と なる．また，吸気時に肋間が陥没する．

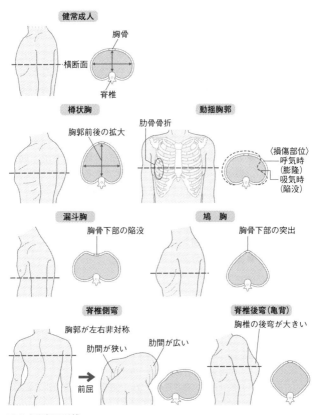

健常成人

胸骨
横断面
脊椎

樽状胸
胸郭前後の拡大

動揺胸郭
肋骨骨折
〈損傷部位〉
呼気時
（膨隆）
吸気時
（陥没）

漏斗胸
胸骨下部の陥没

鳩胸
胸骨下部の突出

脊椎側弯
胸郭が左右非対称
肋間が狭い
肋間が広い
→
前屈

脊椎後弯（亀背）
胸椎の後弯が大きい

図1 ◆ 胸郭の形状
（文献3より改変引用）

19

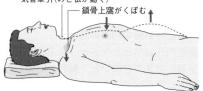

気管牽引(のど仏が動く)

鎖骨上窩がくぼむ

吸気は胸の上部が陥没，腹部が膨らみ，呼気ではその逆となる．

図2◆シーソー呼吸
(文献5より改変引用)

- 正常な呼吸運動とは逆に吸気時に上腹部がへこみ，呼気時に元に戻る．
- 窒息など舌根沈下による気道閉塞によって現れることが多いが，胸壁損傷や広範囲な肺炎などでもみられる．重篤な呼吸不全につながることが多く，早急に対応する．

<外頸静脈>
- 外頸静脈より中心静脈圧 (CVP) を推定できる．
- 通常，仰臥位時には外頸静脈は観察できる．起坐位としても外頸静脈が観察できる場合は，中心静脈圧が上昇していることが予測される．
- CVP が高くなる緊急性の高い疾患としては，**心不全，緊張性気胸，心タンポナーデ**などがある．

<気道分泌物>
- 気道内の分泌物を観察する．

◆文献
1) 近藤泰児 (監)：呼吸器ビジュアルナーシング．p.35，学研メディカル秀潤社，2016．
2) 横山美樹 (監)：フィジカルアセスメント，胸部一肺．ナーシングスキル日本版．エルゼビア，2018．
3) 落合慈之 (監)：呼吸器疾患ビジュアルブック．p.35-36，学研メディカル秀潤社，2011．
4) 佐野裕子：今さら聞けない！呼吸のフィジカルアセスメント．エキスパートナース 27：23，2011．
5) 道又元裕 (監)：ICU ビジュアルナーシング．p.55，学研メディカル秀潤社，2015．

聴診

目的

* 聴診器などを使って体内に発生する音を聴取する.
* 肺音の正常・異常（音の減弱・副雑音の有無など）を観察し，アセスメントする.

概要

- 聴診とは，聴診器などを使って体内に発生する音を聴取する方法である.
- 体内で発生する音には，肺音，心音，血管音，腸蠕動音などがある.

肺音と呼吸音

- 聴取した肺音から，肺への空気の流入の程度や障害の有無を判断する.
- 肺音の聴取で得られる情報は，呼吸状態をアセスメントする上で最も重要である（図1〜図3）.

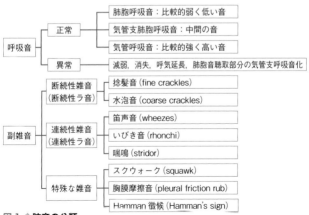

図1 ◆肺音の分類
（文献1より改変引用）

聴診器の膜面（ダイヤフラム面）

- 呼吸器の聴診によく用いられる.
- 低音がカットされ高温が聴取しやすい.
- 皮膚と一体となって振動する必要があるので, 胸壁に密着させる. ただし, 密着しすぎると集音口が塞がれるので注意する.

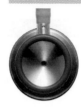

ベル面

- 心音・心雑音・血管音などの低音を聴くのに適している.
- 弱い音もベル面の方が良く聴取できるといわれている.

図2◆聴診器の構造
(文：文献1より改変引用)
(写真提供：スリーエム ジャパン)

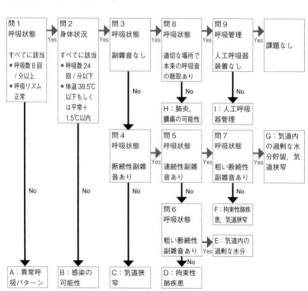

図3◆呼吸器系のアセスメントフローチャート
(文献2より引用)

聴診器の使い方……………………………………

● 聴診器には膜面とベル面があり，聴診する面が2面あるものがダブル聴診器である（図2，表1）.

<膜面>

● 膜を皮膚に密着させる.

● 呼吸音，腸蠕動音，正常な心音など，**高調な音**を聴くことに適している.

<ベル面>

● あまり密着させずに軽く当てる.

● 異常心音，心雑音，血管性雑音など，**低調な音**を聴くのに適している.

● 耳管部を両手で持って，イヤーピースを両耳に挿入する.

ケアの実際

聴診の方法…………………………………………

● 可能であれば，患者に大きめの呼吸をしてもらう.

● **上部から下部へ左右対称に聴取する**.

● 肩甲骨や肋骨などの骨を避けて行う.

● 1カ所につき，**吸気と呼気の両方を聴取する**.

● 前面では頸部気管，胸骨柄上も聴診する.

表1 ◆聴診器の特性

	特徴	適応	ポイント
膜面	高音成分の聴取に適している	● コロトコフ音 ● 呼吸音，副雑音 ● 心音（Ⅰ音・Ⅱ音） ● 過剰心音（Ⅲ音・Ⅳ音以外） ● 心雑音 ● 血管雑音 ● 腸蠕動音	体表にしっかりと密着させることで，余計なノイズを遮断し，クリアな高音が聴取できる
ベル面	全ての成分を聴取できるが，特に低成分の聴取に用いる	● コロトコフ音 ● 過剰心音（Ⅲ音・Ⅳ音，拡張期ランブル）	肌に柔らかく密着させる．強く押しつけると，皮膚が張り，低音成分が減弱する

膜面・ベル面一体型の聴診器や，電子聴診器などもある.
（文献3を参考に作成）

- 聴取の順序と部位を図4に示す.
- 臥床していると,重力の影響で分泌物などが貯留しやすく,肺の下葉は上葉に,左側は心臓によって圧迫されるため,背部での聴取の方が聴き取りやすい.

ケアのポイント

- 骨の上では肺の拡張音は聴こえづらいので,聴診器は肋間に当てる.
- 左肺を前面から聴取する場合には,心音と混ざりやすい(表2).

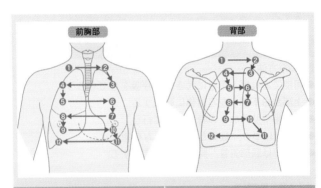

聴取の部位	聴取の順序
①右肺尖部:右鎖骨の内1/3で鎖骨上2~4cmの点	①左右肺尖部:第7頸椎棘突起の高さで左右
②左肺尖部:左鎖骨の内1/3で鎖骨上2~4cmの点	②左右上葉:第3胸椎棘突起の高さで左右の肩間部
③左上葉:左鎖骨中央線上第2肋間	③気管分岐部:第4胸椎棘突起の高さで左右の肩甲間部
④右上葉:右鎖骨中央線上第2肋間	④左右下葉:第4~10胸椎棘突起の高さで左右の肩甲間部
⑤右中葉:右鎖骨中央線上第4肋間または第5肋間	⑤~⑥さらに左右の肩甲下角(およそ第7胸椎棘突起の高さ)から第10胸椎棘突起の高さの間では,左右の肩甲骨線上でも聴取する
⑥左下葉:左前腋窩線に接する第6肋間	
⑦右下葉:右前腋窩線に接する第6肋間	

図4 ◆聴取の部位と順序
(図:文献1,4より改変引用,文:文献5を参考に作成)

表 2 ◆肺音の分類

ラ音	名称	音の聴こえ方	発生源	代表疾患
細かい断続性ラ音	捻髪音 (fine crackles)	● チリチリ ● パリパリ	呼気時に閉塞した末梢気道が吸気時に開放する際の音	間質性肺疾患, 肺水腫 (初期), 非定型肺炎
粗い断続性ラ音	水泡音 (coarse crackles)	● ゴロゴロ ● ブツブツ	比較的太い気道内の分泌物 (水・痰) による膜が, 吸気時または吸気・呼気時に破裂する音	慢性気管支炎, 気管支拡張症, 細菌性肺炎, 肺水腫, COPD
高音性連続性ラ音	笛声音 (wheezes)	● ヒューヒュー ● キューキュー ● ピーピー	狭窄した気道壁 (細い気管支, 狭窄の程度によっては太い気管支) の振動音	気管支喘息, COPD, 気管支狭窄
低音性連続性ラ音	類鼾音, いびき音 (rhonchi)	● グーグー	気道の壁に張り付いた痰などの振動で生じる。また, 比較的太い気管支が狭窄した時の振動でも生じる	気管支喘息, COPD, 気管支拡張症, 気管・気管支狭窄, 肺炎, 心不全

（文献 6 より改変引用）

フィジカルアセスメント

◆文献
1) 落合慈之 (監)：呼吸器疾患ビジュアルブック．p.40-43, 学研メディカル秀潤社，2011.
2) 山内豊明：自信が持てる呼吸音の聴取と評価．訪問看護におけるフィジカルアセスメントに学ぶ．ナーシング 29：128，2009.
3) 古谷伸之 (編)：診察と手技がみえる vol.1, 第 2 版．p.17, メディックメディア，2007.
4) 真船健一：臨床ベーシックテクニック II 身体診察の基本—動画ではじめてわかる診察手技．p.59, 学研メディカル秀潤社，2012.
5) 高島直美：機能をみる系統的アセスメント呼吸器系．フィジカルアセスメントの技を極める！ ナース専科 33：20-21，2013.
6) 近藤泰児 (監)：呼吸器ビジュアルナーシング．p.38-42, 学研メディカル秀潤社，2016.
7) 長坂行雄・他：臨床で役立つ肺音の聴診．洛和会病院医学雑誌 29：1-7，2008.

Memo

打診

目的

＊体表を叩くことによる音の響きから，臓器の位置や大きさ，圧痛，組織の密度などを把握する．
＊把握したデータから状態を判断し，診察に結びつける．

概要

●打診は，手指や打腱器で体表（胸部・腹部・背部・腱など）を叩くことで発生する音の響きによって，臓器の位置・組織の密度などを把握，判断する方法である．

打診の種類

●胸部の打診では，主に間接打診法（指の上から打診する方法）を用いる（図1）．

＜間接打診法＞

●打診部位に利き手でない手の指を密着させる．
●打診する指以外の指はつけない．

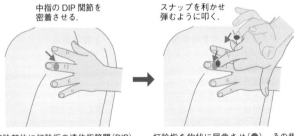

中指の DIP 関節を密着させる．

スナップを利かせ弾むように叩く．

打診部位に打診板の遠位指節間（DIP）関節を密着させ（→），それ以外の指は胸壁に接触しないようにする．

打診指を鉤状に屈曲させ（●），その指先で垂直に軽く短く打診板のDIP関節を叩く（→）．振動が減衰しないよう，叩打後は打診指をすぐ離す．

図1◆間接打診法
（文献1より改変引用）

- 利き手の中指などで密着させた手の第1関節付近を打つ.
- 打診指を直角に当てる.
- 手首の力を抜き，手首のスナップを利かせ，打診した瞬間に跳ね返るようにすぐ離す.

ケアの実際

打診の方法……………………………………………

- 手を適温にし，室音調整を行い，肌の露出を少なくして行う.
- 肋間の上を左右対称に，交互に4〜5cm間隔で打診する（図2）.
- 打診時，普通に呼吸してもらってよいが，肺下線を確認する際は，呼気の終わりで一旦呼吸を止めるように伝える.

横隔膜可動域の観察方法………………………………

- 坐位保持が可能で，呼吸を止めるなどの協力が得られる患者に行う.
- 背部の肩甲骨のやや下から，肋骨を下方へ1cm間隔で打診し，横隔膜の位置と可動域を観察する.

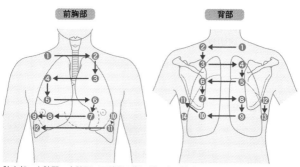

肺尖部→上肺野→中肺野→下肺野の順. 骨の上は避ける.

図2◆打診の順序

（文献1より引用）

- 濁音と共鳴音の境界にサインペンなどで印をつけていく.
- 息を吐いた状態で呼吸を止めてもらう. 打診し, 共鳴音が濁音に変わる位置 (呼気時の横隔膜の位置) に印をつける.
- 次に, 息を深く吸った状態で呼吸を止めてもらう. 印をつけた位置から下に向かって打診し, 共鳴音が濁音に変わる位置 (深吸気時の横隔膜の位置) に印をつける.
- 上記 2 つの印の距離が横隔膜の可動域となる. 正常所見は 3 ～ 5cm 以上 (男性で 5 ～ 6cm, 女性で 3 ～ 4cm) で, 左右差はない.
- 横隔膜は, 通常の呼吸時には第 10 肋骨付近に位置している. 右側は肝臓があるため, やや高い位置のことがある.

打診音の種類

- 打診音には表 1 のような種類がある.

ケアのポイント

- 打診音の識別では, 以下の 3 点に注意する.
- 音の強さ (大きいか, 小さいか).
- 音質 (高いか, 低いか).
- 音の長さ, 響き (長く響いて振動する音か, 短く途切れる音か).

表 1 ◆打診音の種類

種類	高さ	共鳴	予測すること	基本的に聴取される部位
鼓音	高音	太鼓を叩いたような音	胃・腸管の空気, ガス貯留	心窩部から臍部
共鳴音	低音	鈍く響く	肺の空気含有	第 2 肋間鎖骨中線上

(文献 2 より改変引用)

- 打診音を得るためには，正しい手技と繰り返しの練習が必要である（打診音からの予測が難しいケースが多いため）.
- 医師が診察する際に，"音"を聴き分けていく．全ての方法を身につけなくても，身につけた方法からフィジカルアセスメントしていく．

打診音の例

- 仰臥位による臥床：重力により空気は前胸部に貯留し，液体は背面側に貯留する．そのため，前胸部と側胸部を打診することが大切である．
- 気胸：臥位時，空気は身体の前面に貯留するため，前胸部で鼓音が聴こえる．気胸が進行し，完全に肺が小さくなっている（萎縮）場合は，側胸部でも鼓音が聴こえる．
- 胸水：臥位時，可動性液体は身体の背面に貯留するため，側胸部で濁音が聴こえる．

横隔膜可動域の例

- 可動域が狭い場合は，慢性閉塞性肺疾患（COPD）や腹部の病変（腹水，腫瘍），痛みなどによる呼吸抑制など．
- COPDでは，肺の過膨張により横隔膜の位置が低下する．
- 無気肺では，横隔膜の位置が上昇する．

◆文献
1）落合慈之（監）：呼吸器疾患ビジュアルブック．p.39，学研メディカル秀潤社，2011.
2）近藤泰児（監）：呼吸器ビジュアルナーシング．p.44-46，学研メディカル秀潤社，2016.
3）医療情報科学研究所（編）：病気がみえる vol.4 呼吸器，第3版．p.46-53，メディックメディア，2018.

触診

目的

* 身体の各部を手指で触れ，さまざまな所見から異常がないかを調べる.
* 身体の状態を把握し，評価する.

概要

● 触診とは，身体の各部を手指で触れ，さまざまな所見（形，大きさ，硬さ，弾力，温・湿度，動き，振動，腫瘤の有無，圧痛の有無など）から異常がないかを調べる方法である.

● 患者への負担や侵襲を考慮し，原則として**フィジカルアセスメントの最後に行う**.

● 痛みによって観察が困難になることがあるため，**疼痛の強い部位は最後に診る**.

ケアの実際

触診の方法……………………………………………

● 安全・安楽に配慮する.

● 爪は短く整え，手は温める．手指衛生を保つ.

● 事前に患者に身体に触れることへの了解を得ておく.

● 医療者自身に傷などがある場合や，視診で体液などが付着しそうな場合は手袋を着用し，患者へ説明する.

● 手の部位を使い分ける．指先は細かい触診に，手のひらは振動や動き，手背は温度の比較などに用いる.

● 表面全体に触れ皮下気腫の有無などを，浅く軽く触れ圧痛の有無などを，深く触れ圧痛や胸郭動揺の有無などを観察する.

- 痛みのある部位や，異常がありそうな部位は最後
  に診る.

胸郭の拡張性（図 1）·······························
＜正常＞
- 吸気時に胸郭の拡張がみられ，左右対称に 3 〜
  4cm 程度開く.
＜異常＞
- 片方が弱く左右差がある場合：片肺に肺炎や胸水
  貯留，気胸，換気量の減少，肋骨骨折などの胸郭
  の外傷がみられる.
- 左右両方の拡張性が悪い場合：肺気腫，胸郭運動
  の制限，換気量の減少がみられる.
- 深呼吸で痛みがある場合：胸膜炎がある.

触覚振盪音···
＜触知法(音声振盪)＞
- 音声伝導の性質を用いた方法である．喉頭で発せ
  られた音声の振動を胸壁で感知する.

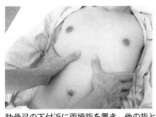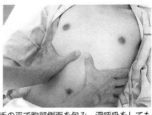

肋骨弓の下付近に両拇指を置き，他の指と手の平で胸部側面を包み，深呼吸をしても
らう．深呼吸した際に，指間の角度の開きや手の平の動きを観察する.

図 1 ◆胸郭拡張の観察
（文献 1 より引用）

<触覚振盪音方法(図2)>

- 背部に手を置き，低めの声で「ひと〜つ，ひと〜つ……」などと発声してもらう．
- 手の平側の中手指節関節の骨の球部を用いて，上から下へ左右対称に触れていく．

<正常音>

- 響きが左右対称で，上方で強く，下方ほど弱くなり，横隔膜下では触れない．
- 痩せ型では響きやすく，肥満型や筋肉質では響きにくい．

<異常音>

- 気管支や空洞の周囲に線維化があるときには**増強**する．
- 胸水貯留，気胸，肺気腫では**減弱**する．
- 響きが左右非対称の場合や特定の部位が強く触れる場合は，**肺炎や炎症が発生している**．

皮膚の異常･･････････････････････････････････････

- 皮下気腫の有無を観察する．
- 皮下気腫とは，気胸や肺損傷を伴った肋骨骨折，肺・気管・気管支・食道損傷などによって漏れた空気が，皮下組織の中に溜まった状態である．

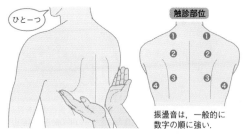

①患者の背部に手掌または尺骨側を密着させる．
②患者に低い声で「ひと一つ」と，繰り返してもらう．
③触診部位を変えながら，手に響く振盪音の強さや左右差を確認する．

図2◆触覚振盪音方法
（文献2より改変引用）

●触診では，皮下にプチプチとした，またはきめの粗いパチパチとした空気が弾ける感触がある．熱感や冷感を感じる部位があるか，腫瘤や損傷，外傷がないかを観察する．

フィジカルアセスメント

胸壁の振動

●手の平を胸壁に当て，息を吸ってもらい，吸気・呼気時に同調して振動が起こるかを観察する．
●気管に分泌物や腫瘍などがあると，空気が通過するたびに手の平に振動を感じる．振動を感じる部位に異常があることが予測できる．

＜振動の異常例＞

●喀痰貯留，気道・気管狭窄など．

圧痛，胸郭の動揺

●胸部を手の平全体で触診することで，肋骨骨折や打撲の有無などを観察する．
●胸郭動揺とは，単独ないし複数の各肋骨において2カ所以上の骨折を来し，患者の呼吸運動によって起こる胸腔内圧に対し，他の肋骨とは独立した運動をみる肋骨骨折である．

気管の観察

●気管の位置が両鎖骨の中央にあるかを，鎖骨上部付近の気管に触れて観察する（図3）．

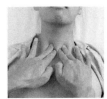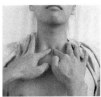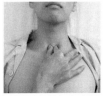

鎖骨上付近の気管に両指示指と両中指，両指示指，拇指と指示の順に触れて，気管の位置が中央にあるかを観察する．

図3◆気管の観察
（文献1より引用）

気管位置の異常

- 気管偏位：偏位側の含気が減少している（陳旧性肺結核），または，反対側の緊張性気胸が生じている可能性がある．特に緊張性気胸（図4）は，進行すると気管偏位が出現し，緊急度が高いため，他の症状と併せて観察する．

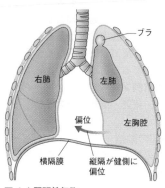

図4◆緊張性気胸
（文献2より引用）

◆**文献**
1）近藤泰児（監）：呼吸器ビジュアルナーシング．p.47-49，学研メディカル秀潤社，2016．
2）落合慈之（監）：呼吸器疾患ビジュアルブック．p.37，352，学研メディカル秀潤社，2011．
3）高島直美：呼吸器系アセスメント（触診編）—触覚振盪音など．フィジカルアセスメントのワザを極める．ナース専科plus，2014．

Memo

人工呼吸器装着時

目的

＊呼吸タイミング，送気のタイミングなどを観察する．
＊人工呼吸器の同期も確認する．

ケアの実際

人工呼吸器の同期……………………………………

● 人工呼吸器は，設定によって自発呼気を検知すると強制的に換気が行われる．これを同期という．

● 一般的なアセスメントの他に，3つの同期を確認する．

● タイミング．

　● 呼吸タイミングが人工呼吸器の吸気と呼気のタイミングと合っているか．このとき，胸郭の動きも同調しているかを観察する．

● 送気のタイミング．

　● 人工呼吸器の送気が，患者の吸気努力直後に開始されているか．

● 努力性呼吸の有無．

　● 努力呼吸がみられた場合には，人工呼吸器の設定が合っていない可能性がある．

観察のポイント

● 人工呼吸管理下では，上葉に吸気が多く入るため，上葉では気胸などが起こりやすい．下葉では肺炎や無気肺が起こりやすくなる．

● 人工呼吸器装着時は通常よりも呼吸音が粗く聴こえるため，聴診だけでなく打診も活用する．

◆文献
1）高島直美：機能をみる系統的アセスメント―呼吸器系．
　ナース専科 33：20-21，2013．

検体の取り扱い

目的

* 適切な方法で採取し，検査結果を得る．
* 異常の原因を調べ，診断を得る．

ケアの実際

検体採取前の注意点・・・・・・・・・・・・・・・・・・・・・・・・・・・・

- 検体採取指示を確認する．
- 以下を確実に確認し，患者誤認・検体の取り違い，取り忘れを防ぐ．
  - 患者氏名，検査日時，検査項目，検体容器の種類と採取量．
  - 指示と検査伝票・検体ラベルの照合．
- 検体容器の使用期限を確認し，使用期限を守る．
- 患者に検査の必要性，目的，方法について説明する．

検体採取時の注意点・・・・・・・・・・・・・・・・・・・・・・・・・・・・
＜検体採取のタイミング＞

- 結果の正確性を担保するために，指定された採取時間や条件を確認する．
  - 採取時間の例：食前，治療後○時間後，早朝など．
- 薬剤の血中濃度を調べる検査の場合は，採血時間に注意する．
  - トラフ値（血中濃度の最も低いところ）：投与前30分以内．
  - ピーク値（血中濃度の最も高いところ）：点滴終了後1〜2時間．
- 微生物検査の検体を採取する場合は，抗菌薬投与前に行う．
  - 抗菌薬投与中：1〜3日中止後の採取を検討する．
  - 抗菌薬中止困難な場合：次回投与直前で最も血中濃度の低い時期に行う．

- 静脈血採血を行う場合は，以下の部位は避ける．
  - 麻痺側：神経障害が確認できない．
  - **シャント側**：シャントを潰してしまう可能性がある．
  - **点滴投与側**：点滴の成分が混入して，検査値に影響する可能性がある．
  - 疼痛部位側：疼痛を増強させる可能性がある．

<検体採取容器と保存方法>

- 検体は指定された採取容器に採取する．
  - 微生物検体をはじめ病理検体，生化学検体，血液ガス分析検体も経時的に変化しやすく，保存状態により検査結果に変動を来すことがある．
- **検体は速やかに提出する**．
  - 速やかに提出ができない場合は，事前に提出先に保存方法を確認し，推奨温度で保存する．推奨方法により，検体の変化を小さくすることができることを認識する．

<感染予防策>

- 採取物は，医療従事者への感染リスクを含んでいる．
  - 取り扱い時は標準予防策（**スタンダードプリコーション**）を行う．
  - 針刺し，飛散など血液・体液の曝露に注意する．
- 自施設の感染予防対策マニュアルに従って対応する．

- 自施設の感染予防対策マニュアルについて記載

各種検体の取り扱い方法……………………

- 溶血を起こすとカリウム，LD（LDH），AST，血清鉄，フェリチン，葉酸，アルドラーゼなどが上昇（偽上昇）するなどし，検査データに影響を及ぼすため下記に注意する．
  - 駆血後速やかに採血し，**クレンチング（手をグーパーする）は行わない**．
  - 23G以下の細い針で採血しない．
  - シリンジの内筒を強く引きすぎない．
  - 少量では溶血の原因となるため，検体容器に規定量の血液を入れる．
  - **検体を激しく混和しない**．緩やかに5回程度，転倒混和する（図1）．
- 採血後の保存温度と影響を表1に示す．

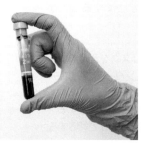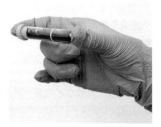

図1 ◆転倒混和
（文献1より引用）

···Column···

溶血とは

　通常，血清部分は黄色だが，赤色を呈している状態．これは，血液中の赤血球が，何らかの影響によって壊れてしまい，赤血球中に含まれるヘモグロビン（血色素）が血清中に出てしまうことにより起こる．溶血を起こす原因は，病気によっても起こることがあるが，採血の手技の影響で起こることがほとんどである．

表1 ◆採血後の保存温度と影響

	保存温度	影響
アンモニア	氷水	保存不可：アンモニア↑
血液ガス	氷水 or 室温	保存不可：PaO_2↓，$PaCO_2$↑，pH↓
血算	室温	冷蔵：凝集，溶血の可能性あり
凝固	室温	冷蔵：PT時間↓
生化学	室温	冷蔵：K↑
BNP	冷蔵	室温：BNP↓
血糖	冷蔵	室温：GLU↓
赤沈	冷蔵 or 室温	長時間で赤沈↑

(文献2より引用)

＜血液培養検体＞

● 血流感染症における最も確実な起因菌の検査法であり，緊急性の高い重要な検査である．

検査の適応 [1]
- 敗血症，菌血症，感染性心内膜炎，不明熱が疑われる場合．
- 38℃以上の発熱時．
- 白血球増多，顆粒球減少がみられる場合．
- 低体温（36℃以下）で特徴のない症状．
- 新生児の発育不良，乳幼児の哺乳不良．
- 高齢者の筋痛，関節痛，倦怠感，脳卒中を伴う微熱（感染性心内膜炎に注意）．

● 検出率を上げるため，**2カ所から1セットずつ**採血する．

● 静脈血と動脈血では，菌検出率に大差はない．**静脈，動脈より採血する**．

● 例えば，動脈と静脈，右手と左手の静脈から嫌気用ボトルと好気用ボトルの1セットずつを採血すると菌検出率が上がる他，皮膚常在菌の**コンタミネーション（混入）**の鑑別にも有用である．

● **4時間以内に2〜3回（新生児は1〜2回）**採血すると，菌検出率が上がる．

- ボトルのキャップを外し, ゴム部分を必ず消毒する (消毒用アルコールでよい).
- 血液をボトル内に注入するときは**嫌気用ボトル, 好気用ボトルの順に**, 空気が入らないように注意して注入する.
- ボトルの底部に CO_2 センサーがあるため, **底に文字などを書かない**.
- 検体採取後は速やかに提出する.
- 長時間にわたる室温放置は菌の発育の遅れにつながり, 偽陰性の原因や陽性報告の遅延を招く恐れがある.
- 菌が死滅するため, **冷蔵保存は絶対に行わない**.

<血液ガス分析検体>

- 採取時は, 血液凝固防止のヘパリン含有の血液ガスキットを使用する.
- 大気の O_2, CO_2 の影響を受けるため, **シリンジ内の気泡は取り除く**.
- 採血した動脈は 5 分以上圧迫止血を行い, 確実に止血したことを確認する.
- 採取後は保存せず, 速やかに室温にて運搬し, 測定する.
- 測定する直前に混和を行う. 血液成分が沈んで不均一になり, ヘモグロビンが関係する検査結果に影響が出るため, 混和は両手の平でシリンジを挟み込み, 回転させる.

<喀痰培養検体>

- 唾液混入を避ける.
- 採取後速やかに提出する. すぐに提出できない場合は冷蔵保存する.

<咽頭粘液>

- 口蓋扁桃の炎症部位を数回擦過し, 粘膜表皮を採取する.
- 乾燥を防ぐために, 専用容器に採取後直ちに提出する.

<鼻咽頭粘液（後鼻腔粘液）>
- 鼻腔奥に滅菌綿棒が突き当たるまで挿入し，数回回転しながら擦過する.
- 専用容器に採取後直ちに提出する.

<喀出痰>
- 膿性または粘性痰が適切であるため，患者へ適切な採痰方法を指導する.
- 義歯は外し，うがい・歯磨きを行い，口腔内を清潔にする.
- 深呼吸後に，強く咳をして痰を喀出する. ミラー&ジョーンズ分類のP2〜P3が適している（表2）.

<気管支肺胞洗浄液（BALF）>
- 気管支ファイバースコープで滅菌生理食塩水を注入し，洗浄液を回収する.

表2 ◆ミラー&ジョーンズ分類

分類	喀出痰の性状
M1	唾液，完全な粘性痰
M2	粘性痰の中に少量の膿性痰を含む
P1	膿性部分が全体の 1/3 以下の痰
P2	膿性部分が全体の 1/3〜2/3 の痰
P3	膿性部分が全体の 2/3 以上の痰

（文献1より引用）

◆文献
1）畑田みゆき（編）：整形外科ナースポケットブック. p.43-49，学研メディカル秀潤社，2018.
2）月刊ナーシング編集部（編）：看護技術がうまくなる！見てすぐわかる・ケアに活かせる─聴診・静脈注射・採血. 学研メディカル秀潤社，2016.
3）藤田　浩（監）：臨床検査ビジュアルナーシング. p.251-261，学研メディカル秀潤社，2018.

Memo

家族とのコミュニケーション

* 患者・家族が相互に信頼する関係を構築する.
* 家族のニードとコーピングを汲み取り, 問題解決に向けて, 患者・家族を支援する.

ケアの実際

聞き方のポイント・・・・・・・・・・・・・・・・・・・・・・・・・・・・・・・・

● 家族の訴えを傾聴し, 共感する.
● 看護師からの意見は控え, 話を遮らないようにする.
● 先入観をもたず, 相手の価値観などを尊重する.
● 視線と姿勢に注意する.

> **視線**：威圧感を与えないよう, 家族の目の高さに視線を合わせる.
> **姿勢**：少し身を乗り出したり, 耳を傾けたりするなど"真摯に聞いていること"を示す.

● 頷きや相槌を打ちながら話を聞く.
● 家族の欲求 (ニード) を理解する.
● 家族のニードを言葉にして確認しながら, 想像した家族のニードとの相違点を把握する.
● 理解できない, 判断に迷う言動は, 放置せずに改めて尋ねる.
● 家族の言動や行動を認め, 家族を支持する.
● 励ましやねぎらいの言葉をかけて, 家族の努力を認める.
● 既に決断したことに迷いや後悔がある場合は, その決断を認めていることを言葉にして伝える.

> 例：「色々と葛藤があったかとお察ししますが, よく決断されましたね」.

説明のポイント・・・・・・・・・・・・・・・・・・・・・・・・・・・・・

- ●専門用語を使用せず，家族が理解しやすい言葉で説明する.
- ●医師からの患者・家族への病状説明には，できる限り同席する.
- ●家族の理解度を確認し，必要があれば後から補足して説明を行う.

家族とのコミュニケーション

ケアのポイント

- ●家族には，身近な人の病気や障害という未経験の事実や環境などから不安を抱き，さまざまなニードが生じていること，それと同時に問題を解決・処理しようとする反応（コーピング）が生じていることを把握する.
- ●家族が面会に来たときには積極的に声をかける.
- ●初回時には，挨拶とともに自己紹介をし，家族への支援も行うことを伝える.
- ●家族の情報収集とともに看護師からの情報提供も行う.
- ●患者の日々の様子や病状などを分かりやすく説明する.
- ●患者・家族のプライバシーに配慮して，周囲の目を気にせずに感情を表出できるようにする.
- ●多床室ではカーテンで仕切る. ただし，それでも声が周囲に漏れてしまうことに配慮する.
- ●必要時は，面談室で時間をかけて面談を行う.
- ●患者のケアを家族とともに行うことが，家族の感情の表出に有効であることがある.
- ●家族の心理状態を把握する.

Memo

- 家族とのコミュニケーションでは，以下の点を観察しながら注意深く話を聞く．
  - キーパーソンは誰か．
  - どのようなことを伝えようとしているか．
  - 表情の変化はないか．
  - 話し方，声の調子に変化はないか．
  - 視線，目の動き，姿勢，身振りはどうか．
  - 患者に対する接し方はどうか．
- 家族の面会の頻度や時間，家族以外の面会者についても把握する．

◆文献
1）JSEPTIC 看護部会（監）：ICU ナースポケットブック．p.74-81，学研メディカル秀潤社，2015．
2）畑田みゆき（編）：整形外科ナースポケットブック．p.50-53，学研メディカル秀潤社，2018．

Memo

....

....

....

....

....

....

....

....

....

....

報告の仕方

目的

* 与えられた業務について，その結果を述べる.
* 相手が知りたいと思っていることと知らせたいことを伝える.
* コミュニケーションエラーの発生を未然に防ぐ.

概要

報告が必要な場面……………………………………

- 報告の場面では，どんなときに，誰（医師，リーダー看護師など）に，どこ（緊急コール）に報告するのかを把握することが大切である.
- 報告が必要な場面には，主に以下のものがある.
  - 申し送りや与えられた業務の結果などを報告するとき.
  - 急変時や急変の徴候，状態の悪化や異常がみられたとき.
  - インシデントが発生したとき.
  - カンファレンスなど患者の状態や状況を伝えるとき.
- 患者情報に関する報告は，早期対応を可能にする "患者の命をつなぐコミュニケーション" であることを認識する.

ケアの実際

- 最初に結論を示し，その後に経過や理由を簡潔に説明する.
- 5W1H を使い，頭の中を整理する.

  - いつ（When），どこで（Where），誰が（Who），何を（What），なぜ（Why）.
  - どのように（How）.

45

急変など患者の異変を伝える場合‥‥‥‥‥‥‥

- 報告にかかわる一連のプロセスを把握する.
- 症状変化の触知→情報収集→アセスメント→報告→明確な返答.

＜報告のタイミング＞

- 患者の状態の変化・悪化に気付いたときに報告が必要となる.
- 呼吸, 循環, 意識・外見のいずれかの異常 (表1).
- 症状の急激な悪化.
- パニックデータや急激な変動など, 検査結果の異常値.

＜報告前＞

- 報告前に, 情報収集と患者のアセスメントを短時間で行う.
- 呼吸, 循環, 意識状態など, どこに問題があるのかを明確にしておく.
- **報告先を検討する**.
- 医師, 先輩看護師, リーダー看護師など.
- 緊急時の緊急コール.

表1 ◆状態悪化を示唆する症状

分類		症状
呼吸	気道	胸郭の動きの確認困難, 胸郭の動きの左右差有, 気道狭窄音の出現
	呼吸	頻呼吸, 徐呼吸, 異常呼吸パターン, 努力呼吸の出現, $SpO_2 < 90\%$
循環		顔面や皮膚の蒼白, 冷汗, 湿潤の有無, $CRT > 2$秒, 頻脈, 徐脈, 脈の触知が早い, 血圧の変化
意識, 外見		苦悶様表情, 急な意識レベルの低下, 周囲環境への無関心, 脱力感, 意識内容の変動, 全身皮膚の紅潮
その他		外傷・出血, 吐血, 嘔吐, 下血, 視力障害, 痙攣

（文献1より改変引用）

Memo

....

....

＜報告のポイント＞

- 報告は基本的に ISBARC で行う（表2）.
- 緊急時はコミュニケーションエラーが起こりやすいことを認識しておく.
- 焦らずに，落ち着いて報告する.
- 判断に迷う場合は，他の看護師に確認する.
- 報告や提案が受け入れられず，必要だと思うことや対応が得られない場合は，躊躇せずに再度伝えるようにする.
- CUS（カス）を使って表現する.

  - Concerned：「気になります」.
  - Uncomfortable：「不安です」.
  - Safety：「安全上の問題です」.

- 報告者を変えたり，提案するのではなく「～してほしい」と要求する表現にするなど，再度伝える（2回チャレンジルール）.

表2 ◆ ISBARC

I：Identify （報告者と患者の同定）	例：「私は○○病棟の看護師○○です」
S：Situation （患者の状態を伝える）	例：「意識レベルが低下しています」
B：Background （背景・臨床経過）	● 入院理由，目的，入院後の経過，バイタルサイン，訴え，身体所見等を伝える
A：Assessment （状況評価）	● 正しくなかったとしても，現時点での評価を伝える 例：「○○○の可能性があります」
R：Recommendation （提言，具体的な要望・要請）	適切と考える処置方法を提言する ● 来室してほしいなど，要望事項があれば伝える
C：Confirm （指示の口頭確認）	● 医師など，報告先の指示内容を口頭で確認する ● 口頭指示確認用紙がある場合は，記載する （①患者氏名，②日付，③時間，④内容，⑤指示医師名，⑥指示受け看護師名）

（文献1を参考に作成）

環境の調整⋯⋯⋯⋯⋯⋯⋯⋯⋯⋯⋯⋯⋯⋯⋯

＜報告しやすい職場環境をつくる＞

● オーバートリアージを許容する.

＜報告を受ける側も対応に注意する＞

● 報告を受けるときは, 報告者と視線を合わせて報告を聞き, 内容は繰り返して確認する. 作業中の場合は, 作業を中断する.

● 必要があれば報告者とともに評価を行う.

● 報告者には感謝の意を伝える.

＜連絡経路を確保する＞

● 通常の連絡経路の他に, 夜勤帯や主治医や担当医が不在の場合など, 起こり得るケースを想定して連絡経路を明らかにしておく.

● 自施設での連絡経路を記載

•••Column•••

オーバートリアージ

「重症であるかもしれない」とみなすことをいう. 日常診療においても「防ぎ得る死」を予防するために, オーバートリアージは許容されている.

◆**文献**

1) JSEPTIC 看護部会（監）：ICU ナースポケットブック. p.82-87, 学研メディカル秀潤社, 2015.

2) 中村美鈴（編）：わかる！できる！急変時ケア, 第 3 版. 学研メディカル秀潤社, 2013.

▌セルフケア援助

目的

* 安静や体動制限のある患者に対し，安全で安楽なセル
  フケアの援助をする．

ケアの実際

● 呼吸器外科領域の患者は，治療のために安静や体
  動が制限されることが多い．そのためセルフケア
  が十分に行えない．

● セルフケアレベルとニードのアセスメントし，患
  者の状態に合わせた日常生活の援助を行い，自立
  を促す．

環境整備……………………………………………………

● 安静時や体動制限のある患者は，食事や排泄も
  ベッド上で行うことになるため，ベッドやベッド
  サイドは整理整頓し，清潔を保つ．

● 普段よく使うティシューペーパー・タオル・吸い
  飲み・眼鏡，ナースコールなどは患者の手元に置く．

● 訪室のたびに照明・採光・室温が適切か，騒音や
  臭気はないかなどを確認する．

● 転倒・転落防止について防止対策を説明・実施する．

・ ベッドの位置・ストッパー・高さを調整する．

・ スリッパ・サンダルを避け，かかとを覆う履き
  慣れた靴を準備する．など．

● 毎日，環境整備チェックリスト（表1）に沿って
  実施することも有用である．

● 自施設における環境整備のチェックポイントを記載

表 1 ◆入院環境整備チェックリスト (例)

項目	/	/
床頭台の扉は閉まっているか，床頭台の上に不要な物は置かれていないか		
オーバーテーブル等の上はアルコールタオル等で拭き，整理整頓されているか (配膳できるようになっているか)		
洗面台の上に物が置かれていないか		
窓際に物が置かれていないか		
ベッドの上の環境整備はできているか (血液や排泄物による汚染はないか)		
オムツを出したままにしていないか (外に置く場合は布をかけているか)		
車椅子・歩行器に名前が貼ってあるか，廊下に置いていないか (それ以外でも患者の歩行の障害になるものは置いていないか)		
CPAP (持続陽圧呼吸) などの機械は，コードをまとめて片づけられているか		
必要なものは交換されているか (尿器・ガーグルベースン→毎日，吸引セット→適宜)		
不要なものは回収されているか (酸素マスク・吸引セット・尿器・吸い飲み・コップ・ガーグルベースン・体位交換用枕・輸液ポンプ・点滴架台・フットポンプ等)		
床上安静中の患者の飲水補充はされているか		

(文献 1 より改変引用)

清潔ケア

- 呼吸苦などで清潔・整容動作が行えない場合は，サポートしながら自立を促していく．
- 長期臥床患者は，清拭によって筋肉の緊張がほぐれ運動性が高まり，関節可動域が拡大する．また，褥瘡予防の観点からも**毎日の清拭が重要**である．
- 入浴やシャワー浴ができない場合は，**全身清拭や部分浴，洗髪**などを行う．
- 胸腔ドレーン挿入や NPPV (非侵襲的陽圧換気) 装着などの場合，**固定部位の保護**などに十分配慮する．
- 体動によって呼吸苦を伴う場合は，患者の状態に合わせ慎重に実施する．

＜注意点＞
- シャワー浴.
  - 起立可能な場合は，**シャワーチェアや転倒防止マット**を使用し転倒を防止する.
- 洗髪.
  - 安静臥床が必要な場合は，**ケリーパッド**を使用する.
  - NPPV装着中等で洗髪ができない場合は，**アルコール洗髪**を行う.
- 足浴.
  - 足浴は呼吸苦や疼痛の緩和，患者の気分転換にもなるため推奨される.

排泄援助……………………………………………
- 床上排泄の場合，ベッドでの排泄は難しく，羞恥心を伴う.
  - **プライバシーが守られる環境**が必要である. 排泄後は速やかに片づけ，適宜消臭剤を使用するなど，床上排泄が心理的負担にならないよう援助する.
- 患者の機能障害の状態，治療方法に合わせた体位や清潔方法を実施する.
- 便秘傾向の患者には，繊維質の多い食物や水分の摂取を勧め，定期的な排便を促す. 自然排便を促す下剤の使用や浣腸などを適宜行う.

◆文献
1）畑田みゆき（編）：整形外科ナースポケットブック. p.58-62，学研メディカル秀潤社，2018.
2）近藤泰児（監）：整形外科ビジュアルナーシング. p.85-86，学研メディカル秀潤社，2015.
3）山内裕雄（監）：骨・関節・筋疾患患者の看護―成人看護学10. メヂカルフレンド社，p.202-203，1994.

セルフケア援助

第1章

呼吸器領域の
看護ケア

画像検査

X線検査

目的

* 肺・心臓，縦隔などの胸部を構成する各部の異常の有無を把握する.
* 呼吸器疾患の診断，病変の変化を把握する.

概要

- 胸部X線検査では，胸部を正面や側面から撮影し，肺や心臓，縦隔などの胸部を構成する臓器の異常の有無について情報を得ることができる.
- 検査では，胸部を検査器に当て，背部からX線を当てて撮影する.
- 撮影した画像では，異常が白く描出される.
- 白く映る領域：X線の**透過性が低い**. 骨，心臓，血管などの臓器に該当する. **肺がん，肺結核，肺炎**などが白い影となる.
- 黒く映る領域：X線の**透過性が高い**. 肺（空気），皮膚，筋肉に該当する. **気胸，肺気腫**などが黒い陰影となる.

呼吸器領域のX線写真 ……………………………
- 呼吸器領域の主なX線写真を図1〜図4に示す.
＜撮影体位＞
- 立位：基本的な撮影体位である（図1〈正面〉，図3・図4〈側面〉）.
- 坐位：立位困難者，病棟ポータブル撮影時.
- 仰臥位：仰向けに寝た状態. ストレッチャー上，病棟ポータブル撮影時（図2）.
- 側臥位：右または左側面を下にした状態. 液体貯留，フリーエアー確認時.

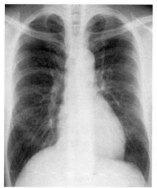

図1 ◆ 正常肺のX線正面写真（立位）

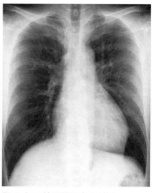

図2 ◆ X線正面写真（臥位）

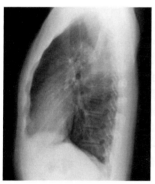

図3 ◆ X線側面写真（右→左）

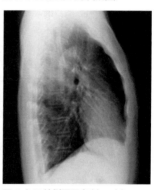

図4 ◆ X線側面写真（左→右）

＜撮影方向＞

- 正面像（後→前，前→後）：**胸部全体**の状態が把握できる（**図1，図2**）.
- 側面像（右→左，左→右）：各臓器や病変部の位置関係が把握できる.
- 右→左（R→L）：主に**胸部左側**を疑う症状のときに撮影する（**図3**）.
- 左→右（L→R）：主に**胸部右側**を疑う症状のときに撮影する（**図4**）.

55

検査前••

● 患者に，検査の手順などの説明を行う．
● 金属製品はX線の透過性が悪いため，外す．
 • ネックレス，ブラジャー，ピアス，ボタン，貼付薬（湿布），カイロ，家庭用磁石入り絆創膏（エレキバン）．
● 透過性のない心電図モニタの電極は外す．
● 患者が女性の場合は，**妊娠の有無を確認する**．
 • 妊娠中でも検査が必要な場合は，医師からの十分な説明を受けた上で，胎児の被ばく防止のため，腹部を**プロテクターで遮断**して撮影を行う．
 • 診療放射線技師に情報提供する．

検査中••

● X線撮影装置の前まで誘導し，診療放射線技師の誘導に合わせて**体位調整の補助**を行う．
 • **立位での撮影**が望ましい．立位では横隔膜が下がるが，臥位では横隔膜が上がる．
● 呼吸のタイミングは，**深呼吸時に撮影する**．吸気時に横隔膜が下がるため，肺野が読影しやすい．
● 撮影の際，**点滴，酸素投与，ドレーン**などが妨げにならないように注意する．

Memo

....

....

....

....

....

....

ケアのポイント

- 移送や撮影などの際には，体位調整によって呼吸状態や自覚症状，酸素化の状態に変化がないかを観察する.
- 移動時や移送中に輸液やドレーンなどが絡まったり，接続が外れたりすることがないように**固定部**を確認する.
- 移送用酸素ボンベの**残量**を確認する.
- 病室でポータブル撮影を行う場合は，**同室者への説明と対応**を行う.

観察のポイント

- **深く息を吸った状態**で撮影されているか.
- しっかりと呼吸を止めた時に撮影されているか.
- 気道異物や気胸疑いの場合は，呼気時での撮影が有用となる.
- 胸水など液体貯留の確認には，立位撮影や坐位撮影が有用である.
- **臥位撮影時は心陰影が大きくなる**.

◆**文献**
1）近藤泰児（監）：呼吸器ビジュアルナーシング．p.51-53，学研メディカル秀潤社，2016.
2）藤田　浩（監）：臨床検査ビジュアルナーシング．p.90-92，学研メディカル秀潤社，2018.
3）医療情報科学研究所（編）：病気がみえる vol.4 呼吸器，第3版．p.64-77，メディックメディア，2018.
4）畑田みゆき（編）：整形外科ナースポケットブック．p.68-74，学研メディカル秀潤社，2018.

Memo

CT 検査

目的

＊肺，気管，気管支などの病変の発見・精査を行う．

必要物品（造影 CT 検査）

● 検査の同意書．
● 問診票．
● 耐圧式の静脈注射用ルート．

概要

● 胸部 CT 検査は，X 線の透過性をもとに胸部の断層画像を得る検査である．
● X 線検査同様，画像は白く映る領域と黒く映る領域があり，異常は白く映る．
● 白く映る領域：X 線の吸収が高い．例えば，**骨**，**急性期の出血，筋肉，腫瘍，石灰化**などである．
● 黒く映る領域：X 線の吸収が低い．例えば，**脊髄液，嚢胞，脂肪，空気**などである．

検査の種類・特徴……………………………………
<単純・造影 CT 検査，3D 処理画像>
● 呼吸器領域の主な CT 画像を図 1 ～図 6 に示す．

造影剤の副作用確認…………………………………
● ヨード造影剤を使用するため，**アナフィラキシー様反応**が起こることがある．
● 軽度の副作用：吐気，嘔吐，くしゃみ，息苦しさ，発疹，かゆみなど．
● 重度の副作用：血圧低下，呼吸困難，意識レベル低下など．

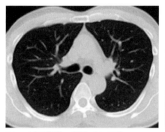

図1 ◆正常肺の単純CT画像

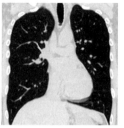

図2 ◆単純CT冠状断画像

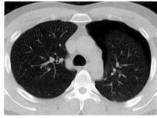

図3 ◆単純CT画像：気胸

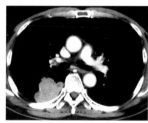

図4 ◆造影CT画像：肺がん

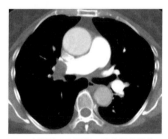

図5 ◆造影CT画像：肺血栓塞栓症

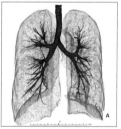

図6 ◆3D処理画像

● ビグアナイド系糖尿病薬（表1）と造影剤の併用
  により腎障害を起こし，乳酸アシドーシスを起こ
  すことがある．

乳酸アシドーシスとは
　さまざまな原因で血中乳酸値が上昇し，著し
い代謝性アシドーシスを来す病態をいう．

表1 ◆ビグアナイド系糖尿病薬

商品名	一般名
メトグルコ錠，グリコラン錠，メトホルミン塩酸塩錠	メトホルミン塩酸塩
エクメット配合錠LD，エクメット配合錠HD	ビルダグリプチン・メトホルミン塩酸塩配合剤
メタクト配合錠LD，メタクト配合錠HD	ピオグリタゾン塩酸塩・メトホルミン塩酸塩
ジベトス錠，ジベトンS腸溶錠	ブホルミン塩酸塩

（文献1を参考に作成）

ケアの実際

検査前・・・・・・・・・・・・・・・・・・・・・・・・・・・・・・・・・・

- 説明用紙等を用いて，手順・注意事項を説明する．
- 事前に，**造影剤アレルギーの有無および腎機能**について確認する．

> **ポイント**
>
> 造影剤による副作用の中でも，**アナフィラキシーショック**は特に重篤化し，生命の危険がある．そのため，迅速に急変対応ができるよう救急カートを準備する．

- 造影剤は母乳中にも排泄されるため，**検査後48時間は授乳をしない**よう説明する．
- 水分摂取は可能だが，基本的に**検査6時間前は絶食**にする．
- ビグアナイド系糖尿病薬（**表1**）と造影剤との併用により，腎障害による乳酸アシドーシスを起こすことがあるため，**糖尿病薬の投与を一時中止する**．
- 原則，**検査日の前後2日間の中止**が望ましい．
- **金属製品**（ネックレス，ブラジャー，ピアス，貼付薬〈湿布〉，カイロ，家庭用磁石入り絆創膏）を外しているかを確認する．
- 検査移動前に，排尿を済ませる．

検査中‥‥‥‥‥‥‥‥‥‥‥‥‥‥‥‥‥‥‥‥‥

- 耐圧式の静脈注射用ルートを確保する.
- サーフロー針の接続部とスクリュー型の耐圧チューブは，確実に接続する.
- 造影剤を適切な量を正確なスピードで注入するため，自動注入器を使用する.
- 検査中は動かないようにし，アナウンスに合わせて深呼吸や息止めをするよう説明する.
- 両手を上に挙げた姿勢で撮影するため，静脈注射用ルートはCT装置の間を通し，点滴架台に下げる.
- 造影剤の静脈注射後，撮影を行う. 造影剤副作用（嘔気・嘔吐・呼吸困難・血圧低下・発疹など）出現時は造影剤投与を中止し，すぐに意識状態，バイタルサインを確認し医師へ報告する.

検査後‥‥‥‥‥‥‥‥‥‥‥‥‥‥‥‥‥‥‥‥‥

- 急に立ち上がると起立性低血圧が起こることがあるため，一旦坐位姿勢をとり，めまいなどがないことを確認し，検査台を降りるよう説明する.
- 造影剤は主に尿より排出されるため，水分制限のない患者は**水分摂取**を促す.
- **倦怠感，浮腫，湿疹，瘙痒感**などの症状が出た場合は，すぐに医療スタッフに伝えるよう説明する.

◆文献
1）日本医学放射線学会・他：ヨード造影剤（尿路・血管用）とビグアナイド系糖尿病薬との併用注意について（第2報）. 2012.
2）近藤泰児（監）：呼吸器ビジュアルナーシング. p.90-91, 学研メディカル秀潤社，2016.
3）藤田 浩（監）：臨床検査ビジュアルナーシング. p.92-94, 学研メディカル秀潤社，2018.
4）医療情報科学研究所（編）：病気がみえる vol.4 呼吸器，第3版. p.78-82, メディックメディア，2018.
5）畑田みゆき（編）：整形外科ナースポケットブック. p.75-79, 学研メディカル秀潤社，2018.

画像検査

画像検査

MRI 検査

目的

* MRI 装置を用いて，胸部の臓器（肺，大動脈など）の微細構造を撮像する．

必要物品

● 検査の同意書．
● 問診票．

概要

● MRI 検査とは，強力な磁石や電気的に磁場を発生させた装置内（筒の中）に入り，**核磁気共鳴現象**を利用して，断層画像を得る方法である．
● 放射線を使わないため，**放射線被ばくがない**．
● 装置内（筒の中）は磁場の方向などを高速で切り替えるため，**大きな音**がする．
● 20 分程度と**撮影時間が長い**．
● 呼吸器領域の主な MRI 画像を図1〜図4に示す．

禁忌
● 強力な磁場が発生するため，**磁気に影響する物の着用，金属類，体内の電子機器**には注意する．

ケアの実際

検査前
● 検査室内では強い磁気が発生するため，**金属製品，電子機器の持込は禁忌**である．
● 金属製品の持ち込みによる重大事故・熱傷防止のため，患者には事前に十分説明する．
● **機能性保湿下着**は発熱の可能性があり，熱傷防止のため脱いでもらうよう説明する．

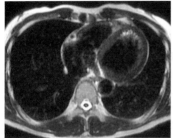

図1◆正常胸部のMRI画像

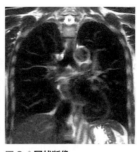

図2◆冠状断像

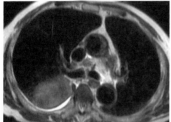

図3◆肺がん：T2強調画像

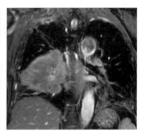

図4◆肺がん：冠状断像

- 搬送用のストレッチャー，車椅子や点滴スタンドはMRI用（非磁性体）を使用する．**酸素ボンベ，輸液ポンプ，シリンジポンプなども持込は禁忌である**．
- 医療スタッフも金属製品を持ち込まない（聴診器，ボールペン，名札，はさみ，メガネなど）．患者を搬送，案内する前に外して対応する．
- 金属製品が全て外されているか，チェック表などを用いて確実な確認を行う．
- 検査は狭い空間で行われ約20分動けないことや，装置内は大きな音がするためヘッドフォンや耳栓で対応すること，**緊急コールボタンの使用方法**などを説明し，患者の不安の軽減を図る．
- **閉所恐怖症のある患者**は，医師に相談し，必要があれば鎮静を考慮する．

＜造影剤を使用する場合＞

● 造影剤によるアレルギー，腎機能障害の有無を必ず確認する.

● 検査直前は禁食とし，医師の指示を確認する.

● 点滴静脈注射ルート（造影用）を確保する.

検査中

● 撮影台へゆっくり移動する.

● 点滴ルート，ドレーン類は整理する.

● 撮影中は，体を動かさないよう再度説明する.

● 造影剤の副作用が出現した場合は，**造影剤投与を中止**する. 医師に意識状態，バイタルサインを報告する.

● **造影剤によるアナフィラキシーショック**に備えて，急変対応ができるよう準備する.

検査後（造影剤を使用した場合）

● 造影剤は主に尿より排出されるため，水分制限のない患者には**水分摂取**を促す.

● 時間が経過してから造影剤の副作用が出現した場合に備え，**倦怠感，浮腫，湿疹，瘙痒感**などが現れたらすぐに医療スタッフに伝えるよう説明する.

◆**文献**

1）近藤泰児（監）：呼吸器ビジュアルナーシング. p.58-62, 学研メディカル秀潤社，2016.

2）藤田　浩（監）：臨床検査ビジュアルナーシング. p.94-95, 学研メディカル秀潤社，2018.

3）医療情報科学研究所（編）：病気がみえる vol.4 呼吸器，第3版. p.78-82, メディックメディア，2018.

4）畑田みゆき（編）：整形外科ナースポケットブック. p.80-85, 学研メディカル秀潤社，2018.

Memo

スパイロメトリー

目的

* 肺から出入りする空気の量を測定する.
* 結果をもとに, 肺活量 (VC) と 1 秒量 (FEV₁), 1 秒率 (FEV₁%) を測定する.

必要物品

● ノーズクリップ.
● マウスピース.

概要

● スパイロメトリーとは, 肺から出入りする空気の量を測定する検査である.
● この検査で得られた数値を計算して, **呼気量, 速度, 時間変化を記録した曲線をスパイログラム** (図1) という.
● 換気機能障害の定義となる**肺活量 (VC) と 1 秒量 (FEV₁), 1 秒率 (FEV₁%)** が測定される.

ケアの実際

検査前⋯⋯⋯⋯⋯⋯⋯⋯⋯⋯⋯⋯⋯⋯⋯⋯⋯⋯⋯⋯⋯⋯⋯

● 身長と体重, 年齢を確認する.
● 大きく息を吸ったり吐いたりする検査であるため, **食直後**は避ける.
● **体をきつく締める下着やベルト**は緩めるか, 外す.
● **医療用コルセット**を使用している場合は外すか, 担当医に確認する.
● **義歯**は通常外さないが, 緩みがある場合は外す.

検査中⋯⋯⋯⋯⋯⋯⋯⋯⋯⋯⋯⋯⋯⋯⋯⋯⋯⋯⋯⋯⋯⋯⋯

● 検査時は, 椅子に背筋を伸ばして座る (**坐位**).

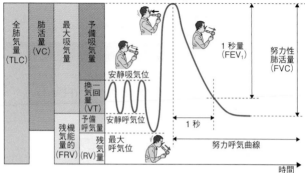

図1 ◆スパイログラム（肺気量分画）
スパイロメトリーでは残気量（RV）は測定できないため，全肺気量（TLC），機能的残気量（FRV）は求めることはできない.
（文献1より引用）

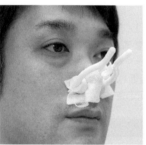

図2 ◆ノーズクリップ装着
（文献2より引用）

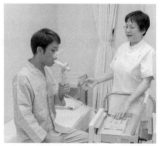

図3 ◆安静呼吸
（文献2より引用）

- 鼻をノーズクリップで止め（**図2**），隙間がないようマウスピースをくわえる.
- 通常の呼吸を数回繰り返す（**図3**）.
- 大きく息を吐き切る（**最大呼気**）.
- 吐き切ったら，もう吸えないところまで息を吸う（**最大吸気**）.
- すべての息をゆっくりと吐き切る.
- 吐き切ったら再び息を吸い，通常の呼吸に戻す.

評価（図4）

肺活量検査（VC）

- ％肺活量（％VC）とは，実測肺活量が予測肺活量の何％になるかを求めたものである．
- ％VC 80％以上：正常とする．
- ％VC 80％未満：拘束性換気障害とされる．

努力呼気曲線（図1）
＜1秒量(FEV_1)＞

- 1秒量（FEV_1）とは，努力性肺活量測定における最初の1秒間の努力呼気量をいう．
- 慢性閉塞性肺疾患の重症度の指標に用いられる．

＜努力性肺活量(FVC)＞

- 努力性肺活量（FVC）とは，大きく息を吸い込み，一気に吐き出した空気の量をいう．
- ％FVC 80％以上：正常とする．

＜1秒率(FEV_1%)＞

- 1秒率（FEV_1%）とは，努力性肺活量に対する1秒量の比率をいう．
- FEV_1% 70％以上：正常とする．
- FEV_1% 70％未満：閉塞性換気障害とされる．

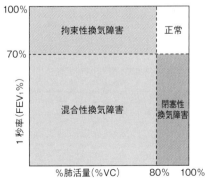

図4 ◆換気障害の分類
（文献2より改変引用）

<喘息や閉塞性疾患がある場合>

● 息苦しくなり，検査が困難になる場合がある．そのため，必要であればパルスオキシメーターでSpO_2をチェックし，**呼吸状態に注意しながら測定する**．

<高齢者など上手く検査ができない場合>

● 複数回連続して検査を行うと疲れて，徐々に数値が悪くなることがある．その時は，十分に休ませて検査をするか，医師に連絡し参考値として報告する．

◆文献

1）落合慈之（監）：呼吸器疾患ビジュアルブック．p.44，学研メディカル秀潤社，2011．
2）近藤泰児（監）：呼吸器ビジュアルナーシング．p.63-65，学研メディカル秀潤社，2016．
3）鈴木範孝・他：呼吸機能検査 BASIC and PRACTICE．臨床検査 61：1160-1167，2017．
4）日本呼吸器学会肺生理専門委員会（編）：スパイロメトリー，フローボリューム曲線，肺拡散能力．呼吸機能検査ガイドライン．p.12-23，メディカルレビュー社，2004．
5）矢冨　裕（編）：生理検査学・画像検査学．標準臨床検査学．p.128-132，医学書院，2015．

Memo

....

....

....

....

....

....

....

フローボリューム曲線

目的

＊換気障害の種類を診断する.
＊肺のコンプライアンスの脆弱性を知る.

必要物品

● ノーズクリップ.
● マウスピース.

概要

● 最大吸気位から最大呼気位まで最大努力呼気を行い, 呼出による気流速度（フロー）を連続モニターして得られる曲線である（図1）.
● 病態により特徴的な描出パターン（表1）が得られるため, **換気障害の種類**の診断ができる.
● **肺のコンプライアンスの脆弱性**を知ることができる.

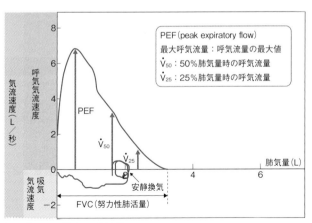

図1 ◆**フローボリューム曲線**
（文献1より改変引用）

表1 ◆フローボリューム曲線のパターン分類と主な疾患

分類	フローボリューム曲線のパターン	評価と特徴	主な疾患
正常		● %肺活量：80%以上 ● 1秒率：70%以上	
閉塞性換気障害 （COPDパターン）		● %肺活量：80%以上 ● 1秒率：70%未満 ● まれに一過性に酸素欠乏性失神発作が起こり，意識消失することがあるため注意	COPD
閉塞性換気障害 （気管支喘息パターン）		● %肺活量：80%以上 ● 1秒率：70%未満 ● 検査回数が多いと気管支平滑筋が刺激を受け，喘息発作を誘発する可能性があるため注意する	気管支喘息
拘束性換気障害 （肺線維症パターン）		● %肺活量：80%未満 ● 1秒率：70%以上 ● 肺活量が少ないためピーク後急速に低下する．息切れの症状を有する患者に多くみられる	肺線維症，間質性肺炎，無気肺

（文献1, 2を参考に作成）

ケアの実際

- スパイロメトリー（p.65）と同様に**坐位**で椅子に座り，背筋を伸ばして行う.
- 鼻をノーズクリップで止め，マウスピースを隙間が空かないように加える.
- 通常の呼吸を数回繰り返す.
- その後，大きく空気を吸い込み（**最大吸気ほど**），一気にできるだけ早く吐く.

観察のポイント

- 「スパイロメトリー」での観察のポイント(p.68)
  と同様である.

◆文献

1) 落合慈之(監):呼吸器疾患ビジュアルブック. p.46, 学研メディカル秀潤社, 2011.
2) 日本呼吸器学会肺生理専門委員会(編):スパイロメトリー, フローボリューム曲線, 肺拡散能力, 呼吸機能検査ガイドライン. p.12-23, メディカルレビュー社, 2004.
3) 鈴木範孝・他:呼吸機能検査 BASIC and PRACTICE. 臨床検査 61:1160-1167, 2017.
4) 矢冨 裕(編):生理検査学・画像検査学. 標準臨床検査学. p.132-137, 医学書院, 2015.
5) 金井正光(監):臨床検査法提要, 改訂第34版. p.1706-1713, 金原出版, 2015.

Memo

....

....

....

....

....

....

....

....

....

....

....

残気量，機能的残気量，肺拡散能力

目的

* 残気量，機能的残気量から，肺の過膨張の状態などを知る.
* 肺拡散能力から，酸素と炭酸ガスの移行の状況などを知る.

必要物品

● ノーズクリップ.
● マウスピース.

概要

残気量（RV），機能的残気量（FRC）…………

● 安静呼気位の肺活量を機能的残気量（FRC）という.

● FRC から予備呼気量（ERV）を引いたものを残気量（RV）という. RV は，息を吐き切った後もまだ肺内に残っている空気の量をさす.

● 安静呼気位が上下することで，肺内に残存する RV の増減が起こり，病態が変化する.

● FRC は，肺気腫のように肺弾性力が低下した状態では増加し，間質性肺炎のように肺の弾性収縮が増加した状態では減少する. そのため，**肺の過膨張を示す指標**となる.

● 加齢に伴い，残気量（RV），残気率（RV/TLC）は上昇する.

● FRC を測定することで，RV や肺活量（VC）に RV を足した全肺気量（TLC）などが求められる.

肺拡散能力（DLco）

- 酸素と炭酸ガスの移行は，肺胞と肺毛細血管との間の拡散によって行われている．これを調べる検査が肺拡散能力検査である．
- 肺胞に吸入された酸素は，肺胞壁，間質，肺毛細血管，血漿，赤血球の細胞壁を経て，ヘモグロビンに結合する．
- 肺胞―毛細血管の膜因子と血液因子のいずれかの過程が障害されると，肺拡散能力は低下する（図1）．

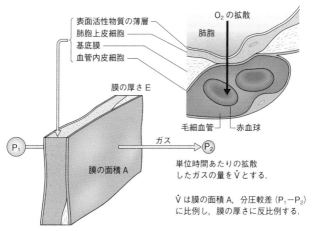

表面活性物質の薄層
肺胞上皮細胞
基底膜
血管内皮細胞

膜の厚さ E

P_1

ガス

P_2

膜の面積 A

O_2 の拡散

肺胞

毛細血管　赤血球

単位時間あたりの拡散したガスの量を$\dot{V}$とする．

$\dot{V}$ は膜の面積 A，分圧較差（P_1-P_2）に比例し，膜の厚さに反比例する．

・肺拡散能力＝単位分圧勾配当たりのガスの移動量＝$\dot{V}$ /（P_1-P_2）.
・肺機能検査では，COを指標ガスとして使用，その場合 $P_2 \fallingdotseq 0$ となる．

図1 ◆肺拡散能力（DLco）の定義
（文献1より改変引用）

Memo

残気量（RV），機能的残気量（FRC）············

- 坐位で椅子に座り，背筋を伸ばして行う．
- 鼻をノーズクリップで止め，マウスピースを隙間が空かないようにくわえる．
- マウスピースをくわえて検査装置と閉鎖回路内で，7～10分程度，安静呼吸を行う．
- 検査中は，空気が漏れないよう注意する．

評価

残気量（RV），機能的残気量（FRC）············

- %RVおよび%FRCで評価する．80～120%を基準とする．
- 残気率（RV/TLC）の上昇も閉塞性換気障害の評価に多用される．
- 肺線維症：RV，FRC，TLC，VCのすべてが減少する．
- 神経筋疾患：TLC，FRC，VCが減少するが，RVは比較的基準範囲に保たれる．
- 拘束性換気障害：TLCが低下する．
- 慢性閉塞性肺疾患（COPD）：RV，FRC，TLC，RV/TLCが増大する．

肺拡散能力（DL$_{CO}$）·································

- 予測値に対して80%以上を正常とする．

DL$_{CO}$の予測式
- 男性：DL$_{CO}$ =（20.6−0.086×年齢）×身長（m）
- 女性：DL$_{CO}$ =（15.9−0.038×年齢）×身長（m）

DL$_{CO}$/VA（肺胞気量）の予測式
- 男性：DL$_{CO}$/VA = 6.50−0.031×年齢
- 女性：DL$_{CO}$/VA = 6.60−0.023×年齢

観察のポイント

●「スパイロメトリー」での観察のポイント (p.68)
と同様である.

◆**文献**
1 ）落合慈之（監）：呼吸器疾患ビジュアルブック．p.48-49，
学研メディカル秀潤社，2011.
2 ）近藤泰児（監）：呼吸器ビジュアルナーシング．p.63-65，
学研メディカル秀潤社，2016.
3 ）鈴木範孝・他：呼吸機能検査 BASIC and PRACTICE.
臨床検査 61：1168-1183，2017.
4 ）金井正光（監）：臨床検査法提要，改訂第 34 版．p.1715-
1717, 1721-1724，金原出版，2015.
5 ）東條尚子・他（編）：臨床検査学講座　生理機能検査学.
p.187-206，医歯薬出版，2017.

呼吸機能検査

Memo

呼吸抵抗

目的

* 喘息や COPD（慢性閉塞性肺疾患）などの診断，薬の効果を判定する.
* COPD における経過を観察する.

必要物品

● ノーズクリップ.
● マウスピース.
● 呼吸抵抗測定装置（図1）.

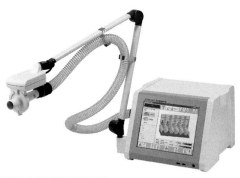

図1 ◆呼吸抵抗測定装置
（写真提供：チェスト株式会社）

Memo

....

....

....

....

概要

● 呼吸抵抗とは，全呼吸器（気道，肺組織，胸郭）の粘性抵抗，弾性抵抗，慣性抵抗を合わせたものをいい，「呼吸のしにくさ」を表す指標となる．

● 呼吸抵抗は，安静換気中に口側から一定周波数の正弦波を加え，それによって生じる振動圧と気流速度から求められる．

● スパイロメトリーとは異なり，努力呼吸が不要のため患者への負担が少ない．

ケアの実際

● 食直後に検査をすると，呼吸状態に影響があったり，嘔気を誘発したりする可能性がある．そのため，**食事は検査1時間ほど前には済ませておく**．

● 検査は，**坐位で行う**のが一般的である．

● 鼻をノーズクリップで止め，鼻呼吸による呼吸の漏れを防止し，隙間がないようマウスピースをくわえる．

● 肩に力が入らないよう，リラックスして行えるための声かけをする．

● 数回，安静呼吸を繰り返し，呼吸が安定したら呼吸抵抗測定装置から正弦波を加える．呼吸抵抗値が安定したところで測定する．

● 異常高値を示す疾患として，閉塞性肺疾患（気管支喘息，COPDなど），拘束性肺疾患（肺線維症など）があげられる．

◆文献
1）近藤泰児（監）：呼吸器ビジュアルナーシング．p.78-79，学研メディカル秀潤社，2016.
2）藤田　浩（監）：臨床検査ビジュアルナーシング．p.108-109，学研メディカル秀潤社，2018.

動脈血液ガス分析

目的

* 換気および酸素化に至るまでの呼吸状態を把握する.
* 体内における酸塩基平衡を把握する.
* 酸塩基平衡における代謝の状態を把握する.

概要

動脈血液ガス分析の基準値

● 動脈血液ガス分析の基準値を表1に示す.

表1 ◆動脈血液ガス分析の基準値

項目	項目の内容	基準値	異常の判断	指標
動脈血酸素分圧（PaO_2）	動脈血中の O_2 が作り出す圧力	80〜100 mmHg	● 70mmHg 以下は低酸素血症	★
動脈血酸素飽和度（SaO_2）	動脈血中のヘモグロビンと結合している酸素の割合	94% 以上	● SaO_2 93% 以下は PaO_2 が70mmHg にあたる	★
動脈血二酸化炭素分圧（$PaCO_2$）	動脈血中の CO_2 が作り出す圧力	35〜45 mmHg	● 35mmHg 以下は低二酸化炭素血症	★
			● 45mmHg 以上は高二酸化炭素血症	●
水素イオン指数（pH）	血液の水素イオン濃度（H^+）の量	7.36〜7.44	● 7.35 以下はアシドーシス	●
重炭酸イオン（HCO_3^-）	血液中の重炭酸イオンの量	22〜26 mEq/L	● 26mEq/L 以上は代謝性アルカローシス ● 22mEq/L 以下は代謝性アシドーシス	●
塩基過剰（BE）	アシドーシスが呼吸性か代謝性かを見分けられる指標	−2〜＋2 mEq/L	● マイナスであれば代謝性アシドーシス ● プラスであれば代謝性アルカローシス	●

★ガス交換の指標, ●酸塩基平衡の指標.
※分圧は量に比例する. つまり分圧が高いということは, 量も多いことである.
（文献1より改変引用）

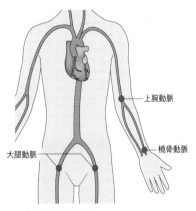

ケアの実際

検査前，検査中……………………………………
- 採血20〜30分前には不必要な酸素消費を減らすよう，安静を保つ．
- 気管吸引直後は酸素量が低下している可能性があるため，採血は避ける．
- 動脈血採血部位：上腕動脈，橈骨動脈，大腿動脈（図1）．動脈血採血は，医師が採血する．

検査後………………………………………………
- 検体を受け取り，シリンジを上に向け**シリンジ内の気泡を抜き，専用キャップをつける**．両手で注射器をつかんで転がし，凝固剤と撹拌させる．
- シリンジに空気が入ったままにすると，血液内で代謝が進み酸素分圧が低下し，二酸化炭素分圧は上昇する．
- 採血した動脈は5分以上圧迫止血を行い，確実に止血したことを確認する．
- 常温に放置すると血液内で代謝が進むため，速やかに測定する．

上腕動脈

大腿動脈

橈骨動脈

図1◆動脈血採血部位
〈文献2より引用〉

- 圧迫解除後の穿刺部からの出血や血腫形成がないかを確認する.
- 穿刺後，安静が保てない場合は，**出血や血腫形成を起こすリスク**があるため，患者に安静への協力を説明する.
- 穿刺部より末梢の冷感やチアノーゼ，しびれ，疼痛がないか観察する.
- 動脈カテーテルからの採血の場合は，カテーテル内に血液が残っていないか確認する.

評価

酸塩基平衡··

- 体内の pH は，肺と腎臓の連携によって 7.40（7.35 ～ 7.45）に維持されている（図2）. この連携が崩れる原因としては，呼吸が原因の呼吸性と腎臓が原因の代謝性が挙げられる（表2）.

$$pH = \frac{HCO_3^- \quad \boxed{代謝性因子}}{PCO_2 \quad \boxed{呼吸性因子}}$$

- PCO$_2$ が上昇すると，pH は低下 ⟶ アシデミア
- PCO$_2$ が低下すると，pH は上昇 ⟶ アルカレミア

- PCO$_2$ ＝肺が原因で pH が変化する ⟶ 呼吸性

- HCO$_3^-$ ＝腎臓が原因で pH が変化する ⟶ 代謝性

図2 ◆ pH の規定因子
（文献3を参考に作成）

表2 ◆ 酸塩基平衡異常

	pH	PaCO$_2$	HCO$_3^-$
呼吸性アシドーシス	↓	↑	正常～↑
呼吸性アルカローシス	↑	↓	正常～↓
代謝性アシドーシス	↓	正常～↓	↓
代謝性アルカローシス	↑	正常～↑	↑

（文献4より引用）

＜呼吸性アシドーシス＞

● 体内で生成された CO_2 が呼吸によって十分に排出できず，体内の CO_2 濃度が上昇することで相対的に HCO_3^- とのバランスが保てなくなる病態をいう．

＜呼吸性アルカローシス＞

● 呼吸が深く回数が増加することで，体内から酸である CO_2 が過剰に排出されて，pH がアルカリ側に傾いた病態をいう．

＜代謝性アシドーシス＞

● 激しい下痢などによって，HCO_3^- の喪失や H^+ が効率よく排出されないことによる，个揮発酸とされるケトン体や乳酸の蓄積によって生じる．

＜代謝性アルカローシス＞

● 嘔吐による胃酸（水素イオン：H^+）の大量喪失や利尿薬の投与，Cl^- の減少に伴う HCO_3^- の増加によって起こることが多くみられる．

◆文献
1）藤田　浩（監）：臨床検査ビジュアルナーシング．p.100-104，学研メディカル秀潤社，2018．
2）落合慈之（監）：呼吸器疾患ビジュアルブック．p.53，学研メディカル秀潤社，2011．
3）卯野木　健：クリティカルケア看護入門．p.96-110，ライフサポート社，2008．
4）道又元裕（監）：人工呼吸器デビュー．p.187，学研メディカル秀潤社，2014．
5）矢冨　裕（編）：生理検査学・画像検査学．標準臨床検査学．p.150-159，医学書院，2015．
6）金井正光（監）：臨床検査法提要，改訂第 34 版．p.671-676，金原出版，2015．
7）JSEPTIC 看護部会（監）：ICU ナースポケットブック．p.162-167，学研メディカル秀潤社，2015．

Memo

．．．

．．．

パルスオキシメーター

目的

* 非観血的かつリアルタイムに，動脈血酸素飽和度と脈拍を連続的に測定する．
* SpO_2（経皮的酸素飽和度）をモニタリングすることで，低酸素血症を早期に発見する指標とする．

概要

● パルスオキシメーターは，発光部と受光部で構成されている（図1）．

ケアの実際

観察のポイント

● SpO_2 が 90% 以下になると，PaO_2（動脈血酸素分圧）が急激に低下するため注意する．
● SpO_2 の数値のみで判断せずに，身体症状に変化がないかを確認する．特に呼吸状態や循環動態を評価する．

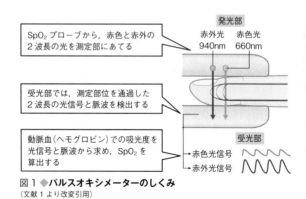

SpO_2 プローブから，赤色と赤外の2波長の光を測定部にあてる

受光部では，測定部位を通過した2波長の光信号と脈波を検出する

動脈血（ヘモグロビン）での吸光度を光信号と脈波から求め，SpO_2 を算出する

発光部
赤外光　赤色光
940nm　660nm

受光部
→赤色光信号
→赤外光信号

図1 ◆パルスオキシメーターのしくみ
（文献1より改変引用）

- SpO₂値は，さまざまな原因により影響を受けるため，確実に測定できているかを確認する（表1）.
- パルスオキシメーター装着部位の温度は2〜3℃上昇するため，熱傷が生じないよう装着部位の皮膚状態を4〜8時間ごとに観察し，装着部位を変更する.
- 粘着型プローブは，血流障害，医療関連機器圧迫創傷（MDRPU）を起こしやすいため，定期的にセンサーの貼付部位を変更して皮膚の状態を観察する.

表1 ◆ SpO₂値が影響を受ける主な原因

原因	理由	対応
体動・センサーのずれ	装着部が揺れると発光部から出た光が指尖部を通過せず，数値が不正確になる	● 発光部と受光部の位置確認 ● 正しい位置に装着
末梢循環不全	寒冷，低血圧などによる測定部分の血流不足のため脈波が拾えず，数値が不安定になる	● 装着部位の変更 ● 末梢の保温
圧迫	センサー部位の圧迫が強いと，動脈の拍動を拾えない	● きつく装着しない
その他	青や黒のマニキュアは赤色光の波長を吸収する	● マニキュアの除去

（文献1より改変引用）

◆文献
1）道又元裕（監）：ICU ビジュアルナーシング．p.73-76，学研メディカル秀潤社，2014.
2）矢冨 裕（編）：生理検査学・画像検査学．標準臨床検査学．p.159-161，医学書院，2015.
3）金井正光（監）：臨床検査法提要，改訂第34版．p.1724-1725，金原出版，2015.
4）東條尚子・他（編）：臨床検査学講座 生理機能検査学．p.215-216，医歯薬出版，2017.
5）藤田 浩（監）：臨床検査ビジュアルナーシング．p.104-108，学研メディカル秀潤社，2018.
6）JSEPTIC 看護部会（監）：ICU ナースポケットブック．p.168-171，学研メディカル秀潤社，2015.

超音波検査（心エコー）

目的

* 心臓と血管の形態，動き，および血流をみる．
* 治療効果の評価を行う．

概要

● 肺，胸骨，肋骨に覆われていない狭い部位から心臓を広くとらえるために，第3・第4肋間胸骨左縁，心尖部，心窩部より検査をする．

● 通常の心エコーは食事制限や前処置の必要はないが，経食道心エコー法，負荷心エコー法は，食事制限が必要となる．

ケアの実際

● 検査時は，ベッドに左側臥位または左半側臥位で，横臥にて行う．

● 胸部を露出し，心電図を四肢に挟み電極，または体幹に貼付電極を付け，Ⅱ誘導か類似の誘導を同時記録する．所要時間は20～30分程度である．

● 心臓超音波検査で心臓の形態，動き，血流を観察し，心・大血管疾患の診断と心機能評価を行う．

● 一般的な心エコーは非侵襲的である．良好な超音波画像を得にくい場合には，目的に応じて経食道心エコー法が行われる．

評価

● 心臓の表示方法としてBモード法，Mモード法，およびドップラー法がある．

● Bモード法：心臓の形態と運動を明らかにする（図1）．

● Mモード法：距離や運動速度を計測する（図2）．

● ドップラー法：血流の観察，血流速度の計測など．

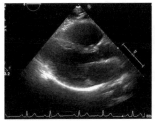

図1 ◆ Bモード法
（胸骨左縁長軸断面）

僧帽弁レベル

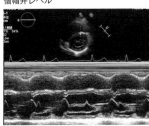

図2 ◆ Mモード法
Mモード法でEF（駆出率）を計測する際
には，乳頭筋レベルで計測する．

大動脈弁レベル

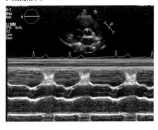

観察のポイント

● 超音波検査中に心電図検査で危険な不整脈や虚血
性変化を認めたり，患者が胸痛や呼吸困難を訴え
たときは，直ちに検査を中止し医師に連絡する．

◆文献
1) 東條尚子・他（編）：臨床検査学講座　生理機能検査学．
p.307-322, 医歯薬出版, 2017.
2) 矢冨　裕（編）：生理検査学・画像検査学．標準臨床検査
学．p.229-245, 医学書院, 2015.
3) 金井正光（監）：臨床検査法提要．改訂第34版．
p.1609-1644, 金原出版, 2015.
4) 藤田　浩（監）：臨床検査ビジュアルナーシング．p.73-
75, 学研メディカル秀潤社, 2018.

胸水検査（胸腔穿刺）

* 胸水貯留の原因を調べる.
* 閉塞性ショック状態, 呼吸困難などを軽減させる.

必要物品

● 消毒.
● 穿刺針.
● 注射針（穿刺部の麻酔用）.
● 局所麻酔薬.
● シリンジ（麻酔用, 吸引用）.
● 検体容器.
● その他（処置用シーツ, 滅菌スピッツ, 滅菌ガーゼ）.

概 要

胸水の性状・・・・・・・・・・・・・・・・・・・・・・・・・・・・・・・・・・・・・

● 異常とされる胸水には, **漏出性胸水**と**滲出性胸水**とがある. 発生する原因は, 以下の通りである.

  • 漏出性胸水：肺の血管内の圧が上昇し, 胸水が滲み出る.

  • 滲出性胸水：胸膜または肺の病変によって, 胸水が異常産生される.

＜漏出性胸水と滲出性胸水の鑑別＞

● 漏出性胸水と滲出性胸水の特徴と鑑別について, 表1に示す.

ケアの実際

検査前・・

● 患者・家族へ検査の説明を行い, 同意を得る.
● 問診票などを用いて, **出血傾向の有無**を確認する.

表1 ◆漏出性胸水と滲出性胸水の鑑別

	漏出性胸水	滲出性胸水
機序	●静水圧上昇 ●膠質浸透圧上昇	毛細血管の透過性上昇
主な原因・疾患	心不全, 肝硬変, 飢餓	肺炎, 胸膜炎, 悪性腫瘍
外観*	淡黄色, 透明	淡黄色, 混濁, 血性
比重	1.015 以下	1.018 以上
タンパク量	2.5g/dL 以下	4.0g/dL 以上
ライトの基準: 漏出性か滲出 性かの鑑別	右の3項目をいずれ も満たさない	下記のいずれかを満たす ●胸水総タンパク/血清総タンパク＞0.5 ●胸水 LDH/血清 LDH ＞ 0.6 ●胸水 LDH ＞血清 LDH 正常上限の 2/3
細胞数	少ない	多い

*胸水が膿性であれば膿胸, 血液であれば血胸, 乳び液(乳白色のリンパ液)であれ
ば乳び胸と呼ばれる.

(文献1より改変引用)

● 穿刺前のバイタルサイン, 呼吸状態, 呼吸音を確
認する.
● 体位(図1)の調整を行う.
● 起坐位:オーバーテーブルの上に枕を置き, そ
の上に両腕を乗せる.
● ファーラー位(半坐位):坐位が困難な場合に行う.

起坐位

ファーラー位(半坐位)

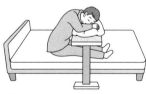

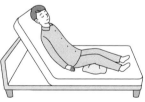

●横隔膜が下がり, 肺の圧迫をなくす
●重力により肺の上部のうっ血が軽減
し, 呼吸面積が増大する
●下大静脈からの静脈還流の減少に伴
い, 肺うっ血が軽減する

●上半身を45°程度起こす
●膝の下に枕を入れたりして, 腹壁の
緊張を和らげる

図1 ◆起坐位とファーラー位(半坐位)
(文献2より引用)

検査中 ●●●●●●●●●●●●●●●●●●●●●●●●●●●●●●●●
- 医師が超音波装置で，穿刺部位を確認する．
- 処置用シーツを使用し，消毒薬による寝衣などの汚染を防ぐ．
- 清潔野に無菌操作で必要物品を用意する．
- 医師が穿刺部をマーキング後に，穿刺予定部位を中心に皮膚消毒を行い，穴あき覆布をかぶせる．
- 医師が穿刺部周辺に局所麻酔を行うため，清潔操作で行えるよう介助する．患者に，穿刺時は一時的に呼吸を止めるよう説明し，穿刺を行う．
- 胸腔内の貯留液を注射器で吸引する．

検査後 ●●●●●●●●●●●●●●●●●●●●●●●●●●●●●●●●
- 採取された検体を清潔操作で滅菌スピッツに入れて，**直ちに検査室に提出する**（細胞成分が変性しやすいため）．
- 脱気や排液量，性状，バイタルサインを確認し，患者の状態を観察する．
- 穿刺が終わったら抜針し，穿刺部を再消毒し，滅菌ガーゼで圧迫固定する．
- 患者に検査が終了したことを伝え，皮膚の汚染があれば清拭を行い，寝衣を整え体位を戻す．

観察のポイント

検査中 ●●●●●●●●●●●●●●●●●●●●●●●●●●●●●●●●●●
- **呼吸状態：呼吸困難，胸痛**などはないか．
- **循環動態：血圧，脈拍，顔色，冷汗，チアノーゼ**などはないか．

Memo

検査後┈┈┈┈┈┈┈┈┈┈┈┈┈┈┈┈┈

● 呼吸状態,SpO₂ 低下の有無はどうか.

● 気胸,出血,感染,再膨張性肺水腫などの合併症の有無はどうか.

● 合併症の併発により循環動態に変動を来す可能性があるため,バイタルサイン,意識状態,SpO₂のモニタリングを経時的に行う.

···Column···

再膨張性肺水腫とは

気胸や胸水などが原因で虚脱した肺が,脱気や排液により急激に再拡張し,肺毛細血管から肺胞へ血液成分の漏出が起こり,肺水腫を来すこと.予防のため,1回の排液量は 1,000mL 程度までとすることが推奨されている[3].

◆文献
1) 近藤泰児(監):呼吸器ビジュアルナーシング.p.83-86,学研メディカル秀潤社,2016.
2) 池亀俊美(編):循環器内科・心臓血管外科ナースポケットブック.p.54,学研メディカル秀潤社,2019.
3) Shaw P, et al:Pleurodesis for malignant pleural effusions. Cochrane Database of Systematic Reviews 1:CD002016,2004.
4) 藤田 浩(監):臨床検査ビジュアルナーシング.p.110-113,学研メディカル秀潤社,2018.
5) 医療情報科学研究所(編):病気がみえる vol.4 呼吸器,第 3 版.p.292-293,メディックメディア,2018.
6) 日本緩和医療学会:特定の病態に対する治療.がん患者の呼吸器症状の緩和に関するガイドライン 2011 年版.https://www.jspm.ne.jp/guidelines/respira/2011/pdf/04_01.pdf より 2019 年 2 月 16 日検索

Memo

気管支鏡検査

目的

* 肺や気管支など呼吸器疾患の診断に用いる.
* 気管支鏡下生検による検体採取を実施する.
* 気道洗浄, 気管支肺胞洗浄を行う.
* 気道分泌物を除去する.
* レーザー等による止血や病巣の焼灼を行う.

必要物品

＜内視鏡室での必要物品＞

● 気管支鏡.
● 血圧計.
● 心電図.
● パルスオキシメーター.
● マウスピース.
● リドカイン塩酸塩.

● 自施設での必要物品を記載

概要

● 気管支鏡検査とは, 口または鼻から気管支鏡を挿入し, 気管や気管支を直接観察する検査である.

気管支鏡で観察できる領域……………………………

● 気管支鏡で観察できる領域を図1に示す.

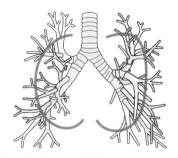

図1 ◆気管支鏡で観察できる領域
線で囲った範囲(−)が，気管支鏡により観察可能な気管支である．気管支鏡検査では気管支内腔面を観察できるが，外側面は観察できない．
（文献1より改変引用）

ケアの実際

実施前の準備………………………………………

- 医師から患者・家族に対して気管支検査の必要性や方法，合併症についての説明を行う．
- **同意書を得ていることを確認する．**
- 問診票などを用いて，次のことを確認する．特に**抗凝固薬内服の有無の確認は重要である．**
- 薬剤アレルギーの有無．
- 出血傾向：肝疾患，血液疾患，抗凝固薬・抗血小板薬の内服の有無．
- 義歯，感染症の有無．
- 既往歴：高血圧，心疾患，糖尿病，気管支喘息，前立腺肥大，緑内障（前投薬の硫酸アトロピンが抗コリン薬のため，**不整脈，前立腺肥大症**の場合は排尿障害，緑内障では眼圧上昇を来すため，事前にこれらの疾患がないかのチェックが必要）．
- 内服薬の内容．
- 検査データの確認：**肺機能検査，動脈血液ガス分析，血液凝固能，貧血の有無，心電図検査．**
- 検査前後の食事制限，内服の調整，検査時間，検査前後の安静などの説明を行う．

検査当日の手順······························

● 絶飲食についての確認を行う.
  ● 当日の食事・飲水制限と内服について確認する.
● 必要物品の最終チェックを行う.
● **義歯や眼鏡は必ず外して,検査着に着替える.**
● 排尿後,血管のルートを確保する.
● バイタルサインのチェックを行い,前投薬の投与を行う(表1).
● 内視鏡室に移動する.

検査の手順······························

● 咽頭麻酔を行う.
● 検査台に誘導し,仰臥位になるよう介助する.
● **血圧計,心電図,パルスオキシメーター等を装着する.**
● ファイバーを噛まないように口にマウスピースをくわえてもらい,薬液が目に入らないように目の上にガーゼを乗せる.
● 吸気時に合わせて気管支鏡を挿入し,気管支の分岐ごとにリドカイン塩酸塩を散布しながら進めていく.
● 肺生検を行う場合は,X線透視下で生検部位を確認しながら実施する.
● 検査終了後,覚醒を促すために,鎮静薬に対する拮抗薬を静注する.
● 上体をゆっくりと起こし,覚醒状態を確認する.

表1 ◆**前投薬の目的**

● 咳嗽反射の抑制
● 気道粘液分泌(痰)の抑制
● 迷走神経反射の予防

(文献2を参考に作成)

観察のポイント

検査後……………………………………………

● バイタルサインおよび一般状態の観察を行う．特に呼吸状態は，**呼吸音や呼吸困難の有無，SpO₂**を観察する．

● 血痰の有無を確認する．組織を採取した場合は出血の可能性がある．

● 検査時の麻酔，鎮静薬の影響でふらつく可能性があるため，身体を動かしたい時や何か体調に変化を感じた時は，ナースコールするように説明する．

● 検査時に咽頭や咽頭粘膜の表面麻酔を行うため，咽頭蓋が麻痺して**誤嚥のリスク**がある．検査後は，許可が出るまでは飲水も行わないように説明する．

● 病室に帰室後，**2 時間は安静**とし，その後は少量の水を飲み，**ムセがなければ飲食の許可**となる．

● 検査後数日間は，**喉の違和感が生じる可能性がある**ことを説明する．

◆文献
1）落合慈之（監）：呼吸器疾患ビジュアルブック．p.78，学研メディカル秀潤社，2011．
2）藤田　浩（監）：臨床検査ビジュアルナーシング．p.113-115，学研メディカル秀潤社，2018．
3）近藤泰児（監）：呼吸器ビジュアルナーシング．p.87-89，学研メディカル秀潤社，2016．
4）医療情報科学研究所（編）：病気がみえる vol.4 呼吸器，第 3 版．p.84-86，230-231，メディックメディア，2018．

Memo

....

....

....

....

▌胸腔鏡検査

目的

* 内腔の観察や組織採取を行い，疾患の診断に用いる.

必要物品

＜内視鏡室での必要物品＞
- 血圧計.
- 心電図.
- パルスオキシメーター.
- 胸腔鏡.
- 局所麻酔薬.
- 胸腔ドレーン.

- 自施設での必要物品を記載

概要

- 胸腔鏡検査は，胸部を切開し胸腔鏡を挿入して，胸腔内を観察したり組織を採取したりする検査である（図1）.
- 胸腔内の病変を直視下で確認しながら検体を採取できるため，診断率が高くなる.

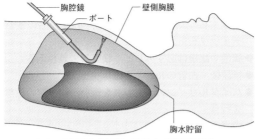

図1 ◆意識下鎮静（局所麻酔）で行われる胸腔鏡検査
（文献1より引用）

ケアの実際

実施前の準備…………………………………………

● 医師から，患者・家族に対して胸腔鏡検査の必要性や方法，合併症についての説明を行う．

● 同意書を得ていることを確認する．

● 問診票などを用いて下記を確認する．

● 薬剤アレルギーの有無（使用する局所麻酔薬である**リドカイン塩酸塩**に対するアレルギー）．

　● 出血傾向：肝疾患，血液疾患，抗凝固薬・抗血小板薬の内服の有無．

　● 感染症の有無．

　● 既往歴：高血圧，心疾患，糖尿病，気管支喘息，前立腺肥大，緑内障（前投薬の硫酸アトロピンが抗コリン薬のため**不整脈**，前立腺肥大症の場合は排尿障害，**緑内障**では眼圧上昇を来すため，事前にこれらの疾患がないかのチェックが必要となる）．

　● 内服薬の内容．

　● 義歯の有無．

● 検査データの確認：**肺機能検査，動脈血ガス分析，血液凝固能，貧血の有無，心電図検査**．

● 検査前後の食事制限，内服の調整，検査時間，検査前後の安静などの説明を行う．

検査当日の手順··

- 絶飲食についての確認を行い，必要物品の最終チェックを行う.
- 義歯や眼鏡は必ず外して，検査着に着替える.
- 排尿後，血管のルートを確保する.
- バイタルサインのチェックを行い，前投薬の投与を行う.
- 内視鏡室に移動する.

検査の手順··

- 検査台に誘導し，検査側を上に臥位になるよう介助する.
- 血圧計，心電図，パルスオキシメーターなどを装着する.
- エコーを用いて胸腔を観察する.
- 胸腔鏡を挿入する部位を決めマーキングを行い，マーキング部を消毒する.
- 局所麻酔を行う.
- マーキングした部位を1～2cm程度切開し，鉗子などで胸壁に穴を開けポートを挿入し，胸腔鏡を挿入し検査を行う.
- 胸水の排液，胸腔内の観察後に胸壁側の胸膜から組織の生検を行う.
- 胸腔内に胸腔ドレーンを留置する.
- 検査終了後，患者の上体をゆっくりと起こし，問題がなければモニター類を外す.

Memo

....

....

....

....

....

観察のポイント

検査後・・

● バイタルサインおよび一般状態の観察を行う．特に呼吸状態は，呼吸音や呼吸困難の有無，SpO_2 を観察する．
● 合併症・偶発症がないかを観察する．
　● 出血：胸腔鏡を挿入する胸壁，肋間動静脈，生検部位からの出血，胸膜の癒着部位が剥がれることによる出血．
　● 肋間神経痛．
　● 気胸．
　● 皮下気腫．
● 検査時の麻酔・鎮静薬の影響によるふらつきに留意し，動きたいときや体調に変化を感じたときはナースコールするように説明する．
● 病室に帰室後，2 時間は安静とする．その後は少量の水を飲み，ムセや咳嗽などがなければ飲食の許可となる．

◆文献
1）落合慈之（監）：呼吸器疾患ビジュアルブック．p.81，学研メディカル秀潤社，2011．
2）藤田　浩（監）：臨床検査ビジュアルナーシング．p.116-118，学研メディカル秀潤社，2018．
3）医療情報科学研究所（編）：病気がみえる vol.4 呼吸器，第 3 版．p.87，メディックメディア，2018．
4）日本呼吸器内視鏡学会：局所麻酔下胸腔鏡検査説明書，2018．
　　http://www.jsre.org/medical/1810_manual.html より 2019 年 4 月 6 日検索

Memo

....

....

....

喀痰微生物検査

目的

* 感染性の肺炎, 結核などを診断する.
* 原因微生物を特定し, どの抗菌薬が効果的かを判断する.

概要

- 喀痰微生物検査は, 感染性の肺炎, 結核などを診断するために行う.
- 原因微生物を特定し, どの抗菌薬が効果的かを判断する.
- 微生物検査には, 塗抹検査, 培養・同定検査, 薬剤感受性検査がある. 塗抹検査では, 痰から作成した標本を染色体で染め, 色や形から菌の種類と数を観察する.

塗抹検査‥‥‥‥‥‥‥‥‥‥‥‥‥‥‥‥‥‥‥‥‥‥‥‥‥
<グラム染色>

- 細菌をクリスタルバイオレットやサフラニン液で染色してグラム陽性菌, グラム陰性菌を評価し, 治療に有効な抗菌薬を選ぶ手がかりにする(表1).

表1 ◆グラム陽性菌, グラム陰性菌の評価

	グラム陽性：濃紫色に染色	グラム陰性：赤色に染色
グラム染色の評価	● ブドウ球菌 ● 肺炎球菌 ● 腸球菌 ● 連鎖球菌	● モラクセラ ● 淋菌 ● 髄膜炎菌
グラム染色の評価	● *Clostridium* 属 ● *Bacillus* 属 ● *Corynebacterium* 属	● 大腸菌 ● 緑膿菌 ● クレブシエラ ● インフルエンザ桿菌

（文献1を参考に作成）

表2 ◆抗酸菌数検出記載法

菌検出菌数記載法	相当するガフキー号数
−	G0
±	G1
1＋	G2
2＋	G5
3＋	G9

（文献2を参考に作成）

＜抗酸菌染色＞

● 結核菌などの抗酸菌を染色する．抗酸菌は通常の染色では染まりにくい．

● 最も一般的に用いられている方法は，**チール・ネルゼン染色法**である．

● 菌検出菌数記載法は，−〜３＋である．また，**ガフキー号数 G0 〜 G9** でも報告される（表2）．

> 喀痰微生物検査

ケアの実際

● **唾液混入を避け，目的に合った部位から採取する．**

● 検査に適する痰は，膿性または粘性痰である．

● うがい，歯磨きを行って口腔内を清潔にし，義歯は外す．

● 大きく深呼吸をした後，強く咳をして痰を喀出する．ミラー＆ジョーンズ分類の P2 〜 P3 が適している（「検体の取り扱い」表2，p.41 参照）．

● 痰を喀出しにくい場合はネブライザーで吸入し，痰を誘発させる．

● **採取後，速やかに提出する．**

◆文献
1）藤田　浩（編）：臨床検査ビジュアルナーシング．p.304-311，学研メディカル秀潤社，2018．
2）医療情報科学研究所（編）：病気がみえる vol.4 呼吸器，第3版．p.102，メディックメディア，2018．
3）金井正光（監）：臨床検査法提要，改訂第34版．p.1006-1007，1048-1052，金原出版，2015．
4）一山　智・他（編）：標準臨床検査学　微生物学・臨床微生物学・医動物学．p.222-233，医学書院，2013．
5）東條尚子・他（編）：臨床検査学講座　微生物学 / 臨床微生物学．p.23-26，医歯薬出版，1999．
6）チール・ネルゼン染色，武藤化学株式会社ホームページ．http://www.mutokagaku.com/products/reagent/bacterialstain/chiruneruzenstain/より2019年3月16日検索

第1章

呼吸器領域の看護ケア

術前オリエンテーション

目的

* 患者が手術について理解する.
* 患者の不安を軽減する.
* 術前の身体の準備を整える.

ケアの実際

術前オリエンテーション••••••••••••••••••

● 術前オリエンテーションでは, 身体的・精神的な状態を整えて手術に臨めるように援助する.

<担当医, 麻酔科医からの説明>

● 担当医 : 手術開始予定時間, 手術の内容の説明.
● 麻酔科医 : 診察・手術に関する評価, 麻酔の説明.

<手術室看護師からの説明>

● 手術室入室から手術室内の様子, 家族控室の利用など.

<禁煙の重要性>

● 禁煙をしているかを確認する.
● 喫煙による合併症のリスクおよび禁煙の効果を説明し, 禁煙を促す.

<歯や口腔内の状態>

● 動揺歯や口腔内汚染, プラークがある場合, 手術前から口腔内の環境を整えることが, **気管挿管時の脱落歯予防や気道感染予防, 血流感染の予防に**つながることを説明する.
● 必要時には, 歯科受診をするように説明する (「周術期口腔機能管理」p.152 参照).

<栄養状態>

● 管理栄養士と連携して, 栄養状態の確認とバランスのよい食事をとるように説明する.

<深呼吸の練習>

● 深呼吸や口すぼめ呼吸の効果や方法を説明し，練習を促す.

● 手術後は安静や創部痛により呼吸が浅くなり，痰が出しにくくなり，**肺炎や無気肺のリスク**となる.

● 深呼吸や口すぼめ呼吸で気道の閉塞を防ぎ，気道内の呼気の流れがよくなり，痰が出しやすくなる.

<肺血栓塞栓症(PTE)予防>

● リスクレベルに応じて予防することを説明する.

<早期離床の効果>

● 術後合併症の予防や早期離床の効果を説明する.

● 疼痛コントロールを行いながら手術翌日より看護師とともに開始し，リハビリテーションを行っていくことを説明する.

<薬剤の確認>

● 薬剤師と連携して常用薬，術前に中止する薬剤，手術当日に内服する薬剤の確認と「お薬手帳」の持参について説明する.

術前訓練……………………………………………………

● 術後の状態について具体的に説明し，術後に想定される動作訓練を行うことで不安の軽減を図る.

<トリフローによる呼吸訓練(図1)>

● **トリフロー**とは，吸気の力でボールを持ち上げて呼吸筋を鍛え，肺を膨らませる訓練器具である.

● トリフローを逆さに置き，息を吐き出すことで，呼気の訓練を行うこともできる.

ポイント

● ボール3個を一瞬で上げるよりも，左側(薄い青)のボールを長時間上げている方が効果的である.

● 術前呼吸器合併症の有無や年齢などを考慮し，疲れない程度の回数，時間を設定する.

吸気 呼気

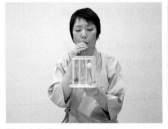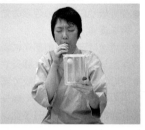

図1 ◆トリフロー
トリフローを逆さにすることで，呼気の練習をすることも可能である．

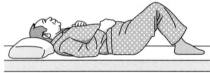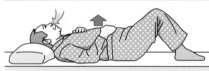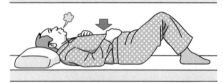

①膝を軽く曲げて仰臥位または坐位になり，お腹に手を当てて，全身の力を抜いてリラックスする．
②口から息を吐き出す．
③息を吐き切ったら，鼻からゆっくりと空気を吸い込む．
④息を吸い切ったら，口をすぼめ，ろうそくの火を消すようにゆっくりと少しずつ息を吐き出す．

図2 ◆腹式呼吸と深呼吸
（文献1より引用）

＜腹式呼吸と深呼吸（図2）＞

- 次の4つを10回1セットとし，1日4～5セット実施する[1]．
- 膝を軽く曲げて仰臥位または坐位になり，お腹に手を当てて全身の力を抜き，リラックスする．
- 口から息を吐き出す．
- 息を吐き切ったら，鼻からゆっくりと空気を吸い込む．

- 息を吸い切ったら，口をすぼめ，ろうそくの火を消すようにゆっくりと少しずつ息を吐き出す．

ポイント

- 息を吸う際は，お腹が膨らんでいることを意識する．
- 吐く息を長くする．
- 術前呼吸器合併症の有無や年齢などを考慮し，疲れない回数・時間で行う．

＜排痰法＞

- 術後は創痛などにより身体に力が入らず，排痰が困難となるため，負担にならない排痰法を術前より練習する（図3）．

物品の準備……………………………………………

- 自施設のパンフレットなどを用いて，準備する物品について説明する．

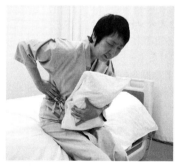

図3 ◆ **排痰法の練習**

◆**文献**

1）近藤泰児（監）：呼吸器ビジュアルナーシング．p.97-100，学研メディカル秀潤社，2016．
2）日本麻酔科学会・周術期管理チーム委員会（編）：周術期管理チームテキスト，第3版．p.88-90，日本麻酔科学会，2011．

全身状態の評価

目的

* 術前検査を行い，身体機能が麻酔に耐えられるかを判断する.
* 既往歴等の確認，全身状態の評価を行い，合併症を予測し予防する.

ケアの実際

評価に必要な内容······························

＜術前検査の結果＞

● 血液検査，血液ガス分析.
● 心電図検査.
● 心エコー検査.
● 喀痰微生物検査.
● 肺機能評価：スパイロメトリー，肺活量，肺血流シンチグラフィ.

＜フィジカルアセスメント＞

● 一般状態 (バイタルサイン，SpO$_2$).
● フィジカルイクザミネーション.
● 日常生活動作 (転倒歴含む).
● 日常生活活動度.
● 栄養状態：BMI，嚥下機能.
● 疼痛の有無 (フェイススケール).

＜既往歴＞

● 心臓血管合併症，肺気腫，糖尿病，重症筋無力症等を確認し，全身状態を評価.
● 抗凝固・抗血小板療法の有無.
● 免疫抑制薬の服用の有無.
● 血糖コントロールの状況.

<喫煙歴>

- 1日の平均喫煙本数，喫煙期間，禁煙時期を確認し，術前訓練および術後の呼吸，喀痰喀出の指導に活かす．
- 術後呼吸器合併症の減少のために，8週間以上の禁煙期間を設ける（表1）．

<治療に対する理解度>

- 手術・合併症に対する理解度を確認し，治療への協力が得られるかを判断する．

<術後せん妄のアセスメント>

- 術後せん妄の予防は，二次的な合併症（転倒，点滴ルートやドレーンの自己抜去などの事故）の予防につながる．
- 術前から発症リスク（薬剤服用歴や全身状態の評価，知覚・認知障害の発見，手術前の精神的ストレスの有無など）を予測した予防的なアプローチが必要である．
- 看護師が術前に，手術や術後について患者がイメージできるように十分に説明し，患者の不安を取り除くことが術後せん妄の予防につながる．

表1 ◆ 禁煙の効果

禁煙期間	効果
1〜2日	酸素運搬能の改善
1週	気道過敏性の改善
2〜6週	喀痰分泌能の改善
3〜4週	術後感染症の減少
4〜8週	気道障害の改善
8週以上	術後肺炎の減少

（文献1より引用）

◆文献

1）近藤泰児（監）：呼吸器ビジュアルナーシング．p.97-103，学研メディカル秀潤社，2016.
2）日本麻酔科学会・周術期管理チーム委員会（編）：周術期管理チームテキスト，第3版．p.360-362，日本麻酔科学会，2016.

術後ケア

全身状態の観察

目的

* 異常を早期に発見する.
* 手術の治療目的を達成し，良好な経過を得る.

ケアの実際

術前の観察項目（表1）

● 観察内容には，循環動態，呼吸状態，疼痛，胸腔ドレーンなどがある.

表1 ◆術前の全身状態の観察項目

	観察項目		観察項目
循環動態	● 不整脈の有無 ● 心拍数の増減の有無 ● 血圧変動の有無 ● 尿量 ● ドレーン排液量 ● 創部からの出血の有無 ● 冷汗，チアノーゼの有無 ● 悪心・嘔吐の有無 ● 体温異常の有無 ● 点滴の補液量，速度 ● 点滴刺入部の発赤・腫脹・疼痛の有無	胸腔ドレーン	● 吸引圧 ● 排液の量・性状・色 ● リークの有無 ● 刺入部：発赤・腫脹，周囲の皮膚異常，固定テープ周囲の皮膚異常，マーキングのずれ，出血の有無 ● 皮下気腫の有無 ● 排液量の急激な増加の有無 ● チューブの屈曲，閉塞，ねじれの有無 ● チューブや排液バッグの位置
呼吸状態	● SpO₂値のモニタリング ● 酸素投与量 ● 呼吸音の減弱 ● 肺雑音，呼吸困難・喘鳴の有無 ● 喀痰増加の有無 ● 呼吸の深さ ● 咽頭部違和感の有無 ● 酸素マスクまたはカニューラの外れの有無	その他	● 硬膜外麻酔：ライン接続，挿入部からの出血の有無，残量 ● 弾性ストッキング：皮膚の発赤の有無，知覚 ● 意識レベル：変動の有無，不明言動の有無
疼痛	● 部位 ● フェイススケールを用いた疼痛評価 ● 指示薬使用後の除痛の判定 ● 疼痛部位の状態の変化 ● 苦痛様顔貌の有無		

（文献1より引用）

術後管理のポイント

- 術後は，**出血や麻酔**によってバイタルサインが変動しやすい．医師の指示の下，血圧が低いときは**輸液や昇圧薬を投与**し調整する．
- 肺を切除したことによる呼吸状態の変動に注意する．
  - 術後の SpO₂ 値の目標：酸素（2 ～ 4L/ 分）吸入下で **95%以上**．
  - 術後 1 日目まで：酸素投与．
  - 術後 2 日目：医師の指示により酸素吸入終了．
- 肺静脈・気管支切除の影響で血液循環がうっ滞し，**肺水腫**になりやすい．輸液の速度や量に注意する．
- 術後，尿量が **150mL/4 時以下**の場合は，医師の指示により尿の比重で輸液，もしくは利尿薬を使用する．

胸腔ドレーンの管理…………………………………
<胸腔ドレーン挿入の目的>
- 胸腔内の脱気：肺の拡張促進，再虚脱の防止．
- 胸腔内血液・胸水のドレナージ：圧排による無気肺の予防，感染予防．
- 貯留液の監視：術後出血や膿胸などの発見のための情報源．
<胸腔ドレーンの固定>
- ドレーンは抜けやすいため，テープでしっかりと皮膚に固定する（図1）．
- タイガンでチェストバブルとチューブの接続部が固定されているかを確認する．
- ドレーン刺入部付近と固定テープ下の 2 カ所にマーキングし，ずれを観察する．

Memo

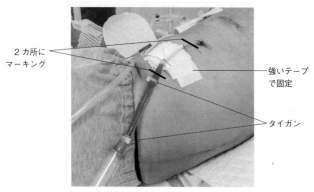

2カ所に
マーキング

強いテープ
で固定

タイガン

図1◆胸腔ドレーンの固定
（文献1より引用）

<胸腔ドレーンの排液の観察>

● メラサキュームの場合，ドレーンチューブに排液が貯留時は，**メラアクアシールへ排液を移動する**（ドレーンチューブに排液が貯留したままでは，ドレーンをクランプしている状況と同様になるため）．

● 排液の性状の変化は，術直後から術後3日まで**血性～淡血性**であり，排液量は徐々に減っていく．

◆**文献**
1) 近藤泰児（監）：呼吸器ビジュアルナーシング．p.104-107，学研メディカル秀潤社，2016.

Memo

....

....

....

....

....

術後合併症予防

目的

＊手術の治療目的を達成し，良好な経過を得られるようにする．

ケアの実際

術後合併症予防のポイント…………………………

● 術後合併症予防として，次の症状に注意して観察する．

● 主な術後合併症とその発症時期を図1に示す．

＜術後出血（術直後〜48時間）＞

● 術中の血管損傷や止血不十分による出血がみられることがある．

● 肺切除後は，気管支動脈，肋間動脈，リンパ節郭清部位，肺靱帯処理部などの出血が多い．

● ドレーン閉塞により胸腔内に血液が貯留している可能性があり，バイタルサインや症状を観察する．

● 胸腔ドレーンで100mL/時以上の血性排液がみられる場合は，医師へ報告する．

● 術前に抗凝固薬を内服していた場合は，遅れて出血することもあるため注意する．

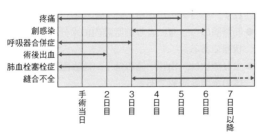

図1 ◆主な術後合併症と発症時期
（文献1より引用）

＜肺血栓塞栓症(術直後〜)＞

● 呼吸困難，胸痛，失神・ショック，動悸，咳嗽，血痰などがみられ，突然死の可能性もあるため早期発見，早期対応に努める．

＜不整脈(術直後〜3日)＞

● 肺切除後の肺血管床減少や術後リフィリングに伴う右房負荷，交感神経の緊張などにより心房細動などの不整脈が起こることがある．

● 上室性の頻脈で，一過性であることが多い．

● 胸部不快感や冷汗，立ちくらみなどがみられたら，12誘導心電図をとり，心電図モニタを装着する．

＜無気肺(術後3日以内)＞

● 気道分泌物は術中の気管挿管の刺激によって増加するが，麻酔や疼痛により咳嗽が十分にできず痰の喀出が困難となり，分泌物が気管内に貯留し肺胞が虚脱した状態となる．そのため換気が困難となり，低酸素状態を来す．

● SpO_2値の低下，呼吸困難，呼吸音の減弱などの呼吸器症状がみられ，さらに痰が貯留することで肺炎に移行する．

● ネブライザーで分泌物を柔らかくし，体位ドレナージで排痰できるように援助する．

● 自己喀痰できない場合は吸引を行う．

＜肺水腫(術後2〜3日)＞

● 輸液の過剰投与や腎機能の低下により尿が排出されず，心負荷がかかることで起こる．

● 肺静脈のうっ滞により肺胞腔内に水分が貯留した状態である．

● 主な症状は，SpO_2値の低下，呼吸困難，肺野全体の水泡音聴取である．

● 酸素投与によって酸素化を改善させ，利尿薬の投与によって肺に貯留した水分を排出させる．

＜気管支断端瘻・肺瘻・膿胸(術後1〜3日, 2〜3カ月)＞

● 発熱, 胸痛, 呼吸困難, 咳嗽がみられる.

● 気管支断端の縫合不全や感染で起こる, 胸腔ドレーン抜去後に現れる術後合併症である.

● 胸腔ドレーン抜去後の咳嗽や痰の性状変化を観察する.

● 胸腔内の清浄化のために, 胸腔ドレナージや外科的処置が必要となることもある.

＜乳び胸(術後7日以降)＞

● 乳びとは, 腸管から吸収された脂肪や脂肪酸が乳化した乳白色のリンパ液である.

● 乳び胸とは, 術中の胸管・リンパ管損傷により乳びが漏れ出て, 胸腔内に貯留した状態をいう.

● 乳白色の排液がみられた際には脂肪制限食へ変更し, 乳び量を減少させる.

● 減少しなければ絶食し, 胸膜癒着術で臓側胸膜と壁側胸膜を密着させる.

＜間質性肺炎＞

● 術後1週間以内に, 間質性肺炎合併症例の約1割に増悪がみられるため, 呼吸困難の増悪や SpO_2 値の低下に注意する.

＜反回神経麻痺＞

● リンパ郭清時の反回神経の損傷, 気管挿管や反回神経の刺激によって起こる.

● 嗄声やむせこみ, 誤嚥への対応を行う.

● 嚥下訓練を行う.

● 食事を誤嚥しにくい形態に変更する.

● 水分にとろみをつける.

◆文献
1) 近藤泰児(監):呼吸器ビジュアルナーシング. p.108-111, 学研メディカル秀潤社, 2016.
2) 畑田みゆき(編):整形外科ナースポケットブック. p.235-250, 学研メディカル秀潤社, 2018.

術後疼痛・苦痛の緩和

目的

＊疼痛の評価を行い，痛みの程度に合った鎮痛を行う．

概要

術後疼痛のコントロール……………………………

＜自己調整鎮痛法（PCA）＞

● 事前に設定しておいた鎮痛薬を一定量持続投与し，患者が痛みを感じたときに自分でボタンを押して，追加投与できる．

● 静脈内自己調整鎮痛法（IV-PCA）（図1）．

● 硬膜外自己調整鎮痛法（PCEA）（図2）．

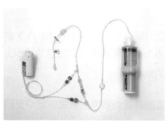

図1◆静脈内自己調整鎮痛法（IV-PCA）
（文献1より引用）

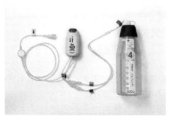

図2◆硬膜外自己調整鎮痛法（PCEA）
（文献1より引用）

＜麻薬拮抗性鎮痛薬＞

● PCA で疼痛が軽減しない場合は, ペンタゾシン（ペンタジン）を生理食塩水で希釈したものを静脈内に投与し, 疼痛をコントロールする.

● 麻薬に比べ, 麻薬拮抗性鎮痛薬は呼吸抑制や悪心などの副作用が少ない.

＜非ステロイド性抗炎症薬（NSAIDs）＞

● PCA で疼痛が軽減しない場合, フルルビプロフェンアキセチル（ロピオン）を生理食塩水で希釈したものを静脈に投与するか, 坐薬（ジクロフェナクナトリウム）を挿肛して疼痛をコントロールする.

● 消化性潰瘍や喘息の既往がある患者の場合, NSAIDs の使用は禁忌である.

ケアの実際

疼痛管理のポイント……………………………

● 患者に痛みを我慢させない. 痛くなる前に使用できることを患者に説明・指導する.

● 疼痛は部位, 状態の変化の有無, フェイススケールなどの疼痛スケール（図3）を用いて程度を評価して軽減を図る.

● 血圧が低いときや嘔気・嘔吐出現時には, 医師にPCA 中止について確認する.

● 患者が安心できるように, 経過が順調であることを伝える.

● 胸帯で患部を圧迫固定し, 疼痛を軽減する.

● 起床時に疼痛が強ければ, 睡眠前に鎮痛薬の使用を勧める.

Memo

視覚アナログスケール（VAS）

100mm

全く痛みがない	これ以上の強い痛みは考えられない，または最悪の痛み

患者自身に100mmの水平な直線の上に指を置き，痛みの強さを数値化するものである．繰り返し行うことで信頼性が増すといわれている．欠点としては方法を理解できない高齢者，小児，視覚障害者および指の動かせない患者には用いることができないことである．

数値評価スケール（NRS）

0	1	2	3	4	5	6	7	8	9	10

患者自身に，痛みのレベルを0から10までの11段階の整数で示してもらう方法である．最も頻用される評価法である．想像しうる最大の痛みを10点，痛みのない状態を0点とし，現在の点数を尋ねる方法である．

カテゴリースケール（VRS）

痛みなし	少し痛い	痛い	かなり痛い	耐えられないくらい痛い

3段階から5段階の痛みの強さを表す言葉を並べ，患者にその言葉を選択させる方法である．VRSは，言語の問題や選択肢が固定されていることが欠点である．

フェイススケール（FPS）

人の表情を記した，笑顔から泣き顔までの6段階スケールである．小児に好まれる傾向にある．

図3◆疼痛スケール
（文献2より改変引用）

◆文献
1）近藤泰児（監）：呼吸器ビジュアルナーシング．p.112-113，学研メディカル秀潤社，2016.
2）畑田みゆき（編）：整形外科ナースポケットブック．p.63-65，学研メディカル秀潤社，2018.

離床

目的

* 早期離床することで，呼吸機能の改善，創治癒促進，腹部蠕動運動を促進し，術後合併症予防につなげる.

ケアの実際

離床のポイント……………………………………

● 離床は手術翌日より進める.

● 手術直後の患者は，離床によって痛みが増強しないか，傷口が開かないかという不安を抱きやすい. 疼痛緩和を行い，徐々に離床していく.

● 深部静脈血栓症 (DVT) を起こす可能性があるため，初回歩行時は必ず看護師が付き添い，状態を観察しながら離床していく.

離床の手順………………………………………

＜離床前：患者の状態を把握する＞

● バイタルサインの異常.

● SpO2 値の変動や呼吸困難 (息苦しさ).

● 疼痛.

● 下肢の腫脹や疼痛，チアノーゼや冷汗.

＜ヘッドアップする＞

● 酸素チューブや点滴，ドレーン類に注意する.

● バイタルサインの異常がないかを確認する.

● 疼痛，めまいの有無を確認する.

＜胸腔ドレーン挿入側にベッドに端坐位になる(図1)＞

● 患者自身で，ゆっくりと足をベッドから下ろす.

● 看護師が動かすと，疼痛が増強する場合がある.

● しばらく端坐位で，めまい・嘔気が出現しないかを確認する.

● ルート類を整理する.

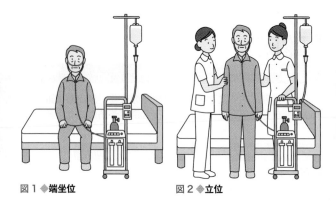

図1 ◆端坐位　　　図2 ◆立位

- 酸素チューブは酸素ボンベに付け替える.
- 尿道カテーテルは足を下ろした側へ移動する.
- 装着中のモニター送信機やPCAポンプは, 袋などに入れる.

<立位になる(図2)>

- めまい, 立ちくらみ, ふらつきはないか.
- ルート類が引っ張られていないか.
- ドレーンからの排液量が一気に増えていないか.

<看護師が付き添って歩行する>

- めまいや立ちくらみの有無, 意識レベルの変化を確認する.
- 歩行中は酸素飽和度を測定し, SpO_2値に注意する.
- 胸背部痛や呼吸困難出現時はベッドに横になってもらい, バイタルサインを測定する.

◆文献
1) 近藤泰児(監):呼吸器ビジュアルナーシング. p.112-114, 学研メディカル秀潤社, 2016.

Memo

手術療法におけるケア

肺がん

目的

* 術前の不安を和らげ，術後の合併症を最小限に防ぐ.
* 全身状態の観察を行い，異常の早期発見，早期離床を目指す.

術療法におけるケア

概要

術式……………………………………………
● 肺がんの術式には開胸手術と胸腔鏡下手術があるが，ここでは胸腔鏡下手術 (VATS) を紹介する.
● VATS では，内視鏡を用いて肺 (肺葉・部分・区域) を切除する. 開胸手術と比べ小さい傷で済むため，身体の負担が軽く回復が早い.
● VATS は，全身麻酔下の手術に切り替えることができる状態で行う.

ケアの実際

術前ケア……………………………………………
● 患者の術前の不安を和らげ，術後の合併症を最小限に防ぐため，**患者への指導が重要**になる (「術前ケア」p.102 ～ 107 参照).
● 血液検査，血液ガス分析，X 線検査，心電図検査など各検査の介助を行う.
● **身長，体重，血球算定検査，感染症検査，凝固検査**などの検査データ，既往歴を確認する.
● 術前・術後のスケジュールを説明する.
● 患者の思いを引き出すため患者と良好なコミュニケーションを図り，安心して手術に臨めるよう援助する.
● 入院前の内服について確認する.
● 合併症予防のための援助を行う.

- 全身麻酔の場合は，咳，排痰の練習として呼吸練習（トリフロー）を行う．
- 術後の深部静脈血栓症予防のため，出棟時に弾性ストッキングを装着できるよう支援する．
- 手術部位のマーキングを確認する．
- 前日21時より，術中・術直後の嘔吐誘発と誤嚥予防のため，絶食する．
- 麻酔科医の指示の下，飲水と術前・術後の内服について指導する．

手術室入室···
- 手術室入室までに排泄を済ませておくよう伝える．
- 弾性ストッキングが禁忌ではないことを確認し，弾性ストッキングと前開きの寝衣を着用する．
- 自施設の手術前除去物確認シート（図1）に沿って，除去物の確認を行う．

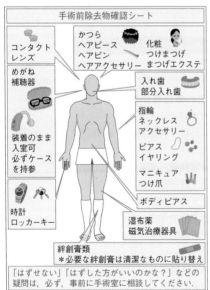

図1 ◆**手術前除去物確認シート**
（文献1より引用）

- ●手術室看護師等へ申し送る.
- ●患者にフルネームを名乗ってもらい, リストバンドで氏名を確認する. 病棟看護師, 手術室看護師, 主治医, 麻酔科医で行う.
- ●**手術部位と左右を患者に伝えてもらい, マーキングの確認をする.**
- ●**術式, 持参薬剤, 輸血**(可能であれば自己血輸血の準備が望ましい), **血液型, 感染症の有無, 直近のバイタルサイン, 帰室場所, 家族待機場所**を確認する.
- ●**必要書類**(同意書は医師および患者のサイン, 日付の有無)を確認する.
- ●入室後, リストバンドのバーコードを読み取って入室認証を行う.

術後ケア……………………………………………
- ●全身状態の観察を行い, 異常の早期発見, 早期離床を目指す(「術後ケア」p.108～118参照).

<術後ベッドの準備>
- ●防水シーツを使用する.
- ●心電図モニタ, SpO_2モニタ, 酸素, 輸液ポンプ, 吸引セットを準備する.

<全身状態の観察>
- ●バイタルサイン測定:体温, 脈拍, 血圧, 呼吸状態, 心電図, SpO_2.
- ●胸腔ドレーンの管理:刺入部確認(創部の状態, 固定位置), 排液の量・性状, リークの有無, 波動低圧持続吸引器の動作確認(指示圧など, 図2).
- ●皮下気腫の有無(出現時マーキング, 医師への報告).
- ●創部痛, 苦痛の緩和:指示の鎮痛薬.
- ●手術創の状態.
- ●硬膜外カテーテルの刺入部.
- ●輸液管理を行う.

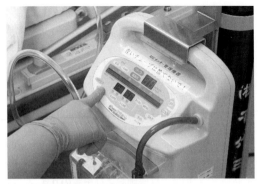

図2◆低圧持続吸引器の動作確認
（文献1より引用）

- 帰室後はヘッドアップを行う.
- 換気量確保のため**ヘッドアップ30°**を保つ. これによって横隔膜が引き下げられ, 胸郭を広がる. また, 視野が広がることで高齢者のせん妄予防にもなる.

＜日常生活の援助＞

- 食事.
- 手術翌日から飲水, 昼から食事開始可能となるため, 食事を援助する.
- 嚥下の状態を再評価し, 食事の開始が可能かどうかを判断する.
- 安静（術後ケア「離床」p.117参照）.
- 特別安静の指示がない場合は, **翌日から離床が可能である.**
- **初回離床時は静脈血栓塞栓を発症しやすいため,** 看護師が付き添う.
- 疼痛, 吐気が強い場合は, 指示薬を使用して離床の援助を行う.

◆**文献**

1）近藤泰児（監）：呼吸器ビジュアルナーシング. p.115-120, 学研メディカル秀潤社, 2016.

気胸

目的

* 患者の術前の不安を和らげ，術後の合併症を最小限に防ぐ．
* 全身状態の観察を行い，異常の早期発見，早期離床をめざす．

概要

気胸への手術療法の適応……………………………
● 緊張性気胸で，胸腔ドレーンで症状が改善しない．
● ドレナージで肺の再膨張が得られない．
● 著明な血胸を伴っている．
● 両側気胸である．
● 肺胸膜の肥厚による膨張不全症がある．

術式……………………………………………………
● 胸腔鏡下手術 (VATS) を行う (手術療法におけるケア「肺がん」p.119 参照)．

ケアの実際

術前ケア………………………………………………
● 患者の術前の不安を和らげ，術後の合併症を最小限に防ぐため，**患者への指導が重要**になる (術前ケア「全身状態の評価」p.106 参照)．
● 血液検査，血液ガス分析，X線検査，心電図検査など各検査の介助を行う．
● 身長，体重，血球算定検査，生化学検査，感染症検査，凝固検査のデータを確認する．
● 入院前，手術前後の内服について確認する．
● 患者の思いを引き出すため良好なコミュニケーションを図り，安心して手術に臨めるよう援助する．

- 合併症予防のための援助を行う.
- 咳, 排痰の練習を行うが, **気胸の場合は肺が虚脱しているため, 呼吸練習 (トリフロー) は行わない.**
- 術前の肺機能検査は行わない.
- **前日 21 時より, 術中・術直後の嘔吐誘発と誤嚥予防のため, 絶食する.**
- 麻酔科医の指示の下, 飲水と術前・術後の内服について指導する.

手術室入室
- 手術療法におけるケア「肺がん」(p.120) 参照.

術後ケア
- 全身状態の観察を行い, 異常の早期発見に努めつつ, 早期離床に向けたケアを行う (術後ケア「全身状態の観察」,「術後合併症予防」,「術後疼痛・苦痛の緩和」p.108 ～ 118 参照).

＜術後ベッドの準備＞
- 術後ベッドには**防水シーツ**を準備する.
- 心電図モニタ, SpO_2 モニタ, 酸素, 輸液ポンプ, 吸引セットを準備する.

＜全身状態の観察＞
- バイタルサインを測定する：体温, 脈拍, 血圧, 呼吸状態, 心電図検査, SpO_2.
- 胸腔ドレーンを管理する：刺入部確認 (創部の状態, 固定位置), 排液の量・性状, リークの有無, 波動低圧持続吸引器の動作確認 (指示圧など).
- 皮下気腫の有無を確認し, 出現時にはマーキング, 医師への報告を行う.
- 創部痛・苦痛を緩和する：指示の鎮痛薬.
- 時間尿量に指示がある場合は, 必要時に指示の点滴を実施する.
- 手術創の消毒・処置を行う.

- 硬膜外カテーテルを確認する.
- 点滴管理を行う.
- 換気量確保のため**ヘッドアップ 30°**(図1)を保つことで横隔膜が引き下げられ, 胸郭が広がる. 視野が広がることで, 高齢者のせん妄予防にもなる.

<日常生活の援助>

- 食事.
- **手術翌日から飲水, 昼より食事開始可能**となるため, 援助する.
- 術後も食事開始時は, **嚥下状態と誤嚥のリスク**を再度評価する.
- 安静.
- 特別安静の指示がない場合, 術後合併症の予防のため**手術翌日から離床可能**である.
- 疼痛, 吐気が強い場合は, 指示薬を使用して離床の援助を行う.

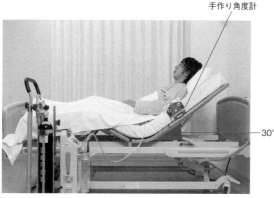

手作り角度計

30°

図1◆ヘッドアップ 30°
(文献1より引用)

◆文献
1) 近藤泰児(監). 呼吸器ビジュアルナ シング. p.121-123, 学研メディカル秀潤社, 2016.

化学療法を受ける患者のケア

* 治癒・延命（生存期間の延長）・症状緩和のいずれかを
  目的に行われる.

必要物品（例）

● 薬剤.
● 輸液セット, サーフロー針, 駆血帯, 消毒用アル
  コール綿, 固定用テープ, 針捨てボックス, タイ
  マー.
● 手袋, ガウン（袖あり）, フェイスシールドマスク.
● ジッパー付きプラスチックバッグ.
● 薬剤の特徴と, 薬剤・輸液セットを準備する上で
  の注意点を表1, 表2に示す.

● 自施設での必要物品を記載
....
....
....

表1 ◆薬剤の特徴

一般名（主な商品名）	DEHP・PVC フリー	フィルター 使用	遮光が 必要
シスプラチン（ランダ）			○
エトポシド（ラステット, ベプシド）	○		
パクリタキセル（タキソール）	○	○	
パクリタキセル（アルブミン懸濁型）（アブラキサン）		×	
ラムシルマブ（サイラムザ）		○	
ニボルマブ（オプジーボ）		○	
ペムブロリズマブ（キイトルーダ）		○	
デュルバルマブ（イミフィンジ）		○	
アテゾリズマブ（テセントリク）		○	

（文献1を参考に作成）

表 2 ◆薬剤，輸液セットを準備する上での注意点

輸液セット
薬剤によっては，指定されているものがある

使用されている成分

- ポリ塩化ビニル製 (PVC) の輸液セットは柔軟性・耐久性に優れるが，可塑剤として DEHP (フタル酸ジ -2- エチルヘキシル) を含んでいる．DEHP は環境ホルモンといわれ，動物実験で催奇形性や発がん性が確認されている
- パクリタキセル，エトポシドでは，輸液セットから DEHP を溶出させるため DEHP フリーの輸液セットを使用する

フィルターの有無

- パクリタキセルでは，希釈すると結晶が析出するためフィルターを使用する
- パクリタキセルアルブミン懸濁型 (アブラキサン) では，アルブミンがフィルターに吸着し，目詰まりを起こすことがあるためフィルターを使用しない

閉鎖式薬物移送システム

- 液状，気化した抗がん剤が外に漏れ出すことを機械的に防ぐ器具
- 揮発性が高く，毒性の強い薬剤で使用することがある

遮光袋
シスプラチン：光により分解され有効成分が減少するため，輸液バッグに遮光袋を被せる

個人防護具 (PPE)
抗がん剤は，変異原性，催奇形性，発がん性が証明されているものも多い．医療従事者が曝露することで，健康被害を受ける可能性がある．一方で，適切な PPE (手袋，ガウン，眼・顔面保護具，呼吸器保護具) 着用は曝露を低減させるため，施設基準に沿った曝露対策を実施する

(文献 2 p.84-89，文献 3 を参考に作成)

概要

- 化学療法は，治癒・延命 (生存期間の延長)・症状緩和のいずれかを目的に行われる．
- 治癒：**治療の完遂が重要**となる．減量・中止となると治療効果が低下する．適切な副作用対策を行い，決められたスケジュール通りに治療を行うことが目標となる．
- 延命，症状緩和：患者の**生活の質 (QOL)** が重視される．QOL が低下しないよう，減量・投与間隔を延ばすなど，治療強度を調整しながら "その人らしく" 生活できることが目標となる．

抗がん剤投与前······························

<治療開始前の情報収集>

● 病名と病期.

● 年齢, セルフケア能力.

● PS：全身状態の指標. PS 0～2 が一般的な化学療法適応の目安となる (表3).

● 肝機能, 腎機能, 心機能, 呼吸機能, 骨髄機能.

● 既往歴・合併症：糖尿病では**ステロイド投与**による悪化のリスク, 間質性肺炎では出現・悪化のリスクは高くなる.

● 内服薬：ペメトレキセドは, **非ステロイド性抗炎症薬との併用**で副作用が増強する恐れがある.

● アレルギー歴：アトピー素因のある患者は, ない患者に比べて**薬剤アレルギー頻度**が高い.

● アルコール耐性：パクリタキセル, ドセタキセル (アルコールフリー製剤もある) では溶媒・溶解液にアルコールを含有する.

● 感染症：**HBs 抗原** (ステロイド投与に伴う肝炎悪化・劇症化が指摘されている).

● 家族構成, 社会背景, 趣味・楽しみ, 価値観.

● 患者・家族における治療の同意と捉え方.

表3 ◆ ECOG のパフォーマンス・ステータス (PS)

PS	状態
0	・まったく問題なく活動できる ・発病前と同じ日常生活が制限なく行える
1	・肉体的に激しい活動は制限されるが, 歩行可能で, 軽作業や座っての作業は行うことができる
2	・歩行可能で自分の身の回りのことはすべて可能だが, 作業はできない ・日中の 50% 以上はベッド外で過ごす
3	・限られた自分の身の回りのことしかできない ・日中の 50% 以上をベッドか椅子で過ごす
4	・全く動けない ・自分の身の回りのことはまったくできない ・完全にベッドか椅子で過ごす

(文献4 より改変引用)

<身長・体重の測定>

- 抗がん剤の投与量は，身長・体重より算出される．最新の正確な体重を測定することで，適切で安全な投与量の決定が可能になる．
- 体内の薬物量（AUC）で算出する場合もある．

<治療前のバイタルサイン測定，問診，観察，フィジカルアセスメント>

- バイタルサインの異常は原疾患の悪化，化学療法に伴う副作用を示している可能性がある．
- 問診と観察により出現している副作用とその程度，日常生活への影響を把握し，患者が安全に治療を受けられる状態にあるかをアセスメントする．

<検査結果の確認>

- 検査でしかわからない副作用の有無．
- 採血：主要臓器機能の評価（骨髄・肝臓・腎臓），感染，間質性肺炎（KL-6，SP-D）など．
- 胸部 X 線・CT 検査：原疾患の悪化，間質性肺炎など．
- 心エコー・心電図検査：心機能．

<前投薬の確認（表 4）>

- 副作用を予防するための薬剤オーダーがあるかを確認する．

表 4 ◆前投薬が必要な抗がん剤

副作用	抗がん剤	前投薬	投与方法
過敏反応	パクリタキセル	デキサメタゾン 20mg	投与 30 分前までに静注
		ファモチジン 20mg	投与 30 分前までに静注
		ジフェンヒドラミン 50mg	投与 30 分前までに内服
副作用全般	ペメトレキセド	葉酸：1 日 1 回 0.5mg 連日	・初回投与の 7 日以上前から連日経口投与 ・投与終了日～ 22 日目まで可能な限り投与
		ビタミン B$_{12}$：1 日 1 回 1mg	少なくとも 7 日前に筋注，その後，9 週ごとに投与，投与終了 22 日目まで

（文献 2　p.232-233 を参考に作成）

抗がん剤投与中······················

<レジメン（治療計画）に沿った薬剤の確実な投与>

- 抗がん剤の種類，組み合わせ，投与量，投与時間，投与間隔等を確認した上で投与する．

<合併症の予防>

- 過敏反応：前投薬を確実に投与する．
- 血管外漏出：最善の注意を払っても生じうる．薬剤の特性を把握しておく（表5）.
  - 予防・早期発見のため，点滴部位の違和感・疼痛などがある場合，すぐに看護師に伝えるよう患者に話しておく．
  - 治療開始前に排尿を促しておく．安静の声がけ．

<曝露対策>

- 使用したPPE，投与済みの抗がん剤薬液ボトルは汚染物として扱い，ジッパー付きプラスチックバッグなどで密閉してから廃棄する（表2）.

抗がん剤投与終了後······················

- バイタルサイン，副作用症状，尿量，体重変化，排便回数と便の性状，採血データ，症状の変化をモニタリングする．
- 外来治療の場合，帰宅可能な状態にあるかを退室基準に沿ってアセスメントする．

表5 ◆抗がん剤の種類と血管外漏出時の組織障害

種類	障害を起こす可能性がある薬剤名
起壊死性抗がん剤	血管外へ漏れ出た場合，水疱や潰瘍を起こす可能性がある薬剤：パクリタキセル，パクリタキセル（アルブミン懸濁型），ドセタキセル，アムルビシン，ビノレルビン
炎症性抗がん剤	注射部位や，血管に沿って痛みや炎症が生じる可能性がある薬剤：シスプラチン，カルボプラチン，エトポシド，イリノテカン
非壊死性抗がん剤	薬剤が漏れ出たとき，組織が障害を受け破壊される可能性が低い薬剤：ラムシルマブ，ベバシズマブ，ニボルマブ

（文献5を参考に作成）

- 副作用出現リスクが高いと予測される場合, 緊急時の症状と判断指標, 具体的な対応を説明しておく.

<副作用別の対策>

- シスプラチン投与に伴う悪心・嘔吐.
- 高度催吐性リスクに分類されるため, NK$_1$受容体拮抗薬・5-HT$_3$受容体拮抗薬・デキサメタゾンの3剤を併用する (図1).
- EGFR阻害薬 (ゲフィチニブ, エルロチニブ, アファチニブ) に伴う**皮膚粘膜障害**は, 効果と相関するとの報告がある[2].
- 副作用の重篤化による治療中止を避け, 適切な皮膚ケア (清潔・保湿・保護) による症状出現前からの予防が重要である.

(高度催吐性リスク)	1	2	3	4	5 (日)
	(抗がん薬投与前)				
アプレピタント (mg)	125	80	80		
もしくはホスアプレピタント (mg)	150				
5-HT$_3$受容体拮抗薬	○				
デキサメタゾン (mg) AC使用時2日目以降省略可 (注1)	9.9	8	8	8	8
	急性	遅発性			

注) アプレピタントを使用しない場合は, 1日目のデキサメタゾン注射薬は13.2~16.5mgとする (→制吐薬適正使用ガイドライン2015年10月第2版, 26頁「制吐薬一覧」の注を参照).

高度催吐性リスクのなかで, アントラサイクリン系抗がん薬とシクロホスファミドを含むレジメンは根拠となる臨床試験が他の高度リスク抗がん薬とは異なる. AC療法のエビデンスから, 2日目以降のデキサメタゾンの上乗せ効果は証明されていない (注1). また, ホスアプレピタントの有効性や安全性も, アントラサイクリン系抗がん薬とシクロホスファミドを含むレジメンを用いる乳がん症例ではデータが少ないため, 合併症に注意して慎重に投与する必要がある.

図1 ◆ 高度催吐性リスクの注射抗がん剤に対する制吐療法
(文献6より引用)

- 肺がん治療に用いられる抗がん剤と主な副作用を
  表6に示す.
- イリノテカン投与に伴う下痢発現機序から, 早発
  性と遅発性に分類される (表7).

表6 ◆肺がん治療に用いられる抗がん剤と主な副作用

抗がん剤	一般名 (主な商品名)	主な副作用
殺細胞性抗がん剤	シスプラチン カルボプラチン	骨髄抑制, 腎障害, 末梢神経障害, 悪心・嘔吐
	エトポシド	骨髄抑制, 口腔粘膜炎, 倦怠感
	ドセタキセル	骨髄抑制, 過敏反応, 末梢神経障害, 筋肉・関節痛, 手足症候群, 爪障害, 浮腫, 脱毛
	パクリタキセル	骨髄抑制, 過敏反応, 末梢神経障害, 筋肉・関節痛, 手足症候群, 爪障害, 脱毛
	パクリタキセル (アルブミン懸濁型) アブラキサン	骨髄抑制, 末梢神経障害, 筋肉・関節痛, 手足症候群, 爪障害, 脱毛
	イリノテカン	骨髄抑制, 下痢, 悪心・嘔吐
	ペメトレキセド	骨髄抑制, 下痢, 悪心・嘔吐, 間質性肺炎
	アムルビシン	骨髄抑制, 悪心・嘔吐, 心毒性, 脱毛
分子標的薬	ベバシズマブ	高血圧, 出血, タンパク尿, 血栓・塞栓症
	ゲフィチニブ, エルロチニブ, アファチニブ	皮膚障害, 間質性肺炎, 下痢, 口腔粘膜炎
	クリゾチニブ	視覚障害, 悪心・嘔吐, 間質性肺炎
免疫チェックポイント阻害薬	ニボルマブ, ペムブロリズマブ, デュルバルマブ	間質性肺炎, 甲状腺機能低下症・亢進症, 重症筋無力症, 副腎機能障害, 皮膚障害, 肝障害, 大腸炎, 消化管穿孔, 末梢神経障害, 1型糖尿病

(文献2 p.302を参考に作成)

表7 ◆イリノテカンによる下痢の分類

下痢	症状	処置
早発性	●投与中, 投与直後出現 ●多くは一過的 ●コリン作動性	●抗コリン薬 (アトロピン系薬剤)の投与
遅発性	●投与後24時間以降に発現 ●SN-38の腸管粘膜障害による持続・重篤化することあり	●塩酸ロペラミドなど止瀉薬の投与 (麻痺性イレウスに注意) ●十分な輸液管理と電解質補充

(文献7より改変引用)

＜過敏反応，インフュージョンリアクション＞

● 予防（アレルギー歴の聴取，前投薬の確実な投与）と出現時の早期発見，早期対処（施設の基準に沿う）が重要である．

● **皮膚症状（蕁麻疹，顔面紅潮等）**，呼吸症状（呼吸困難感，気管支痙攣等），循環器症状（動悸，頻脈等），消化器症状（悪心，腹痛等）など多彩な症状が起こりうる．

● 抗がん剤の過敏症を起こしやすい出現時期とタイミングを理解しておくことが，発症時の早期発見・対処に結びつく（**表8**）．

● 患者に症状を具体的に伝えておく．

● **投与開始後15分程度**は特に観察，バイタルサインの測定を行い，前駆症状を見逃さない．

＜血管外漏出（図2）＞

● 予防と，漏出時の迅速で適切な対応が重要である（施設の基準に沿う）．

● 抗がん剤投与前やトイレ歩行後は，**血液の逆流を確認する**．

• 輸液ボトルを穿刺部位より下げて，血液の逆流確認を行う．

• 穿刺部の灼熱感，紅斑，腫脹，違和感がないか．

• 自然滴下の減弱はないか．

＜その他＞

● セルフケア支援：患者のセルフケア能力を査定し，患者に必要な知識・技術・支援を提供する．

表8 ◆ **過敏反応（インフュージョンリアクション）の出現頻度が高い抗がん剤**

抗がん剤	過敏症の出現時期	過敏症の出現タイミング
タキサン系：パクリタキセル，ドセタキセル	初回および2回目	投与開始数分〜10分以内
白金製剤：シスプラチン，カルボプラチン	投与回数6〜8回以降	投与中いつでも発症（多くは30分以内）
分子標的薬：ベバシズマブ	初回および2回目	投与開始後〜24時間以内

（文献8より改変引用）

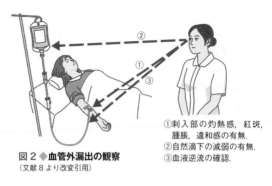

図2 ◆ 血管外漏出の観察
(文献8より改変引用)

① 刺入部の灼熱感，紅斑，
　腫脹，違和感の有無．
② 自然滴下の減弱の有無．
③ 血液逆流の確認．

- 患者が強みを発揮し，意図的に症状マネジメントに取り組むことが重要となる．
- 意思決定支援：患者が入手している情報の整理や，患者に理解できるような情報提供を行い，患者自身が意思決定できるような環境をつくる．

◆文献

1）各薬剤の添付文書，インタビューフォーム．
2）中原善朗・他：新がん化学療法ベストプラクティス，第2版［佐々木常雄・他（編）］．p.84-89, 232-233, 302, 照林社，2012.
3）日本がん看護学会・他（編）：がん薬物療法における職業性曝露対策ガイドライン，2019年版．p.38-39, 金原出版，2019.
4）JCOGホームページ．
　　http://www.jcog.jp/ より2020年1月22日検索
5）日本がん看護学会（編）：外来がん化学療法看護ガイドライン，第2版．p.51-52, 金原出版，2014.
6）日本癌治療学会（編）：制吐薬適正使用ガイドライン2015年10月（第2版）一部改訂版ver.2.2（2018年10月）．
　　http://www.jsco-cpg.jp/item/29/diagram.html より2020年1月10日検索
7）阿南節子（編）：外来がん化学療法Q&A―安全使用これだけは必要！抗がん薬の適正・安全使用と副作用対策，第2版．p.141, じほう，2010.
8）近藤泰児（監）：呼吸器ビジュアルナーシング．p.128-133, 学研メディカル秀潤社，2016.

放射線治療を受ける患者のケア

目的

* 照射野周囲の正常細胞への影響を最小限にしながら，がん細胞に十分なダメージを与える．
* 有害事象を予測し，積極的に介入して症状悪化を遅らせ，早期に回復できるよう支援することで治療効果を最大限に発揮する．

概要

● 放射線治療は，図1のような流れで行われる．

ケアの実際

治療前…………………………………………………

<情報収集>

● 既往歴，合併症，アレルギー歴を確認する．

● 放射線治療計画（総線量，1回線量，治療回数，門数，照射部位，リスク臓器への線量情報）から，有害事象のリスクを予測する．

<身体的側面のアセスメント>

● 呼吸状態（呼吸苦の有無，咳嗽の有無，血痰の有無，酸素飽和度，血液ガス分析データ，胸部 X 線・CT 検査結果など）を確認する．

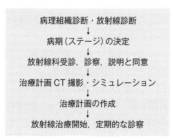

病理組織診断・放射線診断
↓
病期（ステージ）の決定
↓
放射線科受診，診察，説明と同意
↓
治療計画 CT 撮影・シミュレーション
↓
治療計画の作成
↓
放射線治療開始，定期的な診察

図1 ◆放射線治療の流れ
（文献1より改変引用）

- 骨転移のある患者：疼痛部位，程度，鎮痛薬使用状況，ADL，安静の保持が可能かを確認する．肺がんの骨転移は，進行非小細胞肺がんの約30～40％で生じる．

<心理的・社会的側面のアセスメント>

- 以下の項目について確認する．
- 疾患，治療に対する患者の理解度・思い．
- 家族構成，社会的サポートの有無．
- 経済的負担・不安の有無．
- 通院手段，通院時間（外来治療の場合）．
- 仕事，趣味の内容．

<オリエンテーション>

- 一般的には**外来通院**での治療が可能である．化学療法との併用，全身状態がよくない，自宅が遠方で通院が困難な場合は入院で行われる．
- 治療回数：1回で終わるものから，**30回以上行う場合もある**．
- スケジュール：通常**1日1回，週5回（平日）の分割照射**が一般的である．
- 照射時間：初回は治療計画CT撮影などで時間を要するが，2回目以降は**10分程度**で終了する．
- 照射範囲：**具体的な範囲**を説明する．
- **予測される有害事象**と出現時期について説明する．
- 禁煙：X線は，がん組織の酸素が多い状態の方が放射線感受性が高い．喫煙すると，血管の収縮によって細胞の酸素が少なくなり，治療効果が低下する可能性がある．
- 禁酒：アルコールにより血管が拡張し，**照射部の炎症を悪化**させる可能性がある．
- 治療費用：治療方法で費用は変わる．必要時に，**高額療養費制度**（同一月にかかった医療費の自己負担額が高額になった場合，一定の金額を超えた分が後で払い戻される制度）について情報提供する．

治療中………………………………………

＜セルフケア支援＞

● 患者自らが今の症状を副作用と認識し，必要時，薬を飲んだり医療者に報告したりするといった，**副作用に自ら対処していくケア**が必要である．

● 患者の力を活かせるようなかかわり，患者が医療者に話しやすい関係づくりが重要となる．

＜治療体位，治療による苦痛に対する援助＞

● 必要な体位がとれるか，安静が保てるかを確認する．

● **呼吸苦，疼痛**（特に骨転移のある患者）**の有無**を確認する．

● 必要に応じて，予防的な鎮痛薬使用，吸引，治療台への移動介助を行う．

＜有害事象の観察，ケア＞

● 有害事象について，患者に必要な情報を提供する（図2）．

● **放射線食道炎**がある場合，食事摂取状況を観察する．

● 栄養状態，炎症反応等について血液データを確認する．

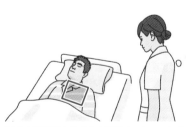

照射野の皮膚障害を予防できるよう説明しよう．縦隔も含まれるから，食道粘膜炎にも注意しないと！

図2 ◆照射野からの有害事象のアセスメント
（文献2より引用）

Memo

治療後···
● 有害事象を観察する.
● 定期受診時, 有害事象・医療的問題に対する情報を提供し, 対処法を一緒に検討する.
● 治療の継続・変更・中止に関する意思決定を支援する.

観察のポイント

● 治療による有害事象において全身的なものとして放射線宿酔があるが, 原則的に放射線を照射した部位にしか有害事象は起こらない.
● 治療計画時から出現しうる有害事象・出現時期を予測しておくことで, 早期発見・対処につながる.
● 有害事象は, 出現時期によって急性有害事象 (治療中～3カ月以内に出現) と晩発性有害事象 (治療後3カ月以降に出現, 数年経ってから出現することもある) とに分かれる.

急性有害事象···
● 急性有害事象には表1のようなものが挙げられる.

表1 ◆急性有害事象による症状と出現時期

急性有害事象	照射量	出現時期
放射線宿酔:倦怠感, 嘔気, 船酔いのような症状		照射開始後数日
皮膚炎:発赤・紅斑・脱毛	20～30Gy	2～3週間後
皮膚炎:発赤・疼痛・落屑	40～50Gy	3～4週間後
皮膚炎:水疱・びらん	60～70Gy	6～7週間後
放射線食道炎:つかえ感, 嚥下困難感, 嚥下時の痛み	20～40Gy	2～4週間後
放射線肺臓炎:空咳, 発熱, 息切れ	30～40Gy	3～4週間後
脳(脳転移の場合):頭蓋内圧上昇	10～20Gy	1～2週間後

※ただし, 出現時期や程度は照射に用いる放射線エネルギーや照射方向・門数等によって異なる.

晩発性有害事象……………………………

- ●心外膜炎，心筋症（特に左肺がんへの照射）.
- ●胸水貯留.
- ●放射線神経障害.
- ●肋骨骨折，胸壁痛.
- ●食道狭窄.

ケアのポイント

- ●副作用対策について以下に示す.

放射線皮膚炎……………………………
＜入浴＞

- ●熱いお湯に入らない.
- ●長時間入浴しない.
- ●弱酸性の洗浄剤を十分に泡立てて洗う.
- ●洗浄時は優しく手で洗い，**ナイロンタオル**などは使用しない.
- ●洗浄剤はぬるめの湯で十分に洗い流す.
- ●照射部位をゴシゴシとこすらない（マークは消さない）.
- ●照射部位は軽く押さえ拭きする.
- ●温泉は泉質にもよるが，治療が終了し，皮膚の炎症が改善してからが望ましい.

＜皮膚ケア＞

- ●照射部位は直射日光が当たらないように衣類，日傘で保護する.
- ●衣類は柔らかい素材で，吸水性のあるものを選ぶ.
- ●クリームや軟膏は自己判断で使用せず，医師の指示により使用する.
- ●軟膏は治療直前に塗布せず，治療終了後や入浴後に塗布する.
- ●皮膚炎は胸部だけではなく，背部にも出現する可能性があるため，必要時，家族に観察を依頼する.

放射線食道炎……………………………………

<食事>

● 水分の多いもの，柔らかいもの，喉ごしのよいものを食べる．

● **刺激物**を避ける：極端に熱い・冷たい，辛味・酸味が強い，硬い，コーヒー，アルコール．

● **口腔ケア**（歯磨き，うがい，義歯の手入れ）を励行する．

● 食前に**粘膜保護剤，鎮痛薬**を使用する．

● 症状出現時はよく噛み，1回に飲み込む量を少なくする．

放射線肺臓炎……………………………………

● 空咳，発熱，息苦しさを認める場合は，早めに受診するよう説明する．

● 上記症状で他の医療機関を受診する際は，「胸部に放射線治療を受けていた」ことを医療者に伝えるよう説明しておく．

◆文献
1）日本放射線腫瘍学会：患者さんと家族のための放射線治療 Q&A 2015年版．p.28，金原出版，2015．
2）近藤泰児（監）：呼吸器ビジュアルナーシング．p.134-137，学研メディカル秀潤社，2016．
3）井上俊彦・他（編）：がん放射線治療と看護の実践．金原出版，2011．
4）平田秀紀・他（編）：すぐに役立つがん放射線治療看護入門．金原出版，2018．
5）日本放射線腫瘍学会（監）：やさしくわかる放射線治療学．学研メディカル秀潤社，2018．

Memo

....

....

....

症状緩和・緩和ケア

目的

＊呼吸器疾患による呼吸苦や疼痛の評価を行い，症状の程度に見合った鎮痛・鎮静を行う．

概要

全人的苦痛

- 症状緩和・緩和ケアを行う際には，患者を以下のような全人的苦痛を伴う存在であると意識することが重要である．
- **身体的苦痛**：痛み，息苦しさ・咳嗽や喀痰・倦怠感や動きづらさなどの多様な身体症状，日常生活動作の支障からくる苦痛．
- **精神的苦痛**：病状や予後に対する不安や怒り，恐怖，苛立ち，不眠や抑うつなどからくる苦痛．
- **社会的苦痛**：経済的な問題，仕事や社会復帰の問題，家族との関係や介護負担，相続など，暮らしを営むための苦悩からくる苦痛．
- **スピリチュアルペイン**：「自己の存在と意味の消滅から生じる苦痛」[1]と定義されている．人生の意味への問い，罪の意識，苦しみの意味への問い，死の恐怖，価値観の変化からくる苦痛．

緩和ケアが必要な呼吸器疾患

- 呼吸器疾患では，特に**呼吸困難**，**がん性疼痛**，**胸水**について緩和ケアが必要となる．

＜呼吸困難＞

- 呼吸困難に対しては，**予測的な対応**をとる．
- 初期症状である咳嗽・喀痰・微熱・倦怠感などは感冒症状と混同しやすく，見落とされがちになる．

- 進行に伴い，次第に呼吸困難，努力様呼吸，起坐呼吸，チアノーゼ，咳嗽，喀痰，胸水などの苦痛や不快感が増す．
- 睡眠障害，体力の消耗，不安の増強が日常生活に影響を及ぼし，中には死を意識する患者もみられる．

<がん性疼痛>
- 痛みの種類を表1に示す．
- 痛みは大きく**侵害受容性疼痛**と**神経障害性疼痛**の2つに分類される．患者の苦痛の緩和には，痛みを分類することが大切である．

<胸水>
- 胸水が大量に貯留すると，呼吸困難を生じる可能性がある．
- 坐位・起坐位をとることによって胸郭が拡張され，呼吸困難を和らげる場合がある．
- 適切な体位を保持できるよう，クッションや安楽枕などを活用する．
- 胸水貯留による呼吸困難に対するケアについては，「治療：呼吸困難」(p.143)を参照のこと．

表1 ◆痛みの種類

侵害受容性疼痛	体性痛 （骨転移など）	うずく，刺す	NSAIDs が効きやすい，突出痛に対するレスキューが必要
	内臓痛	鈍い，締め付ける，深い	オピオイドが効きやすい
神経障害性疼痛		しびれる，灼熱感，突っ張る，締め付けられる，刺す，電気が走る	難治性で，鎮痛補助薬が必要となることが多い

（文献2より改変引用）

Memo

....

....

....

治療

呼吸困難 ··

<原因病態の治療>

● 肺炎への抗菌薬治療や貧血への輸血などが挙げられる.

<対症療法>

● 酸素療法.

● 薬物療法.

- モルヒネ:呼吸中枢の呼吸困難への感受性の低下, 咳嗽の抑制作用などが期待される.

- 抗不安薬:不安がある場合, モルヒネとの相乗作用が期待される.

- コルチコステロイド:腫瘍周囲の浮腫を軽減する.

● 酸素療法, 薬物療法で苦痛が軽減できない場合は, **治療抵抗性の呼吸困難に対する鎮静を検討する.**

がん性疼痛 ··

<薬物療法>

● WHO方式がん疼痛治療(図1)に則って, 呼吸器疾患に有効な鎮痛薬による薬物治療を行う.

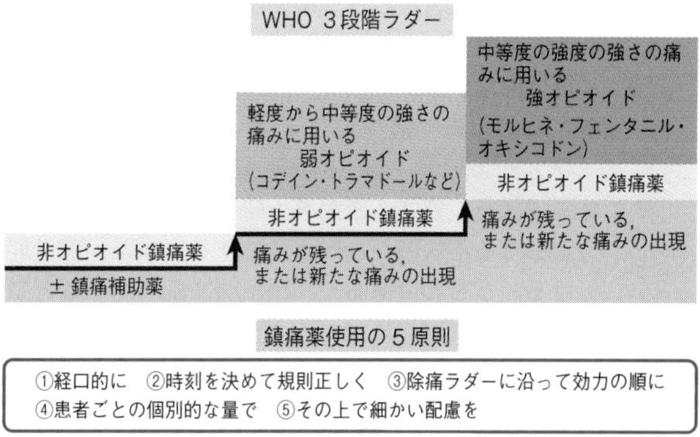

WHO 3段階ラダー

		中等度の強度の強さの痛みに用いる 強オピオイド (モルヒネ・フェンタニル・オキシコドン) 非オピオイド鎮痛薬
	軽度から中等度の強さの痛みに用いる 弱オピオイド (コデイン・トラマドールなど) 非オピオイド鎮痛薬	痛みが残っている, または新たな痛みの出現
非オピオイド鎮痛薬 ± 鎮痛補助薬	痛みが残っている, または新たな痛みの出現	

鎮痛薬使用の5原則

①経口的に ②時刻を決めて規則正しく ③除痛ラダーに沿って効力の順に
④患者ごとの個別的な量で ⑤その上で細かい配慮を

図1 ◆ WHO 3段階ラダーと鎮痛薬使用の5原則
(文献2より改変引用)

- NSAIDs（鎮痛）.
- オピオイド：リン酸コデイン（鎮咳・鎮痛），モルヒネ（鎮咳・鎮痛，呼吸困難抑制），オキシコドン（鎮痛），フェンタニル（鎮痛）.

＜薬物療法以外の治療＞
- 放射線治療.
- 神経ブロック.

胸水 ···
- ほとんどの場合，基礎疾患の治癒に伴い再吸収されるため，症状がなければ治療の必要はない.
- 症状のある胸水は，場合によって胸腔穿刺で胸水を除去する.
- 慢性および再発性の胸水の場合は，胸膜癒着術，カテーテル留置による間欠的ドレナージを用いて治療する場合がある.

ケアの実際

呼吸困難 ···
＜ケアの方向性＞
- まずは「効果的な呼吸」，次に「日常性を維持しながら」，「患者にとって重要な活動を行えるよう生活を調整」する.

＜具体的なケア＞
- **体位の工夫**：横隔膜を下げ，胸郭が十分広がるファーラー位，起坐位など，患者の楽な体位をとる.
- **環境調整**：狭さ，密閉感，空調・湿度・温度などからくる不快感がないようにする．また，窓を開ける，うちわであおぐ，扇風機で風を送るなどで空気の流れが顔に当たるように工夫する.
- **着衣**：ゆったりしていて，呼吸を妨げない衣類を選択する.
- **安心感を与えるケア**：そばにいる，簡潔で短い声掛け，落ち着いた声のトーンを心掛ける.

- **家族ケア**：家族も大きな不安を抱えていると考えられる．患者の状態や医療介入の現状，苦痛への効果的な対処を説明したりすることで，家族が心配事をため込まないように支援する．
- **排痰・口腔ケア**：痰が出しにくい場合は口を湿らす，ネブライザーを使用するなど，口腔内乾燥には口腔ケアを適宜行う．
- **酸素療法時のケア**：患者の状態，医師の指示によってカニューラやマスクを選択する．
- **排便の調整**：鎮咳薬やオピオイドの使用，食事量の減少，運動量の低下などが原因で便秘がちになる．患者の希望に沿って下剤の調整，腹部温罨法，腹部マッサージなどを行う．
- **リラクセーション**：息苦しさが強まったときや，不安なときは背中や肩に触れ，落ち着くまでそばにいる（**図2**）．

がん性疼痛……………………………………………………
＜アセスメント＞
- 病歴聴取，診察や検査結果から原因を明らかにし，患者の訴えを聴取し，痛みの特徴に合ったケアを検討する．

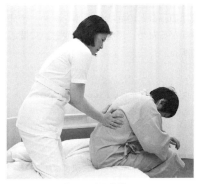

図2 ◆呼吸困難時の呼吸介助

＜ケアの方向性＞

- 患者がその人らしく生活できるよう，疼痛を適切にマネジメントし症状を緩和する．
- 患者にがん性疼痛を適切に表現してもらう．
- スケールを活用し，痛みの強さを数値化して聞く．
- 痛みのパターン（持続性か，突出痛か）を聞く．
- 食欲低下や活動量，不眠など，がん疼痛に伴うサインを観察する．
- がん疼痛に伴う日常生活への影響を明らかにし，変化に合わせて生活を再構築する．

＜セルフケア支援＞

- 患者自身が症状緩和を図る方法を理解・実践していけるよう支援する．
- 薬物療法や副作用，予防的な対処について情報提供する．
- 痛みの閾値を高めるように援助する：これまでの日常生活が維持できるように援助する．リラクセーション，気分転換が図れる．
- ポジショニング，罨法（温罨法，冷罨法），マッサージなど非薬物的な対処を生活に取り入れていけるように支援する．

胸水

- 不安の緩和は痛みなどの症状の閾値を高め，苦痛の緩和につながるため，患者の訴えや思いに関心を示し傾聴する．

◆文献
1）日本医師会（監）：2008 年版がん緩和ケアガイドブック．p.56，日本医師会，2008．
2）近藤泰児（監）：呼吸器ビジュアルナーシング．p.138-142，学研メディカル秀潤社，2016．
3）日本緩和医療学会緩和医療ガイドライン作成委員会（編）：がん患者の呼吸器症状の緩和に関するガイドライン 2011 年版．金原出版，2011．

肺結核患者のケア

目的

* 適切かつ確実な結核治療を実施する.
* 感染予防策を実施する.

ケアの実際

● 入院中の直接観察下短期化学療法 (DOTS) を主軸とする結核対策を実施する.

教育指導
● 疾患および治療について説明し, 理解度を確認する.
● パンフレットや DVD 等を用いて, 療養上必要な内容を説明する.
● 治療継続の必要性の説明を受けても理解は容易ではないことを認識しつつ, 患者の理解度に合わせて説明を工夫する. 最初の指導は大切だが, 入院中に繰り返し説明することも大切である.

服薬支援
● 確実な服薬, 服薬の習慣化と継続への支援を行う.
● 最低でも 6 カ月間, 毎日確実に抗結核薬 (表 1, 表 2) を内服する必要性を説明する.
● 最初は看護師による配薬と直接内服の確認を行う.
● 自己管理に向けての支援は段階的に行う (表 3).

精神的支援
● 突然の隔離入院における不安, 閉塞感, 束縛感など患者の辛さに共感する.
● 外に出られない行動制限に対するストレスに対応する.
● 入院により家族や職場, 周りに迷惑をかけることへのストレスに対応する.

表1 ◆ 1次抗結核薬

薬剤名	略称	主な副作用
イソニアジド	INH, H	肝障害，末梢神経障害（ビタミン B_6 欠乏），皮疹など
リファンピシン	RFP, R	皮疹，肝障害，腎障害，胃腸障害，血球減少，発熱など
エタンブトール	EB, E	皮疹，視神経障害など
ピラジナミド	PZA, Z	肝障害，高尿酸血症，食欲不振など
ストレプトマイシン	SM, S	腎障害，味覚障害，聴力，平衡感覚障害など

（文献1より引用）

表2 ◆ 2次抗結核薬

薬剤名	略称	主な副作用
レボフロキサシン	LVFX	胃腸症状
カナマイシン	KM	耳鳴り
エチオナミド	TH	胃腸障害
サイクロセリン	CS	頭痛
パラアミノサリチル酸	PSA	胃腸障害

（文献1より引用）

表3 ◆段階的な指導例

段階	患者の状況	看護師の観察のポイント
第1段階：看護師による配薬	● 薬の種類・数が確認できる ● 薬の名前が言える ● 内服できる ● 服薬ノートへ記入できる	● 抗結核薬の種類と用量を理解している ● 視力障害，健忘症状がない ● 副作用の程度，標準計画が継続可能 ● 拒薬がなく，内服継続の意思がある ● 内服中断の弊害を理解している ● 体調の変化を薬の副作用として理解できる
第2段階：患者自身による薬のセット実施	● 自分で薬をセットできる ● 確実に内服できる ● 副作用・耐性化について説明できる	● 第1段階の状況をクリアしている ● 抗結核薬のセットができている ● 残薬数に間違いがない ● 主な副作用（発疹，瘙痒感，食欲不振，倦怠感，視力障害など）が言える
第3段階：患者自身による自己管理	● 確実に内服している ● 服薬ノートに記載している ● 退院後の内服時間や確認方法を考えている	● 第2段階の状況をクリアしている ● 服薬忘れがなく，服薬ノートの記載ができている ● 誤薬がない ● 退院後の服薬方法を計画している

（文献2を参考に作成）

- 患者の言動をよく観察し，コミュニケーションをとり信頼関係が築けるよう対応する.
- 患者の話や訴えをゆっくり聴き，辛さに共感する.

家族支援……………………………………………………

- 家族に対して，疾患（治療や確実な内服，日常生活の過ごし方，栄養指導など）について説明する.
- 肺結核は空気感染であるため，**物を介して感染することはない**と説明する.
- **家族の不安**に対応する.
- 家族が不安を表出できるよう配慮し，面談などを行う.
- 遠方在住や仕事の都合がつかず面会の回数が少ない家族に対しては，面会時に患者の状況を伝える.
- 退院後，患者が望む生活に戻るためには，家族や職場との調整が必要となる．さまざまな機会を通じて，関係者の理解が得られるよう働きかける.
- **退院後の服薬継続**などに対応する.
- **退院後の内服確認**には，家族の協力が必要である.
- 確実な内服ができているか，**服薬ノート**に記載できているかを確認する.
- 治療継続には家族の支えが欠かせないことを伝える.
- 独居の高齢者や高齢の夫婦のみで，身近に服薬支援者がいない場合は，退院後の対応について早期から検討する.
- 長期入院によって入院中に ADL が低下する場合がある．退院後，社会資源を活用して QOL を維持できるよう検討する.

Memo

地域連携‥‥‥‥‥‥‥‥‥‥‥‥‥‥‥‥

● 退院後は保健所を中心に地域 DOTS を治療終了
　まで継続し，内服管理を行う．また，入院中から
　退院後の服薬継続の在り方について検討する．
● 入院中から地域の保健師と患者の内服状況，生活
　習慣，職業などについて情報交換し，退院後の支
　援について検討する．
● 退院の目処が立ったら，地域 DOTS へスムーズ
　に移行できるよう保健所と連携する．

感染予防策‥‥‥‥‥‥‥‥‥‥‥‥‥‥‥‥

● 肺結核は空気感染のため，結核の診断または疑い
　のある場合は，速やかに原則陰圧個室に隔離する．
● 陰圧個室を有していない場合は，個室隔離とする．

マスクの着用‥‥‥‥‥‥‥‥‥‥‥‥‥‥

● 医療従事者は，N95 マスクを着用する．
● マスクは正しく装着する．病室への入室前に装
　着ごとにユーザーシールチェック（フィット
　チェック．図1）を行いフィットしているかを確
　認し，定期的にフィットテストを行う．

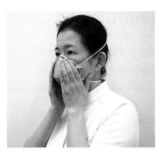 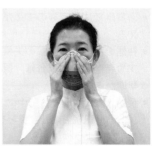

手順1：両手で鼻あてが鼻に密着するよう　手順2：両手でマスクを覆い，息を吸っ
に，鼻あてを鼻の形に合わせる．鼻や顎　たり吐いたりして，空気の漏れがないか
の周囲は空気が漏れやすいため注意する．　チェックする．

図1 ◆ユーザーシールチェック
（文：文献1より改変引用）

- 患者には N95 マスクを着けてはならず，サージカルマスクを着用する．
- N95 マスクは装着者を，サージカルマスクは相手を守るためのものである．

患者指導

- 咳エチケットを実施する．
- 咳・くしゃみの際は，ティッシュペーパーなどで口と鼻を押さえる．
- 鼻汁・痰などを含んだティッシュペーパーは，蓋つきの廃棄物箱に捨てる．
- サージカルマスクを着用する．

◆文献
1）近藤泰児（監）：呼吸器ビジュアルナーシング．p.143-151，167-171，学研メディカル秀潤社，2016．
2）藤田 明（監）：結核 2018．東京都健康安全研究センター企画調整部健康危機管理情報課，2018．
3）竹股喜代子（編）：看護場面における感染防止．p.52-54，インターメディカ，2007．
4）満田年宏：医療環境における結核菌の伝播予防のための CDC ガイドライン．p.35-40，60-67，メディカ出版，2006．
5）日本結核病学会治療委員会：「結核医療の基準」の改訂―2018 年，2018．
　https://www.kekkaku.gr.jp/pub/vol93%282018%29/vol93no1p61-68.pdf より 2019 年 4 月 20 日検索
6）結核研究所ホームページ．
　https://www.jata.or.jp/about.php より 2019 年 4 月 20 日検索

Memo

....

....

....

....

周術期口腔機能管理

目的

* 口腔内細菌を減少させることで，術後の誤嚥性肺炎や VAP(人工呼吸器関連肺炎)を予防する．
* 免疫力が低下した患者において，口腔内細菌が起因となる感染リスクを軽減させる．

必要物品

● 歯ブラシ.
● スポンジブラシ.
● 舌ブラシ.
● コップ.
● 吸引管.
● 手袋，エプロン，フェイスシールド付マスク.

ケアの実際

● 周術期における口腔ケアは，口腔内細菌を減少させることを主眼に行う.
● 感染源となる**バイオフィルム**は，歯だけではなく**舌や上顎にも多く付着する**.
● 口腔ケアを行う際は，誤嚥を防止するため体位を整え，吸引を確実に行う.
● 口腔内が乾燥している場合は，**必ず全体を保湿して**から行う.

ブラッシング

● 歯ブラシは，ナイロン毛でヘッドは小さめのもの，普通～柔らかめの硬さを選ぶ.
● 歯ブラシの持ち方は，**ペングリップ(鉛筆持ち)**にするとコントロールしやすい(図1).

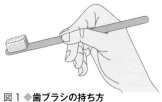

図1 ◆歯ブラシの持ち方
（文献1より引用）

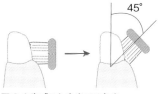

図2 ◆歯ブラシを当てる角度
（文献1より引用）

● 汚れやすい場所を意識して磨く：歯と歯茎の境い目，歯と歯の間，奥歯の噛み合わせの溝，孤立した歯，義歯のバネをかける歯，歯並びの悪い所など．
● 歯ブラシを歯と歯茎の境い目に当てる：歯に対して垂直または45°に当てる（図2）.
● 軽い力で小刻みに振動させるように動かして磨く．1カ所につき20回程度動かし，1〜2本ずつ磨いていく．
● 前歯の裏側は，歯ブラシを縦にして1本ずつ磨く．
● 奥歯の噛み合わせの溝は，少し強めに掻き出すように磨く．

舌清掃……………………………………………………………
● 舌ブラシまたはスポンジブラシを使用して清掃する．
● 奥から手前に，舌の上を軽くこするように清掃する（図3）.
● 舌は繊細なため，やりすぎないように注意する．1日2回まで，1回につき10回程度の清掃にとどめる．

153

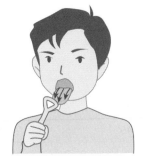

図3◆舌清掃
奥から手前にブラシを動かす.
（文献1より改変引用）

粘膜清掃
- スポンジブラシや粘膜ブラシを使用する.
- 乾燥がひどい場合や痂疲が付着している場合は, 保湿剤等を用いて汚れを軟化させてから除去する.

補助清掃用具
- 歯間ブラシ（図4）, デンタルフロス, ワンタフトブラシ等の補助清掃用具を利用すると, 細部までバイオフィルムが除去できる.

義歯の取り扱いと清掃
- 義歯は毎食後外し, 義歯用ブラシを用いて流水下で洗う. その際, 義歯が傷つき, 汚染や不適合の原因となるため, 歯磨き粉は使用しない.
- 夜間は義歯洗浄剤に浸漬させる.

観察のポイント
- 口腔内を観察するときは, ライトを使用して明るいところで観察するとよい.
- 歯：食べかすや歯垢が付着していないか, ボロボロになっている歯やグラグラしている歯がないか, かぶせ物が外れそうになっているところはないか.
- 歯肉：赤くなっているところはないか, 腫れていないか.

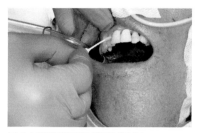

図4 ◆補助清掃用具（歯間ブラシ）
（文献1より引用）

- 舌：舌苔が付着していないか，傷はないか，乾燥していないか．

- 上あご：汚れが付着していないか，傷はないか，乾燥していないか．

- 頬粘膜：食べかすが溜まっていないか，傷はないか，乾燥していないか．

歯科における周術期等口腔機能管理

- 特にがん等の手術，化学療法・放射線治療において，術前から歯科で口腔内を適切に管理することで，術中の事故や術後の合併症，副作用などを予防できる．

- 現在，多くの病院で術前に歯科受診をするように指導されている．積極的な歯科受診を勧めることで治療がスムーズに進行し，在院日数の短縮や患者のQOLの維持・向上にもつながる．

◆文献
1）近藤泰児（監）：呼吸器ビジュアルナーシング．p.152-160，学研メディカル秀潤社，2016．
2）藤本篤士・他（編著）：5疾病の口腔ケア．p.8-11，40-41，医歯薬出版，2013．
3）梅田正博（編著）：周術期口腔機能管理の基本がわかる本．p.10-15，クインテッセンス出版，2013．
4）中川種明・他（編著）：根拠を知ったらうまくいく！セルフケアの処方箋．p.34-35，72-73，医歯薬出版，2009．

退院支援

目的

* 入院から退院までの各プロセスを，院内の多職種と連携して役割分担をし，支援をする．
* 呼吸器疾患では，慢性期病院などへの転院などもあるため，地域医療との連携も視野に入れて調整する．

ケアの実際

退院支援のプロセス・・・・・・・・・・・・・・・・・・・・・・・・・・・・・・・・・

● 退院支援は入院から退院までを 3 つの段階に分け，院内のチームとして役割分担し，退院支援を提供する．

＜第 1 段階：外来～入院 48 時間以内＞

● 退院支援が必要な患者の早期把握：患者の入院目的や病状等医療情報から退院時の状態を予測し，退院後も医療や看護を必要とするか，介護問題がないかをスクリーニングする．
● 対象：入院患者全員（小児は除く）．
● 実施者：病棟看護師．
● スクリーニングを実施する（図 1）．
● ハイリスク群の患者に退院支援計画書を立案する（図 2）．

＜第 2 段階：治療開始から安定期＞

● 医療・ケア継続のための看護介入とチームアプローチを行う．
● 退院支援カンファレンスの開催．
● 病棟看護師を中心に，病棟退院支援専任・退院支援部門の看護師・社会福祉士が参加する．
● 方向性の共有，医療上の課題，生活・ケア上の課題を検討する．
● 検討内容を記録して，退院にかかわる問題点・課題を整理し，解決策を検討していく．

スクリーニングシート

患者番号		入院日		実施日	
氏名		生年月日		実施者	
		診療科		病棟名	

基本情報

主病名	
PNs名	

スクリーニング・チェック項目

疾患	□悪性腫瘍 □認知症 □誤嚥性肺炎等の急性呼吸器感染症
全般的な問題	□緊急入院 □要介護認定が未申請 □虐待を受けている又はその可能性がある □生活困窮者（経済的な問題を抱えている）□入退院を繰り返している □独居 □身寄りがない・家族不明 □住所不定者 □認知障害・不穏がある □介護力不足（高齢者世帯）□介護力不足（介護者の能力に問題あり）
身体状態	□入院前に比べADLが低下し退院後の生活様式の再編が必要である □排泄に介助を要する
退院後必要な医療処置	□在宅酸素 □気管切開 □経管栄養 □吸引 □透析 □自己導尿 □人工肛門 □人工膀胱 □IVH □自己注射 □褥瘡処置 □創処置 □食事・栄養管理（　　　食）□服薬管理 □リハビリ □その他
その他	□その他

アセスメント

病棟検討日	
病棟検討者	□医師 □看護師 □本人 □家族 □その他
支援内容	□在宅にて支援必要 □転院・施設入所で支援必要 □退院先未定で支援必要 □その他（経済面・心理面等）で支援必要
備考	

対応方法・依頼先

対応方法・依頼先	□在宅⇒看護相談へ □転院・施設入所希望、あるいは未定⇒MSWへ □その他⇒MSWへ □病棟対応（スクリーニング項目にチェックがつかない場合）

結果変更理由

結果変更理由	

地域医療連携室退院支援担当

担当者	
対応	□本人と面談しました。引き続き支援します。 □キーパーソンに来室促してください □家族と面談しました。引き続き支援します。 □現時点での支援は不要です。何かありましたら連絡ください。
備考	

結果

ハイリスク群チェック個数	0個	□ 退院調整依頼必要あり
		□ 退院調整依頼必要なし

図1 ◆スクリーニングシート（例）

●自施設におけるスクリーニングのチェックポイントを記載

157

退院支援計画書

	入院日：	年	月	日
	計画着手日：	年	月	日
	計画作成日：	年	月	日

病名	
患者以外の相談者	□家族（　　　　　　　　）　　□その他関係者（　　　　　　　　）
退院支援計画を行う者の氏名	受け持ち看護師名：
退院困難な要因	□悪性腫瘍、誤嚥性肺炎等の呼吸器感染症 □認知障害・不穏がある □緊急入院である □介護認定が未申請 □独居 □介護環境（高齢者のみ・日中独居・介護者のサポート） □身寄りがない・家族不明 □入院前に比べADLが低下され、生活様式の再編が必要である □排泄に介助を要する □住所不定 □在宅介護に家族が不安を訴えている □経済的な問題を抱えている □入退院を繰り返している □継続的な医療処置・管理が必要である
退院に係る問題点・課題等	日常生活 □日常生活行動のリハビリ □退院後必要な日常生活介護方法の指導 　□移動/移乗　□食事　□清潔 　□排泄（□トイレ　□ポータブルトイレ　□尿器　□オムツ　□その他　　） □介護用品のご案内・調整 □装具・住宅改修の相談 □介護保険を利用した支援体制の調整 　□在宅医（　　　　　　　）□ケアマネジャー（　　　　　　） 　□訪問看護（　　　　　　　）□ヘルパー（　　　　　　） 医療処置・管理 □ 退院に必要な医療処置の指導 　□在宅療養　□気管切開　□経管栄養　□吸引　□透析　□自己導尿　□人工肛門 　□人工膀胱　□IVH　□自己注射　□褥瘡処置　□創処置　　□その他（　　） □退院に必要な医療管理の指導 　□食事・栄養指導　□服薬指導　□リハビリ　□その他（　　　） □処置に必要な物品の案内・調整 □自宅療養における医療支援体制の調整 保険・福祉制度 □介護保険申請についての案内・相談 □身障手帳・難病申請についての案内・相談 □医療費減額等の医療費負担に関する相談 □その他福祉制度案内・相談
退院に向けた目標設定	□退院後の療養準備 □転院・施設の選定 □介護保険での在宅ケアの準備 □医療費・療養費についての検討 □医療処置技術の習得 □その他（　　　　　　　　）
退院支援期間	年　　　月　　　日　～　　　　年　　　月　　　日
退院支援概要	□自宅退院に向けた生活様式の再編 □ 在宅医療（訪問診療・訪問看護）の導入・調整 □ 医療処置、医療管理、日常生活介護方法の指導 □ 回復期リハビリ病院の調整 □自宅退院困難による療養先の調整
予想される退院先	□自宅　□転院　　□その他（　　　　　　　　　　　）
退院後に利用が予想される 社会福祉サービス等	□訪問看護　□訪問診療　□かかりつけ医　□ヘルパー　□介護用品 □デイサービス　□入浴サービス　□リハビリ　□その他（　　　）
退院後に利用が予想される 社会福祉サービスの担当者	

図2 ◆退院支援計画書（例）

●自施設における退院支援計画書のチェックポイントを記載

- 病棟での退院支援.
- 病棟看護師は，医師による病状や今後の方針などの説明に同席し，**患者・家族の心理的サポート**を行う.
- 患者自身が自分の病状や治療を正しく理解した上で，**自己決定できるようにサポート**する.
- 家族も患者の表明した意思を尊重しながら，患者を支えていく姿勢となるように，働きかける.
- 患者の意思を尊重し，闘病中・闘病後の気持ちに寄り添い，支えていくことが重要である.

<第3段階：退院に向けての調整期間>
- 各種社会保障制度や地域社会資源に連絡・調整する.
- **訪問診療医，訪問看護師，ケアマネジャー，地域包括センターの担当者や保健師**といった行政関係者も加わり，退院に向けた準備を行う.
- 地域関係者との役割分担を明確にすることが重要である.

地域との連携……………………………………………
- 呼吸器疾患で入院する患者は急性期病院での治療を受け，その後，慢性期病院への転院や地域医療機関での治療を継続する場合も少なくない.

<退院前カンファレンスの開催>
- 対象：退院後，在宅療養を担う保険医もしくは保険医の指示を受けた看護師，または，訪問看護ステーションの看護師や介護サービスを導入し，支援を受けることが適当と考えられる患者.
- 事前に参加者に病状経過，患者・家族の意向，現在の指導内容，在宅でどのような支援が必要であるかを伝える.
- **在宅療養での課題を検討し，退院後の生活における注意事項について確認・共有する.**
- 患者・家族が在宅での療養生活の**イメージをもつ**ことで，安心につなげる.

退院までの準備……………………………………

＜書類＞
- 診療情報提供書，訪問看護指示書，サービスのための意見書などを準備する.

＜薬剤＞
- 退院処方を準備する.
- 次回受診日，次回訪問診療日までの日数を計算し処方する.
- 医療用麻薬については，厚生労働省の『医療用麻薬適正使用ガイダンス〜がん疼痛及び慢性疼痛治療における医療用麻薬の使用と管理のガイダンス〜』を参考に指導する.

＜医療機器管理・医療処置について最終確認＞
- 必要な在宅医療機器の準備と手続きを行う.
- 衛生材料の準備，退院後必要物品の供給先について，訪問医・訪問看護師と情報交換し調整する.

＜退院時の移動方法＞
- 移送手段（介護タクシーか自家用車かなど）を確認し，調整する.

◆文献
1）近藤泰児（監）：呼吸器ビジュアルナーシング. p.161-165, 学研メディカル秀潤社, 2016.
2）宇都宮宏子・他（編）：これからの退院支援・退院調整. 日本看護協会出版会, 2011.
3）宇都宮宏子・他：退院支援・退院調整ステップアップQ&A. 日本看護協会出版会, 2012.

Memo

....

....

....

....

....

第1章

呼吸器領域の
看護ケア

酸素療法

* 低酸素症に伴う体内循環を改善する.
* 呼吸仕事量を軽減（換気亢進抑制）する.
* 心筋仕事量を軽減（心拍数増加抑制）する.

概要

● 酸素療法では，吸気の酸素濃度を高めることで体内に十分な酸素を供給し，**低酸素症の予防および治療を行う**.

● 組織への十分な酸素供給には，一般的に動脈血酸素分圧（PaO_2）**60 Torr 以上**，**動脈血酸素飽和度（SaO_2）90%以上**が必要とされる.

● 適応：狭心症発作時，心筋梗塞発作時，意識障害の出現，高度貧血，心拍出量低下など.

ケアの実際

● 酸素投与方法は，**低流量システムと高流量システム**とに分けられる. 主な酸素投与方法とその注意点を**表1**に示す.

● **低流量システムとは30L/分未満の酸素**と空気の混合ガスが流れている場合をいい，**高流量システムとは酸素が30L/分以上**の場合をいう.

● 低流量システムにおける酸素流量と吸入酸素濃度の関係を**表2**に示す.

Memo

表 1 ◆主な酸素投与方法と使用上の注意点

	酸素投与の種類	方法	注意点
低流量システム	鼻カニューラ	●鼻に装着し，装着したままで会話や食事が可能 ●使用が簡易で不快感が少ない ●酸素流量 0.25～5L/分 ●酸素流量 4L/分以上で使用する場合は加湿が必要	●鼻粘膜の乾燥 ●鼻の下，耳介上部の摩擦による皮膚損傷の可能性 ●口呼吸には適さない ●吸入酸素濃度が換気量により変動する
低流量システム	簡易酸素マスク	●マスク本体を患者の鼻と口を覆うように装着する ●酸素流量 5～10L/分 ●$PaCO_2$ 上昇が心配ない患者に使用する	●マスクが顔に密着するため，圧迫感を伴う ●マスク内からの呼気ガスの再吸入を除去するには 5L/分以上の流量が必要
リザーバーシステム	リザーバーマスク	●簡易酸素マスクに，酸素をためられるバッグが付いたもの ●酸素流量 6L/分以上（CO_2 の蓄積を防止するため） ●60％以上の高濃度酸素吸入が必要な患者に使用する ●簡易酸素マスクより高濃度の酸素吸入ができる	●CO_2 上昇に注意が必要 ●バッグの膨らみが重要であり，バッグが空にならないよう調節する ●1回換気量の多くが配管からの乾燥酸素のため，加湿が必要
高流量システム	ベンチュリーマスク	●患者の1回換気量に左右されず，吸入酸素濃度が24～50％の安定した酸素吸入が行える ●ダイリュータで吸入酸素濃度を調整しやすい ●吸入酸素濃度調節が必要なII型呼吸不全患者に適している	●空気を吸い込むダイリュータ部分を塞がないように注意 ●酸素流量が多いため，眼球への刺激が強い ●加湿効果は低い
高流量	ネーザルハイフロー	●回路と鼻カニューラを接続し，患者の鼻に装着する ●高濃度で安定した FIO_2 設定ができる ●換気の補助，呼吸仕事量の軽減が図れる ●軽度の PEEP をかけられる ●食事，飲水，会話が容易	●低圧アラームがないため，必ず SpO_2 のモニタリングが必要 ●カニューラの固定バンドによる，皮膚，耳介，鼻の圧迫に注意する ●高流量加湿用の蒸留水の消費が非常に速いため，水位に注意する

（文献 1 を参考に作成）

酸素療法

163

表2 ◆ 低流量システムにおける酸素流量と吸入酸素濃度

吸入酸素濃度の目安(%)	酸素流量(L/分)		
	鼻カニューラ	単純酸素マスク	リザーバーつき酸素マスク
24	1		
28	2		
32	3		
36	4		
40	5	5〜6	
44	6		
50		6〜7	
60		7〜8	6
70			7
80			8
90			9
90〜			10

（文献1より引用）

ケアのポイント

● CO_2 ナルコーシスや酸素中毒など，**酸素療法に伴う合併症**に注意する．

● 酸素療法中は，患者の口腔内が乾燥しやすいため，適宜，**加湿・保湿**を行う．

● 酸素投与に用いるデバイスの接触により**皮膚トラブルを引き起こす可能性**があるため，注意する．

酸素ボンベの残量計算

● 酸素療法の際に使用する黒い酸素ボンベの容量は，通常 500L または 1,500L である．移動時や搬送時には 500L のものを使用する．

● 患者搬送前に，**酸素の残量，使用可能な流量と時間を確認**しておく（図1）．

例：酸素吸入 2L/ 分の患者．搬送時使用する 500L の酸素ボンベ（150kgf/cm² 充填）の内圧計は 90 を示している．使用可能な時間はどのくらいか．

$$残量 = \frac{現在の圧 \ (kgf/cm^2)}{150 \ (kgf/cm^2)} \times 500$$

残りの酸素量は，

$$残量 = \frac{90}{150} \times 500 = 300L$$

吸入量 2L/ 分なので，300÷2=150 分となる．

図 1 ◆酸素ボンベの残量と使用可能な時間の計算例
（文献 2 より引用）

観察ポイント

● SpO₂ の値，呼吸苦はないか．
● 酸素ボンベ使用時は，残量を確認する．
● 鼻カニューラやマスク装着による皮膚トラブルはないか．

◆文献
1）JSEPTIC 看護部会（編）：ICU ナースポケットブック．p.176-179，学研メディカル秀潤社，2016．
2）近藤泰児（監）：呼吸器ビジュアルナーシング．p.173-176，学研メディカル秀潤社，2016．
3）道又元裕（監）：早引き 呼吸器看護ケア事典．p.155-159，ナツメ社，2017．

Memo

在宅酸素療法

目的

* 在宅で身体にとって必要な量の酸素を補充し，酸素不足による合併症を予防する．
* 慢性閉塞性肺疾患（COPD）や肺線維症，結核後遺症，心疾患などの患者の自宅療養，社会復帰を可能にする．
* 在宅での生活の質（QOL）を向上させる．

概要

● 在宅酸素療法は英語の頭文字をとって **HOT（ホット）** と呼ばれ，**自宅で酸素吸入をする治療法** である．

● HOTによって，慢性閉塞性肺疾患（COPD）や肺線維症，結核後遺症，心疾患などの患者の自宅療養，社会復帰，QOLの向上が可能となっている．

< HOT の適応>

● HOTが必要とされる疾患によって，長期にわたり日常生活や社会生活に制限を受けている患者（表1）に対しては，呼吸器機能障害として **身体障害者手帳** が交付される．それによって，さまざまな助成や給付を受けることが可能となる．

● 呼吸機能障害には **1級，3級，4級** の等級があり，等級によって受けられる援助が異なる．他にも介護保険，医療保険などの福祉支援もあるため，適切な支援が受けられるように支援する．

<酸素供給装置の種類>

● HOTにおける酸素供給装置には，「**酸素濃縮器**」「**酸素用ボンベ**」「**液化酸素**」の3種類がある（表2）．

Memo

表1 ◆ HOT の適応

高度慢性呼吸不全	動脈血酸素分圧（PaO_2）が 55 Torr（mmHg）以下および PaO_2 60 Torr（mmHg）以下で、睡眠時または運動負荷時に著しい低酸素血症を来す者であって、医師が在宅酸素療法を必要であると認めた者
肺高血圧症	一般的には平均肺動脈圧が 25cmH$_2$O 以上
慢性心不全	医師の診断により、NYHA 分類Ⅲ度以上であると認められ、睡眠時のチェーン・ストークス呼吸がみられ、無呼吸低呼吸指数（1 時間あたりの無呼吸数および低呼吸数をいう）が 20 以上であることが睡眠ポリグラフィ上で確認されている症例
チアノーゼ型先天性心疾患	ファロー四徴症、大血管転位症、三尖弁閉鎖症、総動脈幹症、単心室症等のチアノーゼ型先天性心疾患患者のうち、発作的に低酸素または無酸素状態になる患者について、発作時に在宅で行われる救命的な酸素吸入療法をいう

（文献 1 を参考に作成）

表2 ◆ HOT における酸素供給装置の種類

	酸素濃縮器	酸素用ボンベ	液化酸素
仕組み	ゼオライトで窒素と水分を吸着して酸素を送り出す	高圧酸素をボンベに充填する	低温液化した酸素を少しずつ気化させることで、気体の酸素を提供する
供給酸素	・90 〜 93％ の酸素 ・2 〜 7L/ 分程度	・100％の酸素 ・10L/ 分程度まで	・100％の酸素 ・1.5L/ 分も可能（短時間）
携帯の方法	・携帯は困難 ・ただし、4.5kgの携帯型がある	・使用時間が短い ・呼吸同調装置を使い携帯可能	・親機を自宅に設置し、携帯式容器（子機）に充填して携帯可能 ・電気を使わず、停電時に使用可能
使用時の制約	電気が必要	ボンベの長期保存が可能だが、交換が必要	2 〜 3 回 / 月程度の取り替えが必要

（文献 2 より改変引用）

Memo

....

....

....

HOT導入から退院まで

- HOTを導入するまでには，患者が自分の疾患や現在の状態，酸素吸入の必要性を十分に理解できるよう指導する必要がある（図1）．
- 心理面にも十分に配慮しながら，患者・家族が前向きに考えられるようなかかわりが重要である．

HOT導入前

- 医師はHOT導入についての説明を行い，**在宅酸素指示書**を記載する．
- 看護師はDVDやパンフレットを用いて，**HOTの必要性**を患者が理解できるよう説明する．
- **HOTの教育用DVDやパンフレット**を準備する．
- 患者・家族への説明日を調整し，退院支援部門へ連絡する．
- 在宅酸素指示書の内容を確認する．
- 導入日時について退院支援部門へ連絡する．
- 退院支援部門は導入日時が決まったら，酸素供給業者へ連絡する．

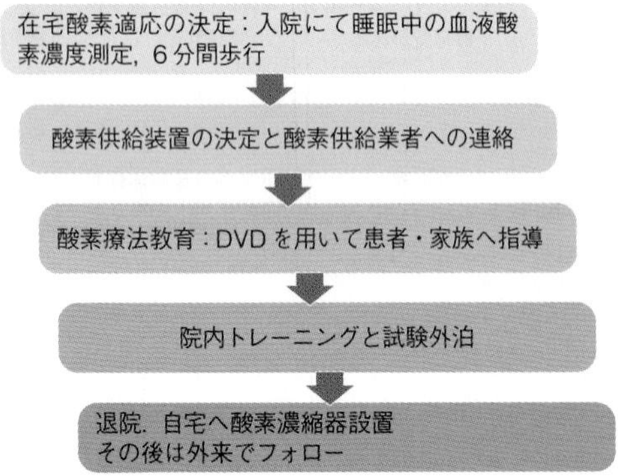

在宅酸素適応の決定：入院にて睡眠中の血液酸素濃度測定，6分間歩行
酸素供給装置の決定と酸素供給業者への連絡
酸素療法教育：DVDを用いて患者・家族へ指導
院内トレーニングと試験外泊
退院，自宅へ酸素濃縮器設置 その後は外来でフォロー

図1 ◆ HOT導入までの流れ
（文献2より改変引用）

HOT 導入が決まったら ………………………

- 看護師は，DVD などを利用して**在宅酸素療法の指導**を開始する．
- 業者が行う患者・家族への在宅酸素機器についての説明に立ち会う．
- 患者・家族の受け入れ状況を確認する．
- 必要時，訪問看護師の介入を検討する．
- 在宅酸素指示書 (同意サイン済の確認) を処理する．
- 在宅療養指導料を算定する．
- 患者・家族は HOT の指導を受ける．
- 在宅酸素機器の説明を受ける．
- 在宅酸素指示書に同意のサインをする．
- 自宅への酸素濃縮器の設置日時を酸素供給業者と決定する．
- 退院までに携帯酸素ボンベを使用し，ボンベ交換や管理方法を習得する．
- 酸素供給業者は酸素濃縮器の設置に向けて準備する．
- 在宅酸素指示書を受領する．
- 携帯酸素ボンベ，酸素濃縮器の取り扱いを病棟で患者・家族に説明する．
- 患者の自宅への酸素濃縮器の設置日時を，患者・家族と決定する．

退院時………………………………………………

- 患者の自宅へ酸素濃縮器を設置，携帯酸素ボンベを持参し退院する．

Memo

心理面への配慮……………………………………

- 患者は酸素を使用することに抵抗を感じたり，容姿を気にしたり，夜間不眠となる場合もある．また，「酸素を吸入しなくても大丈夫」と考え，酸素の指示量を守らないこともある．
- 患者・家族がどのように HOT 導入を受け止めているか確認しつつ，個々の状況に合わせて，基本的な日常生活が安全・安楽に送れるよう指導する．
- 呼吸器疾患をもつ患者には高齢者が多いため，家族背景を理解して支援することや，大切なことは繰り返し指導することなどに留意する．

環境整備での注意点……………………………
＜設置＞
- 日当たりの良いところは避ける．
- 酸素濃縮器は，壁から前後左右 15cm 以上離して設置する．

＜火気＞
- 火を取り扱う場所からは 2 mは離す．
- 酸素自体は燃えることはないが，燃えているものに勢いを増す性質（支燃性）があるため，カニューラに燃え移り，顔面熱傷となる場合もある．
- タバコ，ガスコンロ，線香，ろうそくなどに注意する．

＜酸素吸入器の取り扱い＞
- 説明書を読み，手順を確認して使用する．
- 1 日 2 〜 3 回は，酸素がきちんと流れているか確認する．
- カニューラが折れ曲がったり，外れたりしないように注意する．
- ボンベ使用前は，残量を確認する．
- 決められた吸入量と吸入時間を守る．

● 安静時と労作時，就寝時のそれぞれで必要な吸入量が違うため，医師の指示量を守る．

＜その他＞
● 1カ月に1度は，必ず医師の診察を受ける．

在宅酸素療法

停電対策 ∙∙∙

● 停電が復旧するまでの間，または業者が自宅に到着するまでのシミュレーションを行う．
● 想定される患者への影響や，復旧するまでの動き方を指導する．
● 混乱により**低酸素血症の増悪**が起こらないよう，**呼吸法の活用や安静を保つ方法**を指導する．

HOT中の患者の入院時対応 ∙∙∙∙∙∙∙∙∙∙∙∙∙∙∙∙∙∙∙∙∙∙

● 本人用携帯酸素ボンベを持ち帰ってもらう．
● 家族が対応できる場合，携帯酸素ボンベは自宅に持ち帰ってもらう．また外出・外泊・退院時は，携帯酸素ボンベを自宅から持参してもらう．
● 家族不在時は業者へ連絡し，携帯酸素ボンベを引き上げてもらう．

◆文献
1）厚生労働省：在宅酸素療法指導管理料．平成30年度医科診療報酬点数表，2018．
2）近藤泰児（監）：呼吸器ビジュアルナーシング．p.177-180，学研メディカル秀潤社，2016．
3）日本呼吸ケア・リハビリテーション学会：在宅酸素マニュアル．2006．
www.jsrcr.jp/uploads/files/ 酸素療法マニュアル．pdf
より2019年4月13日検索
4）大井元晴（監）：在宅酸素療法ー在宅酸素療法ガイド．フクダ電子．

Memo

人工呼吸療法

目的

* ガス交換を改善する.
* 肺容量を改善する.
* 呼吸仕事量を軽減する.

必要物品

＜加温加湿器使用の呼吸器回路の場合＞

● 呼吸器回路 (吸気回路, 呼気回路).
● 加温加湿器.
● フレックスチューブ.
● バクテリアフィルター.
● 滅菌蒸留水 (500mL).
● 用手式人工呼吸用器具 (バッグバルブマスク等).
● ウォータートラップ (必要時).
● 中央配管酸素2又アウトレット.
● 吸引用物品.
● 人工鼻と加温加湿器は併用しない.

概要

人工呼吸器の種類 (図1) ･････････････････････

● 一般的な成人用人工呼吸器は機械駆動で気管チューブなどの人工気道を必要とし (侵襲), 陽圧で換気を行うため, 侵襲的陽圧換気となる.

人工呼吸器回路の始業前点検 (図2) ･･････････

● 亀裂や破損, 汚染の有無の確認.
● 回路・部品の誤接続や接続忘れの有無の確認.
● 電源供給部 (非常用電源) の確認.
● 医療ガス供給部の接続の確認.
● 機種によって異なるため, 自施設の手順書にて実施する.

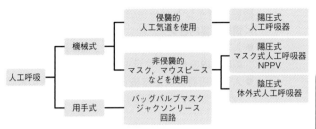

図1 ◆人工呼吸器の種類
（文献1より引用）

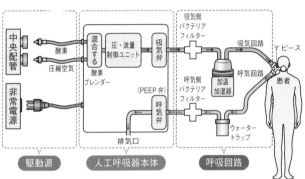

図2 ◆人工呼吸器の構造
（文献2より引用）

Memo

....

....

....

....

....

....

....

観察のポイント

<情報収集内容>

- 人工呼吸器装着患者を受け持つ前に確認したい情報収集内容を表1に示す.
- 人工呼吸器の設定方法（表2），アラームの種類（表3）についても確認する.

ファイティングとバッキングの違い

- ファイティング：患者の自発呼吸と人工呼吸器の作動状態が合わず，咳き込む.
- バッキング：気道分泌物によって咳き込み，同調が崩れる.
- どちらも患者の苦痛と血圧上昇，気道内圧上昇などを起こすため早急な対応を行う.

<循環への影響>

- 陽圧換気の影響：左右両心室に対する前負荷と後負荷が変化する.
- 前負荷の変化：静脈還流低下，心室中隔圧排，心筋拡張性低下，血管抵抗上昇により前負荷の低下が生じる.
- 後負荷の変化：胸腔内陽圧により心臓が圧迫され，拡張期の心室充満が妨げられる. 収縮期には心拍出が促進され，これにより後負荷の低下が生じる.

表1 ◆人工呼吸器装着患者を受け持つ前に確認したい情報収集内容

人工呼吸器に関連して	● 装着理由，期間，装着日，装着時間 ● 設定（モード，自発呼吸の有無，酸素濃度） ● 設定変更の有無とその理由 ● 離脱や気管切開など，治療目標
患者対応に関連して	● 意識レベル（鎮静深度） ● コミュニケーションの方法（文字盤，筆談など） ● 鎮静薬・鎮痛薬の有無，種類と特徴，増減の理由
アラームや症状への対処に関連して	● アラームの種類と程度，アラームの対処方法 ● どのような症状を，どの程度訴えているか ● 訴えに対する対処方法 ● 対処後の患者の反応

（文献2より改変引用）

表2 ◆ 人工呼吸器の設定方法

換気モード	特徴
A/C（補助／強制換気）	設定換気量または圧，吸気フロー・時間により，強制的に換気を行う
SIMV（同期的間欠強制換気）	換気回数を設定して強制的に換気を行う一方，強制換気と強制換気の間は自発的な呼吸を行う
PSV（圧支持換気）	患者の呼気努力に合わせて，設定した圧まで吸気圧を維持するように換気を行う
CPAP（持続陽圧呼吸）	患者の自発呼吸下で陽圧の空気を送り，気道内圧を持続的に陽圧にして換気しやすくする
S/T（spontaneous/timed）	NPPVのモード，自発呼吸を検出して，換気を行うが，検出されない場合には強制的に換気を補助する
CMV（持続強制換気，調整換気）	● 自発呼吸がない場合に，人工呼吸器が持続的に換気を行う ● 設定された回数以上の換気は行われない
NPPV（非侵襲的陽圧換気）は，マスクによる呼吸補助	
自発呼吸	患者自身の吸気タイミング・時間・流量（フロー），換気量，呼気のタイミングなどに応じて換気を行うモード．PSVやCPAPなどのモードがある
強制換気	設定換気量または圧，吸気時間・流量により，強制的に換気を行うモード（A/Cモード）．強制換気と自発呼吸を組み合わせたモードをSIMVという
従量式換気（VC）	一回換気量を設定する換気方法．気道内圧とは関係なく設定した換気量が肺に送られる．気道内圧は肺コンプライアンスに依存し，肺コンプライアンスが低下している場合には気道内圧は高くなる．気道内圧の変化に注意する必要がある
従圧式換気（PC）	吸気時の気道内圧を設定する換気方法．気道内圧が一定に保たれるため，肺換気量は肺コンプライアンスによって決定される．肺コンプライアンスが高い場合には換気量は多くなり，肺コンプライアンスが低下している場合には換気量も低下する．一回換気量は保障されていないため，低換気に注意する必要がある
一回換気量（VT）	● 吸気流量（mL／秒）と吸気時間（秒）で決定される流量が多ければ吸気時間は短くなり，流量が少なければ吸気時間は長くなる ● 1回換気量（mL）＝吸気流量（mL／秒）×吸気時間（秒）
PEEP（呼気終末陽圧）	肺胞の虚脱を防ぐため，呼気の気道内圧がゼロにならないように一定の圧をかけることで，気道内圧を大気圧より高い状態に保つ機能
トリガー	フロートリガー	● 吸気努力を流量によって感知する方法 ● 2〜5L／分で設定されることが多い
	圧トリガー	● 人工呼吸器の回路内圧の低下を吸気努力として感知する方法 ● −2〜−5cmH$_2$Oに設定されることが多い

（文献3を参考に作成）

表3 ◆人工呼吸器のアラーム種類

種類	考えられる主な原因
無呼吸アラーム	自発呼吸の停止または減少，呼吸回路の外れやゆるみ，機械の故障など
気道内圧低下アラーム	カフリークや吸気努力が強い場合や，呼吸器回路の外れやゆるみ
気道内圧上昇アラーム	ファイティング（患者と呼吸器の不同調），肺コンプライアンスの低下，気道狭窄，気道分泌物，気管チューブの屈曲，片肺挿管，回路内の水の貯留，人工鼻など
換気量上限アラーム	頻呼吸，ファイティング，オートトリガーなど
換気量低下アラーム	呼吸回数の低下，カフリーク，呼吸回路の外れ，ゆるみ
呼吸回数増加または低下アラーム	換気量の増加または低下，頻呼吸または徐呼吸，ファイティング，オートトリガー，不適切な設定など
ガス供給アラーム	呼吸器と配管の接続不良，医療ガスの供給低下など
電源異常アラーム	停電，電源コードの抜け，接続不良など

（文献3 p.165 より改変引用）

表4 ◆人工呼吸器の観察項目と注意点

観察項目	注意点
換気設定	指示通りの設定値か，変更されていないか
アラーム設定	指示通りの設定値か，変更されていないか
FiO_2	長期の高濃度酸素投与は肺障害のリスク
一回換気量	設定値と実測値を確認
吸気時間	吸気時間 (Ti) を確認
換気回数（f）	設定値と実測値を確認
PEEP	設定値と実測値を確認
トリガー感度	圧 (P) かフロー (V) か
PSV（プレッシャーサポート）	通常，SIMV や CPAP の際に設定される
気道内圧	持続上昇により合併症を起こす可能性あり
加温加湿器	温度設定値，実測値

（文献1 を参考に作成）

- 人工呼吸器の観察項目と注意点を表4に示す．
- 心拍出量の変化．
  - 循環血液量が正常な場合は，胸腔内圧が上昇していなければ，心拍出量は増加する．
  - 循環血液量が不足の場合は，前負荷の減少により1回拍出量は低下する．

＜肺への影響＞

- 容量損傷：換気量が過剰な場合や閉塞性肺障害に対して陽圧換気を行った場合に，コンプライアンスのよい肺実質が過膨張を生じ，**肺損傷**を来す．
- 圧損傷：障害のある肺や硬い肺に高い気道内圧をかけることで，圧による損傷を来す．
- 虚脱による損傷：不十分な PEEP（呼気終末陽圧）により無気肺が形成された場合に，肺胞は虚脱と伸展を繰り返し，摩擦力で肺障害が生じる．

ケアの実際

気管，気管切開チューブの固定……………………

- 気管チューブが適切な位置にあるかを胸部 X 線検査で確認し，口角または門歯で何 cm の固定かを確認する．
- 気管チューブの固定時は，**最低 2 名のスタッフ**で行う．
- 皮膚を観察する．必要時，剥離剤や皮膚保護剤，ひげ剃りなどを準備する．
- 適切なテープと固定方法を選択する．固定テープは伸縮性・粘着性があり，皮膚への刺激が少ないものが望ましい．

カフ圧管理………………………………………………

- カフに注入する空気の量は，気道の形状，カフの大きさや形状により異なる．
- **カフ圧計を用いた管理を推奨**．使用単位が cmH_2O か，mmHg なのかを確認する．
- カフ圧上限は $30cmH_2O$．

Memo

加温・加湿管理

- 加温加湿器を使用する際は表 5 の内容を確認し，加温・加湿管理を行う．

気管吸引

- 「気管吸引」(p.183) 参照のこと．

口腔ケア

- 人工呼吸器を使用している患者は，口腔内細菌が増加しやすい傾向にあるため，口腔ケアによって口腔内を清潔に保つ．口腔ケアは VAP（人工呼吸器関連肺炎）などの感染予防にも役立つ．

＜必要物品＞

- 歯ブラシ．
- 舌ブラシ．
- スポンジブラシ．
- 水道水や洗口液．
- カップ．
- 吸引用カテーテル．
- 清拭用タオル．
- カフ圧計．
- 洗浄用シリンジ．
- 保湿剤，手袋，ビニールエプロン，ゴーグル．

表 5 ◆加温加湿器使用時の注意点

- 人工鼻を使用していないかを確認（併用は禁忌）
- 電源は入っているか
- 滅菌蒸留水が接続され，継続的に減っているか
- チャンバーの水位は適切か
- チャンバーの温度は口元温度（38 〜 40℃）になっているか
- 温度プローブが接続されているか
- 患者の肌に直接，温度プローブが当たっていないか
- 回路内に水が貯留していないか
- 喀痰がやわらかいか
- ウォータートラップは確実に接続されているか
- ウォータートラップは患者よりも低く，回路の最下点になっているか

（文献 1 を参考に作成）

●自施設の口腔ケアの手順を記載

体位変換……………………………………………

● どのような体位を何の目的で行うかを確認する.

● 人工呼吸器回路内における水の貯留を確認する.

● 気管チューブ, 人工呼吸器回路, 各挿入物に過度な外力が加わらないようにする.

● 安全に実施できるよう, 人数を確保する.

● 呼吸状態やバイタルサインに変化はないか観察する.

鎮静………………………………………………………

<目的>

● 不安や苦痛を和らげる.

● 安静や睡眠を促進する.

● ルートやドレーンの自己抜去を防止する.

● 処置時の苦痛を軽減する.

● 酸素消費量を減少させる.

● 人工呼吸器の同調性を改善する.

● 呼吸中枢を抑制する.

< RASS 活用による評価(表 6) >

● ステップ 1 : 30 秒間患者を観察する.

● ステップ2.

• 大声で名前を呼ぶか, 開眼するように伝える.

• 10 秒以上アイ・コンタクトができなければ繰り返す. 上記 2 項目 (呼びかけ刺激) により, スコアー 1 〜 − 3 を判定する.

表6 ◆ RASS

スコア	用語	説明	
＋4	好戦的な	明らかに好戦的な，暴力的な，スタッフに対する差し迫った危険	
＋3	非常に興奮した	チューブ類やカテーテル類の自己抜去，攻撃的な	
＋2	興奮した	頻繁な非意図的な運動，人工呼吸器ファイティング	
＋1	落ち着きのない	不安で絶えずそわそわしている，しかし動きは攻撃的でも活発でもない	
0	意識清明な，落ち着いている		
－1	傾眠状態	完全に清明ではないが，呼びかけに10秒以上の開眼およびアイ・コンタクトで応答	呼びかけ刺激
－2	軽い鎮静状態	呼びかけに10秒未満のアイ・コンタクトで応答	
－3	中等度鎮静	呼びかけに動き，または開眼で応答するがアイ・コンタクトなし	
－4	深い鎮静状態	呼びかけに無反応，しかし身体刺激で動くまたは開眼	身体刺激
－5	昏睡	呼びかけにも身体刺激にも無反応	

（文献4より引用）

- 動きがみられなければ，肩をゆするか，胸骨を摩擦する．身体刺激により**スコア－4，－5**を判定する．

ウィーニング：呼吸器からの離脱

- 人工呼吸器装着による侵襲や合併症の懸念があるため，できるだけ早い離脱（ウィーニング）が推奨される．
- ウィーニングに必要な条件を**表7**に示す．
- ウィーニングの方法を**表8**に示す．

Memo

....

....

....

表7 ◆ウィーニングに必要な条件

臨床指標	● 適切な咳嗽 ● 過剰な分泌物がない ● 挿管の原因となった急性疾患の改善
客観的指標	● 臨床的な安定性(循環動態,代謝状態の安定性) ● 発熱がない ● 適切なヘモグロビン値 ● 十分な酸素化,換気能 ● 安定した精神状態

(文献1を参考に作成)

表8 ◆ウィーニングの方法

種類	内容
自発呼吸トライアル (SBT)	● 呼吸器から離脱してTピースを用いる方法 ● 人工呼吸器を使用したまま,CPAPもしくはPSやA/Cを用いる方法
圧支持換気 (PSV)	1回換気量,呼吸数,呼吸補助筋の使用を確認しながら,PSのレベルを徐々に最低レベルのPS($5 \sim 7cmH_2O$)まで下げる
同期的間欠強制換気 (SIMV)	● SIMVの回数を段階的に下げていく ● 自発呼吸時の負荷を軽減するためにPSVを併用する
その他	NPPVをスタンバイ

(文献2より改変引用)

人工呼吸療法

観察のポイント

<患者の不安や苦痛に気づける観察>

● 意識レベルはどうか.

● 鎮静の状況はどうか.

● コミュニケーションの方法はどうか.

● 表情はどうか,患者・家族の思いはどうか.

<患者の状態の観察>

● 循環動態:バイタルサイン,顔色,尿量など経時的に変化がないか.

● 呼吸状態:胸郭の動きや呼吸音に左右差はないか.

<人工呼吸器の設定の確認>

● 作動設定条件(医師の指示内容か),作動状況は適切か.

- ● 患者の呼吸と合っているか.
- ● アラームの設定.

<気管チューブの観察>
- ● 気管チューブの固定位置は, ずれていないか.
- ● 固定テープは, はがれていないか.
- ● カフ圧は低下していないか.

◆文献
1）道又元裕（監）：はじめてでもつかいこなせる・すぐ動ける人工呼吸器デビュー. p.13, 85, 89, 160, 学研メディカル秀潤社, 2017.
2）JSEPTIC 看護部会（監）：ICU ナースポケットブック. p.218-233, 学研メディカル秀潤社, 2016.
3）道又元裕（編）：早引き呼吸器看護ケア事典. p.160-165, ナツメ社, 2017.
4）近藤泰児（監）：呼吸器ビジュアルナーシング. p.226-229, 学研メディカル秀潤社, 2016.

Memo

気管吸引

目的

* 気道内分泌物の喀出が自力では困難な患者に対して, 分泌物を除去することで気道の狭窄や閉塞を防止し, 呼吸状態を改善する.
* 喀痰検査の検体を採取する.

必要物品

● 吸引器.
● 吸引用接続チューブ.
● 消毒液入り洗浄水または専用の洗浄水.
● アルコール綿.
● 未滅菌手袋または滅菌手袋.
● マスク, キャップ, ガウン, ゴーグル.
● 聴診器.

概要

● 気管吸引は, 気道に痰があり, 痰を体外に排出する必要があり, かつ, 自力では痰を排出することができない患者に対して行う.
● 気管吸引の必要があると予測される状況について表1に示す.

表1 ◆ 気管吸引の適応

● 努力性呼吸がある
● チューブ内に分泌物が認められる
● 聴診にて副雑音が聴取される
● 湿性の咳嗽がある
● 触診にて気道内分泌物が移動する振動が伝わる
● 誤嚥がある
● ガス交換障害がある
● 人工呼吸器装着患者のデータ変化がみられる

(文献1を参考に作成)

- 吸引の必要性と安全性を確認し，実施する（表1）.
- 患者に吸引の効果や必要性，手順を説明して協力を引き出す.
- 気管吸引は，患者にとって苦痛を伴う処置であることを念頭に置き，必要時に実施する.
- 吸引チューブの選択.
- サイズは気管チューブの内径 (mm) × 1.5 (Fr) 以下を目安とする.
- 吸引圧.
- 20kPa (150mmHg) を超えないように設定する.

吸引の手技

＜自発呼吸のある患者＞

- 吸気時にタイミングを合わせてカテーテルを挿入し，陰圧をかけながら吸引カテーテルをゆっくり引き戻す.
- カテーテル挿入開始から終了までの時間は 15 秒以内，その中で 10 秒以上の陰圧をかけない.

＜閉鎖式吸引カテーテル＞

- 先端のマーカー位置を確認し，吸引後はカテーテルを気管チューブ内から引き戻す.

Memo

観察のポイント

● 実施後は，呼吸状態・患者の状態を観察し，吸引後の効果を確認する．

● 吸引による患者への影響について，ねぎらいの言葉をかけたり，姿勢を示すことが大切である．

● 気管吸引が可能な範囲は，**気管分岐部まで**である（図 1）．

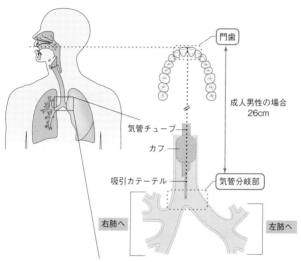

門歯

気管チューブ

カフ

吸引カテーテル

気管分岐部

成人男性の場合
26cm

右肺へ

左肺へ

図 1 ◆吸引カテーテルの挿入位置と吸引可能な範囲
（文献 2 より引用）

◆文献

1）道又元裕（監）：早引き呼吸器看護ケア事典．p.153-154，ナツメ社，2017．

2）近藤泰児（監）：呼吸器ビジュアルナーシング．p.191-196，学研メディカル秀潤社，2016．

3）日本呼吸療法医学会：気管吸引ガイドライン 2013（成人で人工気道を有する患者のための）．2013．

4）医薬品医療機器総合機構：閉鎖式吸引カテーテルの取扱時の注意について．PMDA 医療安全情報 32：1-3，2012．

気管挿管

目的

* 経口的または経鼻的にチューブを気管に挿入し, 確実に気道を確保する.

必要物品

- 喉頭鏡 (ブレードを装着してライトの点滅を確認する).
- 気管チューブとスタイレット (スタイレットの先端が気管チューブの先端よりも出ないように準備する).
- 潤滑ゼリー (気管チューブの先端に塗布する).
- カフ用シリンジ.
- バイトブロック.
- マギール鉗子.
- 固定用テープ.
- 吸引用物品.
- バッグバルブマスク.
- カフ圧計.
- 薬剤:鎮静薬, 鎮痛薬, 筋弛緩薬.

概要

適応
- 舌根沈下や咽頭浮腫による気道閉塞.
- NPPV で改善しない呼吸不全.
- 心肺停止に対する蘇生処置.
- クリアランスの維持 (気道分泌物・出血).
- 検査, 麻酔.

Memo

ケアの実際

介助の役割と準備·····································

- 義歯，差し歯，動揺歯があるか確認し，義歯がある場合は除去する．また，口腔内の汚れが著明の場合，余裕があれば口腔ケアを行う．
- ベッドは平らにし，挿管しやすいように高さを調節して，頭側のヘッドレストを外す．
- 咽頭部の視野を確保するために患者の後頭部に枕を入れ，口腔・咽頭・喉頭の軸が一直線上に位置するように頭部を挙上し，頸部を屈曲する**スニッフィングポジション**をとる（図1）．
- 挿管操作中は，循環動態の変動や低酸素症に注意する．
- 常に経皮酸素飽和度，心電図，血圧をモニターし，低下するようであれば術者に報告する．術者は手技に集中しているため，看護師は声を出して読み上げるとよい．
- いつでも吸引できるよう準備し，緊急挿管の場合は嘔吐の可能性が高いため，**太い吸引カテーテル**を準備する．
- 緊急薬剤投与や蘇生処置ができるよう**救急カート**を準備する．

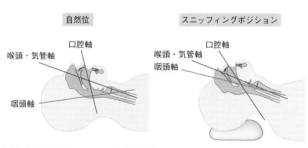

自然位　　　　　　　　　スニッフィングポジション

喉頭・気管軸　　口腔軸　　　　喉頭・気管軸　口腔軸
　　　　　　　　　　　　　　　　咽頭軸
咽頭軸

図1 ◆自然位とスニッフィングポジション
（文献1より引用）

挿管困難時の対処法……………………………………

＜ BURP 法（図 2 ）＞

● 喉頭展開で声門が確認できない場合は，甲状軟骨を背面（backward），上方（upward），右側（rightward）に圧迫する（pressure）と声門が見やすくなる．

＜ビデオ喉頭鏡の使用＞

● 喉頭鏡の本体上部に液晶モニターが搭載されている．

● 外部液晶モニターで声門を確認しながら操作ができる．

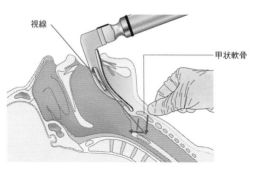

視線

甲状軟骨

図 2 ◆ BURP 法
（文献 1 より引用）

気管チューブの位置確認……………………………

- 気管チューブを挿入したら，術者が100％酸素でバッグバルブマスクによる換気を施行するため，介助者が換気に合わせ胸郭運動に左右差がないかを確認し，心窩部，左右肺尖部，左右肺底部の5点を聴診する（図3）.

- 気管チューブの位置が適切であれば，左右均等に呼吸音を聴取できる．左側で呼吸音の消失がある場合は，**右主気管支への片肺挿管**と判断できる.

- 適切な挿管の目安として，**挿管チューブの曇り**を確認する.

- 心窩部でエアー音が聴取され，胃部が膨らむ場合は**食道挿管**を疑う.

- 食道挿管の場合では SpO_2 は低下するが，片肺挿管では SpO_2 が低下する場合と変化しない場合がある.

- 気管チューブの位置が適切であると判断したら，挿入する長さを確認してテープで固定し，人工呼吸器に接続する．固定については，X線検査での確認まで**仮止め**とする.

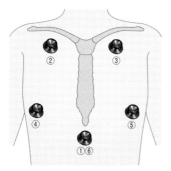

図3 ◆ 気管挿管後の5点聴診
①心窩部，②右肺尖部，③左肺尖部，④右肺底部，
⑤左肺底部，⑥心窩部の順．5点を計6回聴診する.
（文献1より引用）

- X 線検査にて，**チューブの挿入を確認する**．
- 気管チューブは，先端が気管分岐部から 2 ～ 3cm 上方が適切な位置とされている．
- 挿入の長さを変更する場合は，医師とともに行う．
- 最終確認で位置が確認できたら，固定テープで固定する．
- 皮膚が脆弱な場合は，**ハイドロコロイド**や**被覆材**を使用し保護する．
- カフ圧計で**カフ圧**を管理する．適正な圧は 20 ～ 30cmH$_2$O である．

◆**文献**
1）近藤泰児（監）：呼吸器ビジュアルナーシング．p.197-201，学研メディカル秀潤社，2016．
2）JSEPTIC 看護部会（監）：ICU ナースポケットブック．p.184-189，学研メディカル秀潤社，2015．
3）医療情報科学研究所（編）：病気がみえる vol.4 呼吸器，第 2 版．p.328，メディックメディア，2013．

Memo

気管切開

目的

* 気道を確保する.

必要物品

<気管切開カニューラ挿入用>

● 気管切開セット.
● 穴あき滅菌覆布.
● 滅菌ガーゼ.
● カニューラホルダー.
● 5cc 注射器（局所麻酔用）.
● 18G・23G 注射針（局所麻酔用）.
● 局所麻酔薬（1%プロカイン）.
● 吸引チューブ.
● 潤滑剤.
● 消毒液.
● 消毒綿球.
● Y ガーゼ.
● 気管カニューラ.
● 縫合糸.
● 滅菌手袋.
● 10cc 注射器（カフ用）.

<感染防護用具>

● 看護師用（未滅菌手袋，マスク，アイシールド）.
● 医師用（マスク，アイシールド，キャップ，滅菌
手袋，滅菌ガウン）.

<その他>

● モニタ（経皮酸素飽和度，心電図，血圧）.
● 救急カート.
● 吸引器.
● 無影灯など.

概要

適応 ·······································

- 上気道狭窄や閉塞（外傷，炎症，腫瘍，異物など）.
- 遷延性意識障害患者の気道確保と誤嚥の予防.
- 長期間の人工呼吸管理が必要な場合.
- 肺炎や無気肺により，頻回な気道の吸引や洗浄が必要な場合.
- 解剖学的死腔の減少.

気管切開の種類 ·······························

- 気管切開には，外科的気管切開と経皮的気管切開がある．図1に，外科的気管切開と輪状甲状靱帯切開（穿刺）を示す．

＜外科的気管切開＞
- 気管軟骨（通常，第2・4気管軟骨）を切開する．
- 長期間の換気に適している．
- 合併症：出血，主要血管の損傷，反回神経麻痺，甲状腺損傷など.

＜輪状甲状靱帯切開（穿刺）＞
- 甲状軟骨と輪状骨の間の輪状甲状靱帯を切開する．
- 外科的気管切開より早くできる．
- 合併症：出血・皮下気腫，縦隔気腫.

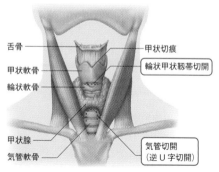

舌骨	甲状切痕
甲状軟骨	輪状甲状靱帯切開
輪状軟骨	
甲状腺	気管切開
気管軟骨	（逆U字切開）

図1 ◆ 気管切開と輪状甲状靱帯切開（穿刺）の施術部位
（文献1より改変引用）

気管切開孔の構造······················
- 一般的には，気管軟骨上から第2〜3気管輪間を切開し，気管切開チューブを挿入する（図2）.

ケアの実際

介助の役割と準備······················
- 医師が患者・家族に目的・方法を説明した後，看護師が患者・家族に**処置後は発声できなくなること**を説明し，思いを傾聴しつつ精神的に配慮する．また，**言語以外のコミュニケーション手段**を具体的に説明する．
- 患者の肩の下に枕を入れて頸部を伸展させ，ベッドの高さを調節し体位を整える（図3）.
- 患者に進行状況を知らせるとともに，苦痛の早期発見とその対処を行う．
- 術者は術野を見ることに集中しているため，**経皮酸素飽和度（SpO$_2$），心電図，血圧をモニター**し，脈拍や血圧の上昇がないか確認する．血圧の上昇は，創部痛を感じている可能性がある．

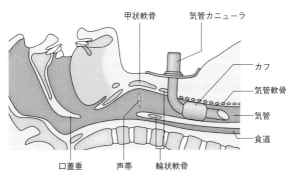

甲状軟骨　　気管カニューラ

カフ

気管軟骨

気管

食道

口蓋垂　　声帯　　輪状軟骨

図2 ◆気管切開孔の構造
（文献2より引用）

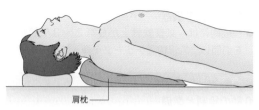

図 3 ◆気管切開時の患者の体位
枕を肩の下に入れることで頸部を伸展させ，ベッドの高さを調節する．
（文献 1 より改変引用）

- 気管切開チューブの挿入後は，**呼吸状態のモニタリングが重要である．SpO₂ や呼吸回数が減少する場合は，すぐに医師へ報告する．**
- 気管切開チューブが頸部の軟部組織内に入り，気管に入っていなくとも見た目上は問題ないように見える場合があるため，注意深く呼吸状態を観察することが重要となる．
- 術中・術後を通して**出血の有無**を注意深く観察する．術直後の吸引物の性状は鮮血〜淡血性であるが，長時間出血が続くようであれば医師に報告する．
- 気管切開カニューラの固定は，指が **1 〜 2 本入る程度**余裕をもたせて固定する．ただし，固定が緩いとカニューラが抜ける場合がある．気管切開当日から数日は浮腫により，再挿入が困難になるため，注意が必要である．
- 皮下気腫を認めた場合は，マーキングして皮下気腫の増減を観察する．

●自施設における気管切開の介助の手順を記載

輪状甲状靱帯切開（穿刺）

- 甲状軟骨と輪状軟骨の間の靱帯を切開，あるいは穿刺する方法である．
- 緊急に気道確保が必要にもかかわらず，気管挿管も困難な場合に一時的に行う．
- 適応．
  - 重度の顔面外傷．
  - 大量の口腔内出血．
  - 喉頭展開不能．
  - 喉頭・声門浮腫．
  - 急性喉頭蓋炎など．

◆文献
1）道又元裕（監）：ICU ビジュアルナーシング．p.98，学研メディカル秀潤社，2014．
2）JSEPTIC 看護部会（監）：ICU ナースポケットブック．p.190-195，学研メディカル秀潤社，2015．
3）近藤泰児（監）：呼吸器ビジュアルナーシング．p.202-204，学研メディカル秀潤社，2016．
4）日本救急医学会用語委員会：外科的気道確保．日本救急医学会・医学用語解説集，2009．
http://www.jaam.jp/html/dictionary/dictionary/word/0808.htm より 2019 年 5 月 5 日検索

Memo

NPPV（非侵襲的陽圧換気）

＊ 気管挿管や気管切開を行わず，専用のマスクで陽圧換気を行う．
＊ 呼吸仕事量を軽減し，酸素化，ガス交換を改善する．

必要物品

● NPPV（非侵襲的陽圧換気）装置本体．
● インターフェイス（専用マスク）．
● 吸引物品．
● バッグバルブマスク．

概要

● NPPV は，気管挿管や気管切開を行わずに，専用のマスクを用いて陽圧換気を行う呼吸補助法である（図1）．

気管挿管

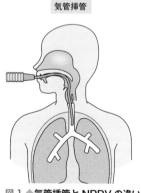

NPPV

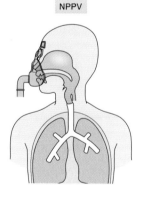

図1 ◆気管挿管とNPPVの違い
（文献1より引用）

適応‥‥‥‥‥‥‥‥‥‥‥‥‥‥‥‥‥‥‥‥
● COPD（表1）の急性増悪.
● 急性心原性肺水腫.
● 肥満低換気症候群.
● 免疫不全に伴う急性呼吸不全など.

特徴‥‥‥‥‥‥‥‥‥‥‥‥‥‥‥‥‥‥‥‥
＜メリット＞
● 人工呼吸器関連肺炎（VAP）の発生を低減できる.
● 咳反射が維持できる.
● 装着・中断・離脱が容易にできる.
● 換気中の飲食・会話が可能である.
＜デメリット＞
● 排痰が難しい場合があり，気管吸引はできない.
● 気道の確保はできない.
● 胃の膨満感がある.

表1 ◆ NPPV導入基準（COPD）

1. あるいは2. に示すような自・他覚症状があり，3. の①〜③いずれかを満たす場合
1. 呼吸困難感，起床時の頭痛・頭重感，過度の眠気などの自覚症状がある
2. 体重増加・頸静脈の怒張・下肢の浮腫などの肺性心の徴候
3. ① $PaCO_2 \geqq 55$ Torr
   $PaCO_2$ の評価は，酸素吸入症例では，処方流量下の酸素吸入時の $PaCO_2$，酸素吸入をしていない症例の場合，室内空気下で評価する
   ② $PaCO_2 < 55$ Torr であるが，夜間の低換気による低酸素血症を認める症例
   夜間の酸素処方流量下に終夜睡眠ポリグラフ（PSG）あるいは SpO_2 モニターを実施し，$SpO_2 < 90\%$ が5分間以上継続するか，あるいは全体の10%以上を占める症例または，OSAS合併症例で，nasal CPAP のみでは夜間の無呼吸，自覚症状が改善しない症例
   ③ 安定期で $PaCO_2 < 55$ Torr であるが，高二酸化炭素血症を伴う増悪入院を繰り返す症例

（「日本呼吸器学会 NPPVガイドライン作成委員会（編）：NPPV（非侵襲的陽圧換気療法）ガイドライン，改訂第2版，p.122，2015，南江堂」より許諾を得て改変し転載）

Memo

インターフェイスの種類と特徴 ·····················
● インターフェイスの種類と特徴を表2に示す.

フェイスマスク装着のポイント ·····················
● 適切なマスクを選択し,フィッティングを行う.
● マスクを選択する際はネーザルマスクおよびフェイスマスクのスケールを使用し,目測では行わない.スケールを使用することが,意図しないリークや患者の不快感の軽減につながる(図2).
● ヘッドパッドは,マスクが顔と平行になるように角度を調整する.

表2◆NPPV用マスクの種類と特徴

マスクの種類	トータルフェイスマスク	パフォーマックス	フルフェイスマスク	ネーザルマスク
	(写真提供:帝人ファーマ)	(写真提供:フィリップス・ジャパン)	(写真提供:帝人ファーマ)	(写真提供:帝人ファーマ)
緊急性	◯	◯	◯	
口呼吸	◯	◯	◯	
リーク	◯	◯		
長期使用			◯	◯

(文献1,3より改変引用)

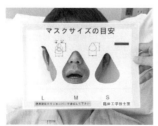

図2◆マスクのスケール
鼻梁部に沿い,口を少し開けた状態でスケールをフィットさせ,下顎の下に落ちないものを選択する.鼻梁や口角にかかるものは小さく,眼瞼や眉にかかるものは大きすぎる.
(文献3より引用)

- フェイスマスクは頤唇溝(い しんこう)から合わせてフィッティングする. 鼻根部からは合わせない(図3).
- マスクの位置がずれやすいため, ヘッドギアを装着するときは看護師2人で実施するとよい.
- ヘッドギアを装着するときは, 左右のベルトの長さが同一に, 上下のベルトが平行になるようにする(図4).
- 機種によって異なるが, NPPVは60mL程度のリークが許容できるよう設計されているため, ベルトは最初からきつく締めず, トータルリークの量を確認しながら調整する.

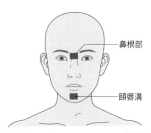

鼻根部

頤唇溝

図3◆マスクのフィッティング位置
(文献3より引用)

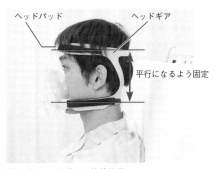

ヘッドパッド　　　　　ヘッドギア

平行になるよう固定

図4◆ヘッドギアの装着位置
(文献3より引用)

開始時……………………………………………
- 患者の協力が得られるよう治療の必要性や，陽圧換気を行うことで呼吸が楽になることについて説明する．
- マスクフィッティングの際に，手の平などでNPPVの風圧を感じてもらい，説明しながら顔にマスクを当て，患者の不快感や不安感の軽減を図る．
- 患者の顔に合ったマスクを選択し顔に密着させ，低圧から開始する．
- エアリークがあるからと固定を緩めすぎず，フィッティングの目安は，**トリガーされて一回換気量が維持できる程度**とする．
- 開始後，患者の状態を観察し，**呼吸状態・循環動態をモニタリング**する．

実施中……………………………………………
＜患者の不安感を軽減＞
- 患者の状態を観察し，不安感の軽減などの精神的な援助を行う．

＜患者の状態を観察＞
- 気道：喘鳴，気道分泌物の量や喀痰の状況．
- 呼吸：呼吸音，呼吸回数，呼吸困難の程度，呼吸パターン，呼吸補助筋（斜角筋，胸鎖乳突筋，腹壁筋など）使用の有無，人工呼吸器との同調性，SpO_2，血液ガス分析，一回換気量，分時換気量，気道内圧，リーク量．
- 循環：心拍数，血圧，利尿状況．

＜腹部膨満感の有無を確認＞
- 上気道から陽圧をかけるため，食道や胃にも送気されやすい．そのため，横隔膜が挙上して呼吸しにくくなる．

<スキントラブルの有無を確認>

- 皮膚が脆弱だったり，マスクの装着が長時間に及んだりすると**前額部や鼻根部，頤唇溝**などにスキントラブルが発生しやすい．
- **皮膚保護材**などを貼付するなどして，スキントラブルを予防する．

<圧と流量に関する合併症の予防>

- **上気道の乾燥**：適切に加湿されていることを確認する．
- 口腔ケア，口腔内の保湿を行う．
- ケア時，マスクを外す際は SpO_2 低下に気を付ける．
- 排痰しにくくなるため，排痰援助と必要に応じて吸引を行う．
- **眼球の乾燥・充血**：眼球が乾燥すると患者は不快感を覚え，充血や角膜の炎症，損傷を誘発する．予防のためにマスクの選択，フィッティングを行う．
- **腹部膨満**：上気道から陽圧をかけるため，食道や胃にも送気されやすい．
- 腹部膨満感，胃の内容物の逆流による誤嚥の可能性がある．
- 患者が腹部膨満感を訴える場合，腹部膨満を認める場合は，設定の変更や胃管挿入などを検討する．

Memo

気管挿管に移行する可能性

- NPPV 導入後，以下の項目を認めた場合は**気管挿管への移行**を考慮する[2]．
- 意識状態の悪化．
- 呼吸状態が改善されない，症状が軽減しない．
- ドレナージされない気胸．
- 誤嚥．
- 高二酸化炭素血症を伴う呼吸性アシドーシス，あるいは低酸素血症が改善しない．
- 患者の受け入れが悪く，マスク装着が継続できない．
- 患者の吸気努力が弱く機器が感知しない，トリガー感度が鈍く吸気に同調しない同調不良など，看護師は常に気管挿管に移行する可能性を考え，経時的に呼吸・精神状態などを観察する．
- NPPV 導入後，呼吸状態が困難となる場合や呼吸状態が改善しない場合は速やかに医師に報告し，迅速に対応できるよう準備をしておく．

◆文献
1）JSEPTIC 看護部会（監）：ICU ナースポケットブック．p.190-195，学研メディカル秀潤社，2015．
2）日本呼吸器学会 NPPV ガイドライン作成委員会：NPPV（非侵襲的陽圧換気療法）ガイドライン，改訂第2版．南江堂，2015．
3）近藤泰児（監）：呼吸器ビジュアルナーシング．p.202-207，学研メディカル秀潤社，2016．

Memo

....

....

....

....

吸入療法

目的

* エアロゾル化した薬物を気道の局所に投与する.
* エアロゾル化した薬液や水分を直接吸い込むことで,
  気道内や肺胞に直接薬液が作用し, 気道内分泌物を柔
  らかくして除去しやすくする.

必要物品

● ネブライザーまたは定量噴霧式吸入器.

●自施設の必要物品を記載

概要

適応・・・
● 気管支喘息.
● 慢性閉塞性肺疾患 (COPD).

吸入の位置付け・・・・・・・・・・・・・・・・・・・・・・・・・・・・・・・・・・・・
● 吸入療法は経口投与に比べ, 少量の薬を吸入して
  直接肺や気道へ作用する. そのため, 他臓器への
  副作用が少なく, 高い効果が期待できるという特
  徴がある.
● 呼吸器疾患では, 局所への吸入療法が治療の中心
  となっている.
● 吸入療法の利点と欠点を表1に示す.

表1 ◆吸入療法の利点と欠点

利点	欠点
●薬物が直接局所に到達する ●全身投与に比べて副作用が少ない ●薬剤の速効性が得られる	●手技・操作が複雑 ●正しい吸入法を行わなければ，効果が得られない

（文献1より改変引用）

表2 ◆吸入器の種類

	種類	特徴	長所	短所
ネブライザー	ジェット式	●コンプレッサーや圧縮酸素の力で噴霧（エアロゾル粒子は5〜15μm） ●蒸留水を気化して加湿，薬液噴霧	●加湿が容易 ●薬液を入れられる	●騒音 ●電源が必要
	超音波式	●超音波振動によりエアロゾルを産生（粒子は0.5〜5μm）	●細気管支，肺胞レベルまで到達させる	●感染防止のための正しい取り扱いが必要 ●電源が必要 ●大型
定量噴霧式吸入器	加圧噴霧式(pMDI)	●携帯用のスプレー式小型吸入器	●1噴霧で一定量の薬剤が噴霧される ●短時間で使用できる ●装置，電源不要	●吸入補助器具が必要（使用しないで吸入すると，80％以上が口腔内に沈着してしまう） ●乳児や学童は難しい ●手技の習得が必要
	ドライパウダー式(DPI)	●容器に充填された薬剤を，患者本人の吸入の力で下気道に吸い込ませる吸入器具	●吸気を同調させる必要がない ●吸入補助器具を必要としない ●装置，電源不要	●一定の気流で吸い込む力が必要なため，一部の患者には使えない ●手技の習得が必要

（文献1を参考に作成）

吸入器の種類・・・・・・・・・・・・・・・・・・・・・・・・・・・・・・・・・・・・

●大きく分けて，ネブライザーと定量噴霧式吸入器がある（表2）．

Memo

....

....

....

吸入薬の種類··

● 吸入薬には表3のようなものが挙げられる.

ケアの実際

吸入指導のポイント··································

● 吸入指導は多くの医療職種がかかわり実施してい
くが,患者の信頼,アドヒアランス維持・向上に
向けて,職種間における指導内容の統一は重要と
なる.施設内,地域との連携を行い実践すること
が必要である.

<吸入薬の重要性についての説明>

● 吸入薬の有用性(薬効を含む)と治療について十
分説明し,アドヒアランスの向上を目指す.

表3 ◆ 吸入薬の種類と特徴

吸入薬	特徴・効果	長所	短所	副作用
吸入ステロイド薬 (ICS)	● 強力な気道炎症抑制効果 ● 長期にわたる喘息管理の第一選択薬 ● 気管支喘息の発作予防 ● β₂刺激薬との配合で効果増大	● 投与量が少量で済む ● 全身的副作用が少ない	● 吸入後の即効性はない ● 局所的副作用がある	● 嗄声 ● 口腔〜食道カンジダ(うがいで予防効果有り)
長時間作用型吸入抗コリン薬 (LAMA)	● 気管支拡張の効果	● 1日1回の使用で24時間持続	● 緑内障や前立腺肥大症の悪化	● 口渇, 口腔感染, 排尿困難, 心悸亢進
長時間作用型β₂刺激薬 (LABA)	● 長期管理薬として使用される ● 喘息治療では呼吸機能の改善や喘息発作の予防に有効だが, 抗炎症作用がないため, 吸入ステロイド薬との併用が必要である ● COPDの治療では, 抗コリン薬のみで改善が認められないときに併用する			
短時間作用型β₂刺激薬 (SABA)	● 発作治療薬として使用される ● 吸入後の効果持続時間は短いが, 発現時間は5〜15分程度と速い ● 喘息発作時やCOPDの呼吸困難時・予防に有効			

(各医薬品の添付文書を参考に作成)

アドヒアランスとは
　患者が積極的に治療方針の決定に参加し，その決定に従って治療を受けることを意味する.

● 説明時には，メーカーによるパンフレットなども活用する.
● 同居者，家族へも説明する（**表4**）.

表4 ◆ 患者・家族への説明例

＜気管支喘息＞
● 気道が慢性的に炎症を起こして狭窄し，呼吸が困難になる病気である
● 気道の炎症を抑える薬（ステロイド薬等）と狭窄を改善する薬（気管支拡張薬）を使用する
● 適切な治療で必ずよくなる
①長期管理薬（コントローラー）：非発作時の対応
● 吸入ステロイド薬（ICS）
● 効果が出てくるまで数日〜数週間かかるため，継続して使用する
● 発作時には使用しない．症状がないときにも炎症は常に存在しているため，規則正しく使用する
● 長時間作用型β2刺激薬（LABA）
● 吸入ステロイド薬と併用する
● 効果が出るまで15分程度かかるため，発作時には使用しない
②発作治療薬（リリーバー）：発作時の対応
● 短期作用型β2刺激薬（SABA）
● 効果は5〜15分程度で現れる
● 呼吸が苦しくなり始めたときに吸入することが効果的である
● 発作がピークになってからの使用では，効果が出にくい
● 医師に指示された使用回数を守り，吸入しても発作が治まらない場合は救急外来を受診するよう指導する

＜COPD＞
● 気管支の炎症や肺胞の弾力が低下することで，肺での十分な酸素の取り込みが難しくなる病気である
● 気管支を広げる薬を使用し，咳や息切れなどの症状の改善，増悪の予防を目指す
● 長時間作用型吸入抗コリン薬（LAMA）
● 咳，息切れなどの症状改善，増悪を予防することができる
● 毎日吸入することが重要である
● 効果が出るまで30分程度かかる
● 長時間作用型β2刺激薬（LABA）
● 咳，息切れなどの症状改善，増悪を予防することができる
● 毎日吸入することが重要である

（文献2を参考に作成）

吸入操作の指導··································

- ●患者と一緒に各デバイスの説明書を見ながら、初めに医療者がデモンストレーションを行い、実施方法を確認する.
- ●患者にセット，操作を行ってもらう．難しい場合は練習する.
- ●使用前に毎回残量を確認するように伝える.
- ●高齢者であったり，吸入力が低下していたり，理解と行動が一致しない場合もあるため，主治医と相談して吸入薬を選択してもらう.
- ●同居者や家族へも指導する（表5）.

副作用とその対策··································
＜吸入ステロイド薬＞

- ●主な副作用は，口腔・咽頭カンジダ症，嗄声である.
- ●吸入後，ガラガラうがいとブクブクうがいを5秒ずつ行い，最低2回以上繰り返す.
- ● これによって口腔内，喉に残存する薬剤の90%の除去が可能となる.
- ● うがいができない場合は，口をゆすいで飲み込む.

表5 ◆効果をあげるための吸入時のポイント

	エアロゾル式	ドライパウダー式
吸入前	●容器をよく振る ●吸入直前に息を吐きすぎない	●確実に1回の分量が吸えるようにセットする ●思い切り吸い込むため，吸入前に息を吐いておく ●吸入器に向けて息を吐かない
吸入時	●5〜6秒以上かけて，ゆっくり深く吸い込む	●2〜3秒かけるつもりで思い切りよく，深く吸い込む
吸入後	●5〜10秒程度，息を止める（肺内沈着率を高めるため） ●できるだけゆっくりと息を吐く ●続けて吸入するときは30〜60秒程度間隔を空ける ●吸入後は必ずうがいを行う	●軽く息を止める ●できるだけゆっくりと息を吐く ●吸入動作を繰り返すときは間隔を空けずに，続けて行ってよい ●吸入後は必ずうがいを行う

（文献2 p.341 より改変引用）

- 吸入前に口腔内を湿らせると，うがいでの薬剤除去率が高まる.
- 嗄声は，状況によって薬剤の変更も検討する.

<β₂刺激薬（長時間，短時間作用型共通）>

- 主な副作用は動悸，頻脈，振戦などである.
- 吸入後は必ずうがいをする. 副作用が強い場合は，減量または中止を検討する.

<抗コリン薬>

- 口渇の頻度が高いため，うがいや水分摂取で症状を緩和する.
- 不整脈，前立腺肥大症の場合は排尿障害，緑内障では眼圧上昇を来すため，事前にこれらの疾患がないか確認する.

◆文献
1) 近藤泰児（監）：呼吸器ビジュアルナーシング. p.212-214, 学研メディカル秀潤社, 2016.
2) 百瀬泰行：吸入指導のポイント. 日本呼吸ケア・リハビリテーション学会誌 25（3）：337-344, 2015. https://www.jstage.jst.go.jp/article/jsrcr/25/3/25_337/_pdf/-char/ja より 2019 年 5 月 5 日検索
3) 医療情報科学研究所（編）：病気がみえる vol.4 呼吸器, 第 2 版. p.154-163, 204-217, メディックメディア, 2013.
4) 日本呼吸器学会：COPD（慢性閉塞性肺疾患）診断と治療のためのガイドライン 2018（第 5 版）. 2018.
5) 林 清二（監）：ポケット呼吸器診療 2019. シーニュ, 2019.
6) 環境再生保全機構：大気環境・喘息などの情報館. https://www.erca.go.jp/yobou/ より 2019 年 5 月 13 日検索

Memo

....

....

....

▌胸腔ドレナージ

目的

* 胸腔内に貯留した空気の排気や液体の排液を促す.
* 胸腔内の陰圧を保ち，肺の膨張を促して換気・酸素化の改善を図る.

必要物品

<胸腔ドレーン挿入用>

● 胸腔ドレーン（トロッカーカテーテル，アスピレーションキットなど）.
● ドレナージボトル（電動式低圧持続吸引器，閉鎖式低圧持続吸引器など）.
● 縫合セット.
● 消毒セット.
● 局所麻酔薬.
● 局所麻酔用シリンジ.
● ドレープ.
● 滅菌蒸留水.
● 無鈎鉗子.
● 検体用スピッツなど.

<感染防護用具>

● 看護師用（未滅菌手袋，マスク，アイシールド）.
● 医師用（マスク，アイシールド，キャップ，滅菌手袋，滅菌ガウン）.

<その他>

● モニタ（経皮酸素飽和度，心電図，血圧）など.

●自施設の必要物品を記載

胸腔ドレーンの基本的な仕組み………………

● 胸腔ドレーンシステムは，3連ボトルシステムで排液を行う（図1）．

<排液ボトル>

● 患者の胸腔から流れ出た血液や滲出液を貯めるボトルをいう．

<水封室>

● 水は空気より重いため，空気の通り道に水を貯めて蓋をし，外気が胸腔内に入らないようにする．滅菌蒸留水を入れることで，胸腔内と外気を遮断して，感染を防止する．

● 水封した水分が蒸発してしまうと設定吸引圧が保たれない場合があるため，定期的に水封室の水量を管理する．

<吸引圧制御ボトル>

● 胸腔内にかかる吸引圧が設定した水圧を超える場合に，外気圧を吸い込むチューブから空気が吸い込まれ，設定した水圧以上にならないように制御される．

● 持続吸引圧を医師に確認し，指示された吸引圧まで滅菌蒸留水を入れる．

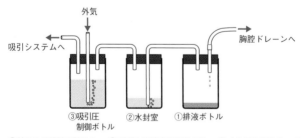

①肺からの排液を貯める．　②外界と胸腔内を遮断する．　③水位の高さによって持続吸引圧を調整する（水位が10cmの場合，－10cmH₂Oで吸引している）．

図1◆胸腔ドレーンシステムの原理
（文献1より引用）

ケアの実際

胸腔ドレーンの挿入部位（図2）

＜排気の場合＞

● 第4〜5肋間，前または中腋窩線に挿入する．

● 皮膚切開部位は，挿入部位よりも1肋間下部の第5〜6肋間で実施する．

● 空気は軽く上方に貯まるため，ドレーンは頭側に向けて留置する（図2）．

＜排液の場合＞

● 胸部CT検査や超音波検査により穿刺部位を確認して挿入する．

● 液体は下方および背側に貯まるため，ドレーンは背側に向けて留置する（図2）．

胸腔ドレーン挿入時の介助

＜ドレーンシステムの準備と患者の体位調整＞

● 胸腔排液用装置を取り出し，各ボトル内に注射器で滅菌蒸留水を注入する．

● 気胸の増悪，再虚脱を招いてしまうため，蒸留水の入れ忘れに注意する．

● ドレナージシステムに電源を入れ，吸引圧がかかるか，持続吸引器が作動するかを確認する．

● ドレーン挿入による排気や排液によって肺が拡張する際に，痛みが出る場合があることを説明する．

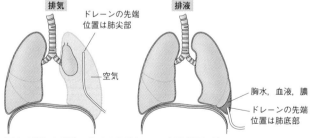

図2 ◆排気と排液における胸腔ドレーン挿入位置の違い
（文献1より改変引用）

211

- 患者のバイタルサイン，一般状態を観察する．施術中も状態変化を観察できるようにモニタリング装置を装着しておく．
- **挿入部位を上側にした仰臥位とする．上肢を頭側に挙上させ，腋が開くようにする．**
- 挿入部位や患者の呼吸状態によっては，**起坐位やファーラー位**をとる場合もある（p.87参照）．
- バスタオルなどを用いて，差恥心や保温に配慮する．

＜穿刺部位の消毒，局所麻酔，挿入の介助＞
- 清潔操作で必要物品を準備する．
- 挿入直後の合併症として出血や血胸を引き起こす場合があるため，注意深く観察する．
- ドレーン挿入後，ドレナージシステムに接続し，設定圧を確認し吸引を開始する．水封室に呼吸性移動がないかや，エアリークの有無を確認する．
- カテーテルの縫合固定後，Ω止め（オメガ）でテープを固定する（図3）．

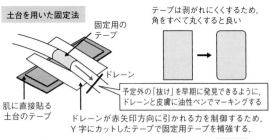

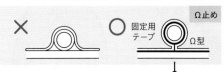

図3 ◆ ドレーンの固定
（文献2より改変引用）

- 自己抜去予防のため1カ所以上で固定する．カテーテルとチューブの接続部を結束バンドで補強するのもよい．
- 直接ドレーンが皮膚に当たらないように固定し，皮膚障害を予防する．
- ドレーン抜去の確認のため，刺入部付近と固定テープの下の2カ所にマーキングする（図4）．

観察のポイント

- ドレーン留置中の観察のポイントを以下に挙げる．

＜呼吸状態＞

- 呼吸音，SpO_2 の低下，動脈血液ガス分析データ，呼吸様式の変化がないか．

＜刺入部＞

- 発赤，腫脹，滲出液の有無など感染徴候はないか．
- ドレーンと皮膚接触面の皮膚トラブルはないか．
- ドレーンの固定，ねじれや屈曲，圧迫，閉塞，マーキングのずれ，接続部の外れやゆるみがないか．
- 皮下気腫：挿入部周囲から頸部に肺から漏れた空気が貯留し，膨らむ．不十分な排気が原因となるため，挿入の長さや追加挿入の検討が必要となる．

マーキング

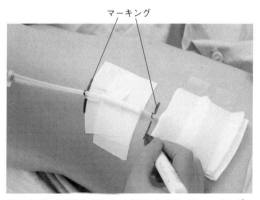

図4 ◆刺入部付近と固定テープ下の2カ所へのマーキング
（文献1より引用）

＜ドレナージシステム＞

- チューブ内に液体の貯留はないか，ドレーンの抜け，ゆるみはないか．適宜ミルキングを行い，血塊や浮遊物による閉塞を防止する．
- 水封室の液面が呼吸性に変動するか．
- 水封室の気泡の増減，設定した吸引圧の確認．
- 吸引バッグは患者の胸腔より低い位置に設置されているか．
- 水封室の滅菌蒸留水は足りているか．
- 気胸，気管支瘻，ドレーンの破損，接続部のゆるみなどによるエアリークの有無や呼吸性の変動の消失（閉塞）．
- エアリークが継続する場合は，医師に報告する．
- 呼吸性変動の有無についても同様に対処する．

＜排液＞

- 急激な血性の排液（挿入後数時間で 200mL/ 時以上）は出血している可能性があるため，直ちに医師に報告する．

◆文献
1）近藤泰児（監）：呼吸器ビジュアルナーシング．p.215-221，学研メディカル秀潤社，2016.
2）JSEPTIC 看護部会（監）：ICU ナースポケットブック．p.250-257，学研メディカル秀潤社，2015.
3）道又元裕（監）：早引き呼吸器看護ケア事典．p.170-175，ナツメ社，2017.
4）杉野亜紀・他：胸腔ドレーン挿入．処置介助看護マニュアル．エキスパートナース 34：56-61，2018.

Memo

....

....

....

....

....

喀痰の排出

目的

* 気道内分泌物を除去することで，酸素化の改善，呼吸困難の改善，肺炎などの二次的細菌感染予防を図る.

必要物品

- 胸吸引チューブ（10 〜 12Fr）.
- シールド付きマスク.
- 水.
- 未滅菌手袋.
- 吸引器.
- エプロン.

ケアの実際

咳嗽による自力排痰‥‥‥‥‥‥‥‥‥‥‥‥‥‥‥

- 飲水，含嗽（うがい）を行う.
- 鼻からゆっくり息を吸って，口からゆっくり息を吐いて，深呼吸を行う.
- 大きく息を吸って，「ゴホン！」と咳をする.
- 術後創部痛があるときは，患部にしっかり手を添えるか枕を当てる.

吸引による排痰‥‥‥‥‥‥‥‥‥‥‥‥‥‥‥‥‥

- 苦痛を伴う処置であり，患者に説明し同意を得る.
- 吸引時に発生する飛沫の曝露を防ぐため，防護用具を着用する.
- 吸引圧は 10 〜 20kPa，または 150 〜 200mmHg とする.
- 吸引チューブ（図 1）の先端から 10cm の位置を持ち，挿入の深さは 3 〜 10cm とする.
- 吸引時間は 10 〜 15 秒とする.

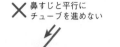
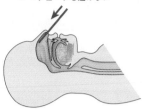

○ 鼻孔から床の方向へ垂直に
吸引チューブを進める

✕ 鼻すじと平行に
チューブを進めない

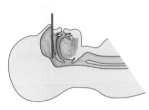

図1 ◆吸引チューブの挿入方向
（文献1より引用）

体位の調整・呼吸介助⋯⋯⋯⋯⋯⋯⋯⋯⋯⋯⋯⋯

- 加温，加湿を行う．
- 体位ドレナージを行う．その際，患側肺，病変部位を上にすることが基本となる．
- モビライゼーション（離床や体動の促進）を行う．
- バイブレーション（用手もしくは器具を用いて，胸郭に振動を与える）は，有効性が証明されていない等の理由から，ルーチンの実施は推奨されていない．スクイージング（胸郭を呼吸に合わせ圧迫，開放する手技）についても同様である．

観察のポイント

- 吸引後は，呼吸状態や患者の状態を観察する．
- 吸引は患者にとって苦痛を伴う処置であるため，吸引の効果を確認するとともに，患者への影響の状況を確認する．吸引からの影響を和らげるため，ねぎらいの言葉をかけたり，姿勢を示すことが大切である．

◆文献
1）近藤泰児（監）：呼吸器ビジュアルナーシング．p.223-225，学研メディカル秀潤社，2018．
2）藤野智子・他：痰を出す技術．エキスパートナース 27：50-73，2011．

▌誤嚥予防

目的

* 食物，水分を口から安全に摂取できるようにする．

概要

嚥下と誤嚥のメカニズム

<嚥下>

- 嚥下とは，食物や唾液が口腔から咽頭・食道を経て胃へ送られることである．
- 嚥下は，大きく**先行期（認知期）**，**準備期（咀嚼期）**，**口腔期**，**咽頭期**，**食道期**の5つの時期に分けられる（表1）．

<誤嚥>

- 嚥下機能が障害され，食物や唾液などが誤って咽頭と気管に入ってしまうことを誤嚥といい，誤嚥性肺炎の原因になる．
- 誤嚥は咽頭期で生じるが，原因は先行期から食道期のすべてに存在する（表2）．

表1 ◆**嚥下の時期による分類**

先行期	食べ物の形，量，質などを認識する
準備期	食べ物を噛み砕いて，飲み込みやすい形状にする
口腔期	食べ物を口腔内で咀嚼して，咽頭に送る
咽頭期	咽頭に送られてきた食べ物を，食道の入り口まで送る
食道期	食道に入った食べ物を，喉頭への逆流を防ぎながら胃まで送る

（文献1を参考に作成）

Memo

表2 ◆ 誤嚥の原因

先行期の障害	● 一口量が多い ● 食事の速度が速い ● 覚醒が不十分
準備期・口腔期の障害	● 義歯の適合不良，歯の欠損による咀嚼不良 ● 舌の動きの不良による食塊形成不良，口腔内保持不良
咽頭期の障害	● 嚥下反射の遅れ ● 喉頭閉鎖，咽頭収縮の不良 ● 食道入口部の開大不良
食道期の障害	● イレウスや食道蠕動の悪化 ● 胃排出機能の低下 ● 経鼻経管チューブの留置により生じる胃食道逆流や食道停滞

（文献1より引用）

＜不顕性誤嚥＞

- むせ込みがなく，気付かないうちに口腔内の微生物が少量の唾液や飲食物とともに気管に流れ込んでしまう現象を**不顕性誤嚥**という.
- むせ込みなどの症状がないため，見逃される可能性が高い.
- 痰の増加，体温上昇，食欲低下，全身状態の観察を行い，「いつもと何かが違う」ことに気付くことが大切である.

Memo

ケアの実際

誤嚥予防の方法とケア······························

<嚥下機能の評価>

● 自施設で使用している誤嚥リスクをもとにスクリーニングする（図1）.

● 嚥下機能の評価に応じて,食事を開始する.

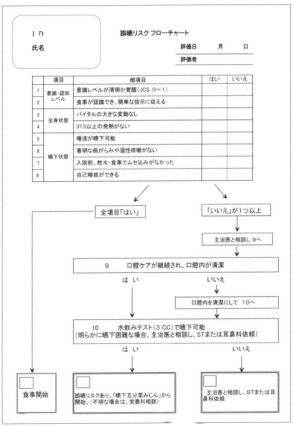

図1 ◆誤嚥リスクフローチャート例
（文献1より引用）

＜食前の準備＞

- ● 食事内容の検討.
  - ● 適する食品の選択：嚥下訓練用ゼリー，ペースト状，とろみ剤が必要か.
- ● 患者の覚醒状態の観察.
  - ● 寝起き，傾眠など**覚醒が不十分な場合**は，嚥下反射や咳嗽反射が起こりにくい.
- ● 口腔内の観察.
  - ● 口腔内は乾燥していないか．乾燥していると，口唇や舌などがスムーズに動かせない.
- ● 痰の貯留の有無.
  - ● 湿性咳嗽がある，痰の貯留があるような場合は，排痰を行ってから食事を開始する.
- ● 体位の調整（ベッド，車椅子の場合）.
  - ● **リクライニング位（30°仰臥位）**．姿勢が崩れてしまう場合は，枕やクッションを使用する.
  - ● **顎を引くように，頭に枕を挟む（図2）**.
- ● 義歯の確認.
  - ● 装着時に痛みがないか，ゆるくなっていないか.

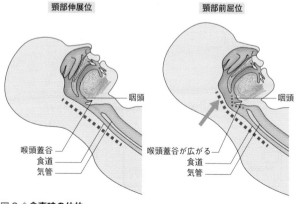

頸部伸展位　　　　　　　頸部前屈位

咽頭

喉頭蓋谷
食道
気管

咽頭

喉頭蓋谷が広がる
食道
気管

図2 ◆食事時の体位
（文献1より引用）

＜食事介助＞

● 介助者の位置.

● 患者と同じ目線の高さに合わせられるように, 患者より低い位置に座る.

● **立位での介助**は, 患者の顎が上がりやすくなり頸部が伸展して, 誤嚥につながる.

● 一口量.

● スプーンは**ボールの部分が小さく, 浅いもの**を使用する.

● 一口量が多いと嚥下しきれずに誤嚥しやすく, 咽頭部に食物が残留してしまう.

● スプーンの使い方.

● スプーンは患者の口の正面から真っすぐに入れ, 舌の中央に置いた状態で, 患者に口を閉じてもらい, そのまま水平に引き抜く.

● 嚥下の観察.

● 患者の喉元を観察し, **喉仏が挙上すること**を確認する.

● 口腔内の**食物残留の有無**を確認してから, 次の食物を口に入れる.

● 介助者は笑顔で介助する.

● 笑顔で患者に話しかけながら介助する.

● 咀嚼や嚥下中には話しかけない.

こんなときは誤嚥を疑うサイン！

● 口の中に食物を溜め込む.

● 唾液や痰で, 常にのどがゴロゴロしている.

● 食事中にむせる, 咳が出る.

● 食事中に疲れがみられて, 時間がかかる.

● 食中・食後に痰や咳嗽が増える.

● 呼吸音の聴取で副雑音が聴こえる.

誤嚥予防

221

＜食後の観察＞

● 食事量.

● 姿勢の確認.

● 1～2時間(少なくとも30分)は坐位かリクライニング位(45°以上)にベッドをアップして,胃食道逆流を防ぐ.

● 口腔内の確認と口腔ケア.

● 口腔内の食物残留は細菌繁殖の原因となる. そのまま横になり咽頭に流れ込むことで, 誤嚥性肺炎を引き起こす可能性もあるため, 口腔ケアが重要となる(「周術期口腔機能管理」p.152参照).

＜義歯の取り扱い＞

● 義歯はカンジダ菌などの真菌が繁殖しやすいため,義歯洗浄剤による化学的な清掃と, 義歯用のブラシを使用した物理的な清掃を行う.

● 義歯洗浄剤に浸ける前後に義歯用ブラシで清掃する. 汚れたまま義歯洗浄剤を使用しても, 十分な効果が得られない.

● 研磨剤の成分により義歯に傷がつき細菌がつきやすくなるため, 義歯には歯磨き剤は使用しない.

● 就寝時, 手術前に義歯を外す場合は, 必ず蓋つきの容器に水や義歯洗浄剤を入れ, 乾燥しないようにする. 紛失防止のためティッシュペーパーやタオルにくるまない.

◆文献

1) 近藤泰児(監):呼吸器ビジュアルナーシング. p.165-166, 226-229, 学研メディカル秀潤社, 2016.

2) 三鬼達人(監):「摂食スタート」の悩みを解決!エキスパートナース 26:34-58, 2010.

Memo

....

....

....

第2章

呼吸器領域の主な疾患

▌かぜ症候群（感冒）

疾患の概要

- かぜ症候群（感冒）は，鼻汁，鼻閉，咽頭痛，咳嗽，発熱，倦怠感などを呈する**ウイルス性の上気道感染症**であり，急性咽頭炎，急性細菌性副鼻腔炎，急性気管支炎，インフルエンザとは区別される．
- ライノウイルス（30〜40%），コロナウイルス（10〜15%），アデノウイルス（5〜10%），RSウイルス（5%），パラインフルエンザウイルス（5%），ヒトメタニューモウイルス（5%）などが原因である．ライノウイルスやパラインフルエンザウイルスは秋と晩春に，コロナウイルスやRSウイルスは晩秋から早春に流行がみられる．
- 小児は年間**5〜7回**，成人は**年間2〜3回**程度罹患する．

検査・診断

- 臨床的に診断する．典型的には咽頭発赤，鼻汁や鼻閉があり，頸部リンパ節腫脹はないか軽微で，ラ音は聴取しない．
- アレルギー性鼻炎，細菌性咽頭炎，気管支炎（百日咳），インフルエンザ，肺炎との鑑別を要する（表1）．

表1 ◆かぜ症候群と鑑別を要する疾患

疾患の緊急度	重症度	疾患
非常に高い	● 非常に高い ● 見逃すと予後不良	● 急性喉頭蓋炎 ● 髄膜炎
高い	● 高い ● 感染性あり	● インフルエンザ（飛沫感染） ● 肺結核 ● 喉頭結核　｝（空気感染） ● 気管支結核
緊急度や重症度は上記より低いが，鑑別として重要な疾患		● 急性副鼻腔炎 ● 伝染性単核（球）症 ● 亜急性甲状腺炎

（文献1より引用）

治療

● 対症療法を行う. 軽症の場合, 治療不要である.
● 抗菌薬により細菌の二次感染が抑制される可能性
  はきわめて低いため, 使用しない (表2).

非ステロイド性抗炎症薬 (NSAIDs)・アセト
アミノフェン……………………………………………

● 熱による倦怠感や痛み (頭痛, 関節痛, 筋肉痛)
  の緩和に用いる.
● NSAIDs とアセトアミノフェンでは, 感冒に対す
  る短期間使用の場合, 効果と副作用はともにほぼ
  同等とされる.
● 感冒に伴うくしゃみは, NSAIDs によって有意
  に改善する.

鎮咳薬…………………………………………………………

● 必要に応じてデキストロメトルファン臭化水素酸
  塩 30mg を用いる. 急性咳嗽における鎮咳効果
  を示すメタ解析があるが, 限定的である. そのた
  め, 感冒に対して鎮咳薬の処方を推奨しないもの
  も多い.

表2 ◆急性呼吸器感染症における抗菌薬投与の考え方

病態	抗菌薬の適応
感冒	抗菌薬を投与すべきではない
急性気管支炎	肺炎でなければ, 抗菌薬は不要である (例外は百日咳)
急性咽頭炎	A群溶連菌が検査で示されたときのみ, 抗菌薬の適応である (原因の5〜20%)
急性副鼻腔炎	重篤な症状が3日を超えて続く, 症状が10日を超えて続く, 二峰性の悪化がみられる場合のみ, 抗菌薬を考慮する

(文献2を参考に作成)

Memo

点鼻薬··
- 必要に応じて**クロモグリク酸ナトリウム点鼻**を用いる．鼻汁や咽頭痛の緩和に有効性を示す臨床試験が存在する．ステロイド点鼻の効果は示されていない．
- 鼻閉にはうっ血除去薬（点鼻）が考慮されるが，3日以上使用するとリバウンドが起こるため，**2～3日の使用**にとどめる．**血圧上昇，鼻出血**などの副作用に注意する．

観察・ケアのポイント

- 症状は通常**10日程度**で改善する．喫煙者などではやや長引く．感冒様の症状が14日以上続く場合，別の疾患を考慮すべきである．
- 感冒の原因ウイルスの多くは，飛沫によるもの以上に接触感染が多いため，予防には手洗いが重要である．RSウイルスやインフルエンザウイルスは飛沫感染が主体である．

合併症··
- 急性副鼻腔炎の合併はよくみられる．ウイルス性副鼻腔炎の方が，二次性細菌性副鼻腔炎よりも頻度が高い．
- 気管支喘息の増悪の約40％には，**ウイルス性上気道炎**が関与している．
- 一部の原因ウイルス（RSウイルスやパラインフルエンザウイルス）は，下気道感染症も引き起こすことがある．

◆**文献**
1）近藤泰児（監）：呼吸器ビジュアルナーシング．p.235-236，学研メディカル秀潤社，2016．
2）Harris AM, et al：Appropriate antibiotic use for acute respiratory tract infection in adults. Annals of International Medicine 164：425-434，2016．

急性咽頭炎・急性気管支炎

急性咽頭炎

疾患の概要

- ライノウイルス，コロナウイルス，アデノウイルス，パラインフルエンザウイルスなどの呼吸器**ウイルスによるものが大部分**（～90%）である．伝染性単核（球）症を呈する場合，EB ウイルス，サイトメガロウイルス，ヒト免疫不全ウイルス（HIV）が重要である．
- ほかに，**A 群溶連菌**（5～20% 程度），**C 群 /G群溶連菌，フソバクテリウム，マイコプラズマ，クラミドフィラ**（5% 未満）も原因になる．梅毒や淋菌（性感染症）によることもある．

症状

- 嚥下時に増悪する咽頭痛の他，頸部リンパ節腫脹（圧痛を伴うことが多い）がよくみられる．
- 発熱，倦怠感，頭痛を伴うこともある．

検査・診断

- A 群溶連菌性咽頭炎の診断は，**咽頭培養**（感度90% 以上，特異度 75～99%）や**迅速抗原検査**（感度 70～80%，特異度 97%）による．
- A 群溶連菌検査の必要性を判断する臨床的基準の1 つに，**修正センター基準**がある（表 1）[1]．

治療

- 多くの場合，対症療法でよい．発熱や咽頭・扁桃痛の緩和には，非ステロイド性抗炎症薬（NSAIDs）やアセトアミノフェンを用いる

表1 ◆修正センター基準（A 群溶連菌 [GAS] 咽頭炎患者の識別）

項目		点数
咳嗽の欠如		+1
前頸部リンパ節腫脹・圧痛		+1
経過中の発熱 (>38℃)		+1
扁桃の滲出物または腫脹		+1
年齢	3 〜 14 歳	+1
	15 〜 44 歳	0
	45 歳以上	-1

合計点	GAS 咽頭炎リスク	対応
≤0	1 〜 2.5%	検査・治療推奨なし
1	5 〜 10%	推奨なし（時に検査を考慮 *)
2	11 〜 17%	GAS 検査を考慮 *
3	28 〜 35%	GAS 検査を考慮 *
≥4	51 〜 53%	GAS 検査 * またはエンピリック治療を考慮

＊迅速検査または培養検査が陽性なら治療を行う.
（文献 1 を参考に作成）

- A 群溶連菌性咽頭炎に対しては**アモキシシリン水和物（10 日間）**，ペニシリンアレルギーの場合には**クリンダマイシンリン酸エステルまたはクラリスロマイシン（10 日間）**を投与する.
- 抗菌薬治療の主目的は，**リウマチ熱の予防である.** 次いで，伝播抑制の可能性（小児），臨床症状の早期改善，化膿性合併症のリスク低減（限定的）がある.
- 抗菌薬治療が必要なのは，A 群溶連菌によるものにほぼ限られる. 抗菌薬の過剰使用は避けるべきである（「かぜ症候群（感冒）」表2，p.225 参照）.

Memo

- 生命にかかわる危険な状況を鑑別すべきである. 扁桃周囲膿瘍, 咽後膿瘍, 降下性縦隔炎, 急性喉頭蓋炎は, **気道の確保, 抗菌薬治療, ドレナージ** などの対処が必要になる.
- 危険を示唆する徴候：強い痛み, こもった声, 嗄声, 嚥下困難, 流涎, 吸気性喘鳴 (ストライダー), 呼吸困難, 三脚姿勢 (tripod position).
- 抗菌薬が必要な一部の細菌性咽頭炎と, 早期発見が重要な急性 HIV 感染症を見逃さない.
- EB ウイルスによる伝染性単核 (球) 症にアンピシリンナトリウムやアモキシシリン水和物を用いると, **皮疹 (アンピシリン疹) がほぼ必発**となる. それ以外の抗菌薬でも, 時に同様の皮疹が生じる.

急性気管支炎

疾患の概要

- ライノウイルス, コロナウイルス, パラインフルエンザウイルス, RS ウイルスなどの**呼吸器ウイルスによるものが大部分** (〜 90%) である.
- ほかに, **マイコプラズマやクラミドフィラ (それぞれ 5% 程度)** が原因になる. 頻度は低いが, 百日咳も重要な起因菌である.
- 慢性閉塞性肺疾患 (COPD) の患者に限っては, 肺炎球菌, インフルエンザ菌, モラクセラ・カタラーリスが原因になることがまれにある.

症状

- 主症状は咳嗽である. 感冒が先行した場合, 病初期に感冒の症状 (鼻症状, 咽頭痛, 頭痛など) を伴うことがあるが, 次第に咳嗽が優位になる.
- 喘鳴や軽度の呼吸困難がみられることもある.

- 通常，臨床診断である．**咳嗽は 5 日以上（1 ～ 3 週間）**続く．膿性痰は 50% にみられるが，「黄色痰だから細菌性である」とは言えない．

- 百日咳は，**咳嗽が 14 日以上持続し**，「発作的な強い咳嗽」，「吸気性笛声（whoop）」，または「咳嗽後嘔吐」がみられる場合や，地域で百日咳が流行している場合に考慮する．

- 百日咳を疑った場合，呼吸器検体（咽頭ぬぐい液など）の百日咳菌遺伝子検査（**LAMP 法**）や培養検査（**ボルデー・ジャング培地**）を行う．培養検査の感度は **60% 以下**であり，成人やワクチン接種者ではさらに低い．

- 血清診断には，百日咳菌 IgM/IgA 抗体と百日咳毒素抗体（PT-IgG）が利用できる．

- 血清抗体とワクチン歴による百日咳診断フローチャートが提唱されている．百日咳菌 IgM（または IgA）が陽性，またはペア血清で PT-IgG の有意上昇がみられれば，百日咳の可能性が高い．

- 単一血清での判断は一般に困難だが，PT-IgG 10 ～ 99EU/mL でワクチン歴がない場合は百日咳の可能性が高く，PT-IgG 100EU/mL を超える場合は百日咳の可能性が高いが確定できない，とされている[2]．

- 多くの場合，対症療法でよい．鎮咳薬（デキストロメトルファン臭化水素酸塩）や，発熱や頭痛などの随伴症状にはアセトアミノフェンや NSAIDs を適宜使用する．

- 急性気管支炎で抗菌薬を考慮するのは，百日咳（および基礎に COPD をもつものの重症例の一部）のみである．抗菌薬の過剰使用は避ける（「かぜ症候群（感冒）」表 2，p.225 参照）．

- マイコプラズマやクラミドフィラによる成人の急性気管支炎は，予後改善の証拠がないため，肺炎がない限り抗菌薬治療は推奨されていない．
- 百日咳に対しては，**アジスロマイシン水和物またはクラリスロマイシン**を投与する．
- 咳嗽出現から3週以内の場合，抗菌薬治療が推奨される．3～6週の場合，症状緩和効果はないため，医療従事者，妊婦，乳幼児との接触があるなど，百日咳菌の他者への伝播抑制が必要な場合には抗菌薬治療が考慮される．

観察・ケアのポイント

- バイタルサインの異常（脈拍>100回/分，体温>38℃，呼吸数>22回/分），ラ音，ヤギ音（egophony）などがある場合には，X線写真を適宜確認し，肺炎の可能性を考慮する．
- **インフルエンザは発熱を高率に伴う**ため，別に考慮する（「インフルエンザ」p.232参照）．
- 咳嗽が遷延する場合（3週間以上），百日咳だけではなく，慢性咳嗽の鑑別（肺結核/抗酸菌症，喘息/咳喘息，感染後咳嗽，胃食道逆流，副鼻腔肺症候群，肺がんなど）に進む必要がある．

◆文献
1) Choby BA：Diagnosis and treatment of streptococcal pharyngitis. American Family Physician 79：383-390, 2009.
2) 日本小児呼吸器学会・日本小児感染症学会（監）：小児呼吸器感染症診療ガイドライン2017. p.236-240, 協和企画, 2017.

Memo

インフルエンザ

疾患の概要

- インフルエンザウイルスによる急性呼吸器疾患である．主に冬季に世界中で流行がみられ，例年小児の 20%，成人の 5% 程度が罹患する．
- 通常は自然治癒するが，高齢者や基礎疾患を有する患者では，死亡や合併症のリスクが増す．合併症の高リスク者を認識する必要がある（表 1）[1]．
- 急激に発症する高熱と咳嗽は，冬季ではインフルエンザを疑う重要なポイントとなる．しかし，微熱で感冒に似た症状や，呼吸器症状に乏しく発熱と衰弱が目立つものなど，幅広い症状を呈しうる．

症状

- 潜伏期は 1〜3 日程度である．半日ほどの前駆症状の後，突然発熱がみられ，咳嗽，咽頭痛，鼻症状，筋肉痛，頭痛などを伴う．
- 下痢や嘔吐などの消化器症状を伴うこともある．

表1 ◆インフルエンザの合併症の高リスク者

- 5 歳未満（特に 2 歳未満）の者
- 65 歳以上の者
- 次の基礎疾患をもつ者：慢性呼吸器疾患（喘息を含む），心血管疾患（高血圧を除く），腎疾患，肝疾患，血液疾患（鎌状赤血球症を含む），代謝異常症（糖尿病を含む），神経疾患（脳，脊髄，末梢神経，筋疾患，てんかん，脳卒中，精神発達障害などを含む）
- 免疫不全者（免疫抑制薬や HIV 感染症を含む）
- 長期のアスピリン療法を受けている 19 歳未満の者
- 妊娠中または出産後 2 週以内の者
- 高度肥満（BMI 40 以上）
- ナーシングホームや長期療養施設の入居者

（文献 1 を参考に作成）

検査・診断

- 流行が始まった後では，症状や所見による臨床診断の的中率は成人で 70 〜 80% である．小児や高齢者は 20 〜 40% と，それほど高くない．

- 発熱＋咳嗽＋急性症の陽性尤度比（インフルエンザであることのもっともらしさ）は，60 歳以上に限れば 5.4，全年齢では 2.0 である．

- くしゃみの存在は，インフルエンザの可能性を下げる（陽性尤度比 0.47）．

- 鼻咽頭ぬぐい液を用いた場合，迅速抗原検査（迅速診断キット）の感度は 60 〜 90%，特異度は ＞ 95% である（図 1）[2]．発症 6（〜 12）時間以内または 5 日以降など，ウイルス量が少ない場合には，検出感度はより下がる[3]．諸外国では感度の低さが問題視され，抗原検査の単独実施は推奨されていない[1]．

- 米国などでは，自動化小型装置による迅速核酸検査が一般的に行われている．通常の核酸検査（RT-PCR など）と比較して，迅速核酸検査の感度は 92%（従来の迅速抗原検査は 53%）である．

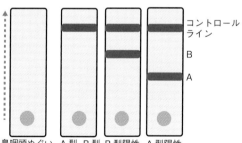

鼻咽頭ぬぐい　A 型，B 型　B 型陽性　A 型陽性
液を滴下する　とも陰性

コントロール
ライン

B

A

図 1 ◆インフルエンザ抗原迅速診断キット
15 〜 20 分で診断ができる．鼻咽頭ぬぐい液を滴下すると液が隅まで流れ，コントロールラインが出る．コントロールラインしか出なければ陰性，A 型，B 型に印が出れば，それぞれの型のインフルエンザと診断される．
（文献 2 より引用）

● 抗インフルエンザウイルス薬として，**ノイラミニダーゼ阻害薬**（オセルタミビルリン酸塩，ザナミビル水和物，ペラミビル水和物，ラニナミビルオクタン酸エステル水和物）と**エンドヌクレアーゼ阻害薬**（バロキサビルマルボキシル）が使用できる（表2）．

表2 ◆抗インフルエンザウイルス薬

分類	ノイラミニダーゼ阻害薬				エンドヌクレアーゼ阻害薬
一般名	オセルタミビルリン酸塩	ペラミビル水和物	ザナミビル水和物	ラニナミビルオクタン酸エステル水和物	バロキサビルマルボキシル
商品名	タミフル，オセルタミビル「サワイ」	ラピアクタ	リレンザ	イナビル [5]	ゾフルーザ
剤型・含有量	●カプセル・75mg ●ドライシロップ・3%	注射・300mg，150mg	吸入ブリスター・5mg	吸入粉末剤・20mg	錠剤・10mg，20mg
用量（成人）	1回75mg，1日2回	1回300〜600mg，1日1回	1回10mg，1日2回	40mg	●80kg未満：1回40mg ●80kg以上：1回80mg
用量（小児）	1回2mg/kg，1日2回	1回10mg/kg [2]，1日1回	1回10mg，1日2回	●10歳以上：40mg ●10歳未満：20mg	●12歳以上：成人と同様 ●12歳未満：10〜40mg [1]
投与期間	5日間	1回 [3]	5日間	1回	1回
腎障害時	減量必要	減量必要	減量不要	減量不要	減量不要
予防投与	適応あり	×	適応あり	適応あり	×
薬価 [4]	2,720円，1,360円（ジェネリック）	6,216円（300mg）	3,058円	4,280円	4,789円（40mg）

1) 40mg（体重40kg以上），20mg（体重20kg以上40kg未満），10mg（体重10kg以上20kg未満）．2) 上限600mg．3) 症状に応じ連日も可．4) 標準的成人1治療あたり．5) 吸入懸濁用・160mgセットは，160mgを生理食塩水2mLで懸濁し，ネブライザーを用いて単回吸入投与する（2019年5月現在）.

- 発症 48 時間以内に治療開始すると，有症状期間が 1 ～ 1.5 日程度短縮する．高リスク者や重症者の合併症や死亡リスクを低減する可能性があるが，研究によって結果が分かれる．
- 抗インフルエンザウイルス薬の適応の考え方を表 3 に示す[1]．とりわけ高リスク者には適切に使用する必要がある．

副作用・注意点……………………………………
- オセルタミビルリン酸塩とザナミビル水和物の妊娠中の使用：胎児に重大な影響を及ぼす恐れは低い[4]．
- オセルタミビルリン酸塩：時に消化器症状 (嘔気，嘔吐，下痢，腹痛)．
- ザナミビル水和物：まれに気管支攣縮 (喘息，COPD では使用を避ける)．
- ラニナミビルオクタン酸エステル水和物：まれに気管支攣縮 (喘息，COPD では使用を避ける)．海外第 2 相試験では，症状軽快までの期間はプラセボと有意差がみられなかった．

インフルエンザ

表 3 ◆ 抗インフルエンザウイルス薬による治療推奨

速やかに治療の開始が推奨される
インフルエンザが検査で確定または強く疑われ，
● 入院を要する場合 (発症からの時間によらない) [A-II]
● 重症，または悪化している場合 (発症からの時間によらない) [A-III]
● インフルエンザの合併症の高リスク者 (表 1) [A-II]
● 2 歳未満または 65 歳以上の者 [A-III]
● 妊娠中または出産後 2 週以内の者 [A-III]
治療を考慮してよい
インフルエンザが検査で確定または強く疑われ，高リスク者ではなく，
● 発症から 2 日以内の場合 [C-I]
● 合併症の高リスク者と同居している場合 [C-III]
● 合併症の高リスク者をケアする医療従事者 [C-III]

(文献 1 を参考に作成)

● バロキサビルマルボキシル：臨床試験では下痢（1.3%）や肝機能異常（0.9%）など（使用経験が乏しい）．出血症状の報告がある．12歳未満および重度の肝機能障害に対する臨床データは乏しい．耐性ウイルスの出現率が高い（特に小児）．

観察・ケアのポイント

● 飛沫感染が主体であり，飛沫予防策を適用する．
● 抗インフルエンザウイルス薬の使用によらず，異常行動がみられることがあり，特にわが国の小児での報告が多い．
● 異常行動はオセルタミビルに限った事象ではなく，因果関係は明確でないとして，2018年8月にオセルタミビルリン酸塩の10代への使用禁止措置が解除された．

主な合併症……………………………………

● 呼吸器合併症：二次性細菌性肺炎が最もよくみられる．起因菌は肺炎球菌や黄色ブドウ球菌が多く，ヘモフィルスやA群溶連菌がそれらに次ぐ．通常の市中肺炎よりも，黄色ブドウ球菌が起因菌となる頻度が高いのが特徴である．その他，中耳炎，ウイルス性肺炎など．
● 神経合併症：熱性痙攣，脳症（脳炎），ライ症候群，脊髄炎，髄膜炎，ギラン・バレー症候群など．
● 筋炎・横紋筋融解症．
● 心筋炎・心外膜炎．

Memo

....

....

....

....

予防

- **ワクチン**が第一の予防策である．ワクチン株と流行株の抗原性の一致度によって，効果は年ごとに異なる．医療従事者は毎年秋に接種することが推奨される．
- 抗インフルエンザウイルス薬による化学予防は，ワクチンに代わるものではない．曝露後化学予防は，ワクチン接種歴，曝露の程度，合併症リスク，施設内アウトブレイクであるか否かなど，適応を十分に吟味し，症例ごとに決定する（表4）[1]．

表4 ◆ 化学予防の適応例

施設内でインフルエンザのアウトブレイクが生じている場合
- ワクチン接種歴によらず，全ての対象となる入居者（同室・同フロアなど）に化学予防が推奨される [A-III]
- ワクチンを接種していない（禁忌など），または効果が期待できない場合（免疫不全など）には，該当する職員に化学予防が考慮される [C-III]

それ以外
- インフルエンザの合併症の高リスク者で，ワクチンを接種していない（禁忌など），または効果が期待できない場合（免疫不全など），曝露（同居など）後48時間以内に化学予防が考慮される [C-II] など

（文献1を参考に作成）

◆文献

1）Uyeki TM, et al：Clinical practice guidelines by the infectious diseases society of america-2018 Update on diagnosis, treatment, chemoprophylaxis, and institutional outbreak management of seasonal influenza. Clinical Infectious Diseases 68：e1-47, 2019.
2）近藤泰児（監）：呼吸器ビジュアルナーシング．p.237-239, 学研メディカル秀潤社, 2016.
3）菅谷憲夫（編）：インフルエンザ診療ガイド 2018-19. p.113-123, 日本医事新報社, 2018.
4）国立成育医療センター：妊娠と薬情報センター．https://www.ncchd.go.jp/kusuri より 2020年2月20日検索

肺炎（市中，院内，医療・介護関連肺炎）

疾患の概要

- 肺炎は**最も頻度の高い感染症**の1つで，特に高齢者では肺炎の罹患率・死亡率は非常に高い．

- 患者背景・肺炎を発症する場所などにより，**市中肺炎（CAP）**，**院内肺炎（HAP）**，**医療・介護関連肺炎（NHCAP）**に大きく分類される（図1）．

- 市中肺炎：基礎疾患がない，または軽度の基礎疾患をもち，自宅生活を送っている患者に起こる肺炎．重症肺炎（予後不良な肺炎）や耐性菌による肺炎が少ない．

- 院内肺炎：急性期疾患にて入院中の患者の肺炎で，**人工呼吸器関連肺炎（VAP）**を含む．重症肺炎（予後不良な肺炎）や耐性菌による肺炎が多い．

- 医療・介護関連肺炎：市中肺炎と院内肺炎の中間に位置する．（特に介護を受けている）高齢者肺炎，慢性疾患がある外来通院患者や，長期療養型施設入所患者・慢性期疾患にて入院中の患者の肺炎を含む（表1）．

市中肺炎	院内肺炎	医療・介護関連肺炎

- 肺炎と臨床診断した中から，以下の肺炎・病態を除外
  - 病院内で発症した肺炎
  - 肺結核
  - 重篤な免疫抑制状態
  - 大量誤嚥による肺炎
  - 高齢者施設と長期療養施設で発症した肺炎
  - 慢性下気道感染症の急性増悪

- 入院48時間以降に新しく出現した肺炎

- 以下の項目を満たす人に発症した肺炎
  - 発症前90日以内に2日以上の入院歴
  - 長期滞在型療養施設またはナーシングホーム居住
  - 30日以内に注射による抗菌薬，抗がん薬治療，創傷に対する治療歴のいずれかがある
  - 30日以内の維持透析
  - 家族に多剤耐性菌感染者

図1◆発症場所による肺炎の分類
（文献1より改変引用）

表1 ◆ 医療・介護関連肺炎の定義

- 長期療養型病床群(精神病床を含む)もしくは介護施設に入所している
- 90日以内に病院を退院した
- 介護*を必要とする高齢者, 身体障害者
- 通院にて継続的に血管内治療(透析, 抗菌薬, 化学療法, 免疫抑制薬等による治療)を受けている

*限られた自分の身の回りのことしかできない, 日中の50%以上をベッドか椅子で過ごしている(PS 3).
(文献1より改変引用)

表2 ◆ 市中肺炎の主な原因微生物

一般細菌	●肺炎球菌 ●インフルエンザ桿菌 ●モラクセラ・カタラーリス ●黄色ブドウ球菌 ●A群連鎖球菌 ●好気性グラム陰性桿菌(肺炎桿菌など) ●嫌気性菌(誤嚥に伴う)
異型(非定型)肺炎の原因となる細菌	●レジオネラ菌 ●マイコプラズマ菌 ●肺炎クラミジア ●オウム病クラミジア
呼吸器ウイルス	●インフルエンザウイルス ●ライノウイルス ●パラインフルエンザウイルス ●アデノウイルス ●RSウイルス ●ヒトメタニューモウイルス

(文献2を参考に作成)

- 医療・介護関連肺炎は重症肺炎(予後不良な肺炎)や耐性菌による肺炎の頻度という観点でも, 市中肺炎と院内肺炎の中間的存在である.
- 原因となる微生物は, 市中肺炎, 医療・介護関連肺炎, 院内肺炎で少しずつ異なる.
- 市中肺炎の約半数は, 微生物検査を行っても原因微生物が同定できない. また, **肺炎球菌, 呼吸器ウイルス**が原因となることが最も多い(**表2**).

- 医療・介護関連肺炎では，肺炎球菌，メチシリン耐性黄色ブドウ球菌(MRSA)，腸内細菌(肺炎桿菌，大腸菌)，口腔内連鎖球菌，異型肺炎の原因菌に加え，耐性菌(表3)が主な原因となる．
- 院内肺炎では，腸内細菌，耐性菌が主な原因となる．
- 耐性菌のリスク因子としては，抗菌薬の曝露歴などが知られている(表4，表5)．
- 市中肺炎，医療・介護関連肺炎では，肺結核(結核菌)も重要な原因微生物である．
- 免疫不全患者では，ノカルジア，アスペルギルス，クリプトコッカス，ニューモシスチス，サイトメガロウイルスなどによる日和見感染症がみられることもある．
- 高齢者の肺炎では，誤嚥性肺炎の要素があることが多い．

表3 ◆医療・介護関連肺炎で問題となる主な耐性菌

- 緑膿菌
- メチシリン耐性黄色ブドウ球菌(MRSA)
- アシネトバクター菌
- ESBL*産生腸内細菌

*：ESBL(基質拡張型β-ラクタマーゼ)は，ペニシリン系，セファロスポリン系などのβラクタム系抗菌薬を幅広く分解する酵素．
(文献3を参考に作成)

表4 ◆耐性菌のリスク因子

- 90日以内の抗菌薬投与歴
- 90日以内の2日以上の入院歴
- 免疫抑制状態
- 胃酸抑制薬(プロトンポンプ阻害薬，H_2受容体拮抗薬)の使用
- 経管栄養の使用
- 寝たきり状態
- 入院5日以上経過
- 耐性菌の多い地域や病院からの入院

(文献3を参考に作成)

表5 ◆MRSA保菌リスク因子

- 2週間以上の広域抗菌薬投与
- 長期入院の既往
- MRSA感染や定着の既往

(文献3を参考に作成)

症状

- 喀痰, 咳嗽, 呼吸困難, 胸痛, 発熱.
- 高齢者や免疫不全患者では呼吸器症状が目立たず, ADL が低下する.
- 全身倦怠感, 意識障害, 食欲不振が前面に出ることもある.

検査・診断

- 上記の臨床症状, 肺雑音・低酸素血症などの診察所見があり, 胸部 X 線・CT 検査など画像検査上の肺陰影があれば肺炎と診断する (図 2, 図 3).
- 肺炎の鑑別診断として, 心不全, 肺塞栓, 無気肺, 誤嚥性肺炎, 間質性肺炎, 薬剤性肺障害などがある.

A：胸部 X 線写真

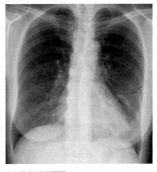

B：胸部 CT 冠状断像

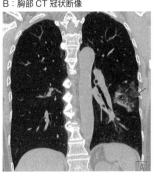

C：胸部 CT 画像

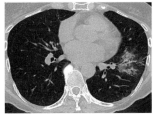

A：左下肺野にスリガラス影を認める (→).
B, C：左下葉に気道散布影を認める (→).

図 2 ◆ 肺炎球菌肺炎

A：胸部X線写真

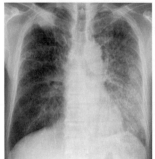

B：胸部CT画像

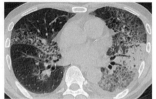

A：全肺野にびまん性の影を認める（右＜左）.
B：肺野に左下葉を中心に浸潤影を認め，エアブロンコグラム（→）を伴っている.
図3 ◆レジオネラ肺炎

- 微生物学的検査には，喀痰の塗抹・培養検査，気管支鏡を用いた気管支肺胞洗浄液の塗抹・培養検査，尿中抗原検査（レジオネラ，肺炎球菌），迅速抗原検査（インフルエンザウイルスなど），血液培養などが用いられる.
- 喀痰からの菌の発育は必ずしも肺炎の原因菌であることを意味するとは限らず，口腔内の常在菌や気道の定着菌を反映していることもしばしばあるため，結果の解釈には注意が必要である.

治療

- 治療開始時点で原因微生物が判明していない場合が多く，患者背景，重症度，耐性菌のリスク因子の有無に応じて原因微生物を想定し，**経験的抗菌薬治療（エンピリック治療と呼ばれる）**を開始する.
- 年齢，呼吸状態，意識障害の有無，血圧低下の有無，腎障害の有無，既往（悪性腫瘍や免疫不全状態）などで**重症度（表6）**を評価し，外来治療，入院（一般病棟での）治療，入院（集中治療室での）治療のいずれかを判断する.

表 6 ◆肺炎の重症度分類

市中肺炎の A-DROP 分類 [*1]	院内肺炎の I-ROAD 分類 [*2]
Age：男性 70 歳以上，女性 75 歳以上	Immunodeficiency：悪性腫瘍または免疫不全状態
Dehydration：脱水あり，または BUN 21mg/dL 以上	Respiration：SpO$_2$ 90%（PaO$_2$ 60 Torr）以下
Respiration：SpO$_2$ 90%（PaO$_2$ 60 Torr）以下	Orientation：意識障害あり
Orientation：意識障害あり	Age：男性 70 歳以上，女性 75 歳以上
Pressure：収縮期血圧 90mmHg 以下	Dehydration：乏尿または脱水

[*1]：A-DROP 分類　0点（軽傷）：外来治療，1～2点（中等症）：外来または入院治療，3点（重症）：入院治療，4～5点（超重症）：集中治療室入室.
[*2]：I-ROAD 分類　2点以下で CRP ≤ 20mg/dL かつ胸部 X 線写真で陰影が一側肺の 2/3 未満（軽症），2点以下で CRP ≥ 20mg/dL あるいは胸部 X 線写真で陰影が一側肺の 2/3 以上（中等症），3点以上（重症）.
（文献 3 を参考に作成）

肺炎

- 原因微生物およびその抗菌薬感受性が判明すれば，最適な抗菌薬に変更する.
- よく用いられる抗菌薬の一覧を表 7 に示す. 高齢者や免疫不全患者では，インフルエンザワクチン・肺炎球菌ワクチンが肺炎予防になる.

観察のポイント

- 呼吸困難感や，呼吸数・喀痰・咳嗽・酸素化の変化.
- 人工呼吸器回路の汚染.
- 皮疹，下痢，静脈カテーテル刺入部の発赤・排膿など，抗菌薬治療に伴う合併症の徴候.

Memo

....

....

....

....

表 7 ◆経験的治療に用いられる抗菌薬の例

外来治療	● アモキシシリン水和物・クラブラン酸カリウム内服＋マクロライド系抗菌薬内服（アジスロマイシン水和物，クラリスロマイシン）もしくはミノサイクリン塩酸塩内服 ● フルオロキノロン系抗菌薬内服（レボフロキサシン水和物など）
一般病棟での入院治療（耐性菌リスクなし）	● セフトリアキソンナトリウム水和物もしくはセフォタキシムナトリウム点滴もしくはアンピシリンナトリウム・スルバクタムナトリウム点滴：異型肺炎が疑われれば，アジスロマイシン水和物点滴もしくはミノサイクリン塩酸塩点滴もしくはクラリスロマイシン内服追加 ● フルオロキノロン系抗菌薬点滴（レボフロキサシン水和物など）
一般病棟での入院治療（耐性菌リスクあり）もしくは集中治療を要する入院治療	● ピペラシリンナトリウム・タゾバクタムナトリウム点滴 ● カルバペネム系抗菌薬点滴（メロペネム水和物，イミペネム水和物，ドリペネム水和物など） ● セフェピム塩酸塩点滴＋メトロニダゾール点滴もしくはクリンダマイシンリン酸エステル点滴 ● フルオロキノロン系抗菌薬（シプロフロキサシン塩酸塩水和物など）点滴＋アンピシリンナトリウム・スルバクタムナトリウム点滴 以上に加えて ● 異型肺炎が疑われれば，アジスロマイシン水和物点滴，フルオロキノロン系抗菌薬（シプロフロキサシン塩酸塩水和物など）点滴 ● MRSA のリスクがあればバンコマイシン塩酸塩点滴，テイコプラニン点滴，リネゾリド点滴など

（文献 3 を参考に作成）

ケアのポイント

● 排痰，覚醒・早期離床を促す.

● 誤嚥予防を行う.

● 耐性菌を有する患者では接触感染対策を行う.

● 気管挿管・気管切開をされている患者では声門下の分泌物を吸引し，**臥床時は頭位を軽度挙上する（30 ～ 45°）.**

◆**文献**

1）落合慈之（監）：呼吸器疾患ビジュアルブック. p.96-98, 学研メディカル秀潤社，2011.
2）日本感染症学会・他：呼吸器感染症 WG JAID/JSC 感染症治療ガイドライン―呼吸器感染症. 感染症学会誌 88：1-109，2014.
3）日本呼吸器学会（編）：医療・介護関連肺炎診療ガイドライン. 日本呼吸器学会，2011.

肺結核

疾患の概要

● 抗酸菌は**細胞壁にミコール酸をもち**，他の一般細菌と異なり，酸での脱色に抵抗性である．

● 結核菌は抗酸菌の代表的な菌で，経気道的に吸入されて肺に到達し，感染する．感染後そのまま活動性病変（活動性結核）をつくる場合（初感染）と，無症状の潜伏期（潜在結核）を経て活動性病変をつくる場合（再活性化）がある．

潜在結核とは

　体内に結核菌が存在するが，免疫でコントロールされ，臓器障害を起こしていない結核をいう．

● 初感染は比較的まれで，成人より小児で多い．

● 潜在結核から再活性化するのは，感染した患者の**10%程度**といわれている．再活性化するリスクとしては，HIV 感染症，ステロイドや抗 TNF-α 抗体拮抗薬などの免疫抑制薬の使用，血液透析，加齢などによる種々の免疫低下が知られている．

● 活動性結核の**約8割は肺結核**であり，それ以外は**肺外結核**（結核性髄膜炎，結核性リンパ節炎，骨髄炎・関節炎，心膜炎，腹膜炎，腸管結核，尿路結核，粟粒結核など）と呼ばれる．

症状

● 初感染の肺結核では，**約2/3で無症状**であるが，発熱・胸痛，肺門リンパ節腫脹・胸水・肺浸潤影などがみられる（図1）．

● 再活性化に伴う肺結核は肺尖部に多く，発症は緩徐である．発熱・盗汗・全身倦怠感・食思不振・体重減少などの全身症状と，喀痰・咳嗽・胸痛・呼吸苦・血痰などの呼吸器症状を呈する．

A：胸部Ｘ線写真

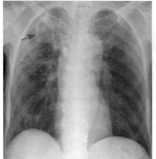

B：胸部CT画像

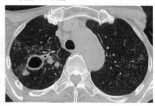

A：右上肺野に空洞（→）と，その周囲に小粒状影を認める．
B：右上葉に空洞（→）と，その周囲に小粒状影，結節影を散布状に認める．左上葉にも小粒状影を散布状に認める．

図1 ◆肺結核

- 無治療で沈静化した肺結核の陰影（上葉に多く，しばしば石灰化を伴う）が，胸部Ｘ線・CT検査でみられることもあり，**陳旧性肺結核**と呼ばれる．

検査・診断

- 呼吸器検体（喀痰，気管支肺胞洗浄液，肺生検検体，場合によっては胃液）の抗酸菌検査で確定診断する．肺結核の臨床症状や所見は非特異的で，他の肺感染症や悪性腫瘍などとの鑑別を要する．
- 呼吸器検体が**チール・ネルゼン染色**などの**抗酸菌染色**で陽性（塗抹陽性）となれば，抗酸菌が一定量以上（10^4 **CFU/mL 以上**）存在することが分かるが，結核菌か非結核性抗酸菌かまでは分からない．
- 肺結核患者で呼吸器検体塗抹陽性であれば感染性が強いと判断され，**空気感染対策の適応**となる．
- 培養検査で結核菌を同定するか，**核酸検査で結核菌を証明する**ことで確定診断を行う．

- 結核菌は一般細菌に比べ発育するのが非常に遅く，通常培養陽性となるのに 2 〜 6 週間を要する.
- 院内で核酸検査を行う場合は，数時間で結果を得ることができる.
- 抗結核薬に対して耐性の場合もあるので，培養陽性例については薬剤感受性試験を行う.
- ツベルクリン反応（ツ反）やインターフェロンγ遊離試験が補助診断に用いられることもあるが，陽性でも活動性肺結核とは限らず，肺外結核，過去の感染（治療後を含む），潜在結核の可能性もある.
- インターフェロンγ遊離試験は，IGRA と略されることもある．T-SPOT やクウォンティフェロンなどがある.

···Column···

インターフェロンγ遊離試験（IGRA）とツベルクリン反応の違い

インターフェロンγ遊離試験は，結核菌特異抗原刺激によってエフェクター T 細胞から遊離されるインターフェロンγを指標として，結核感染の診断を行うための検査である.

結核菌特異抗原は *Mycobacterium kansasii*, *M. szulgai*, *M. marinum* を除くほとんどの非結核性抗酸菌に反応しない．BCG 接種はツベルクリン反応偽陽性の原因となるが，IGRA では影響を受けない．多くの場合，血液検査 1 回で判定を行うことができるが，判定保留となることがある.

検査を繰り返した場合，結果が変動することがあるなどの欠点もあることも理解しておきたい.

Memo

- 原則は，結核患者の体内に生存する結核菌を排除するために，感染菌に有効な（感受性である）薬剤を，菌数が多い初期には3剤以上併用し，6カ月間以上継続して投与する.
- 抗結核薬の多くは経口剤だが，注射剤があるものもある（イソニアジド，ストレプトマイシン硫酸塩，カナマイシン硫酸塩，エンビオマイシン硫酸塩，レボフロキサシン水和物）.
- 抗結核薬は10種類以上あるが（表1），標準治療は抗結核薬4剤の併用療法で，イソニアジド（INH），リファンピシン（RFP），エタンブトール塩酸塩（EB），ピラジナミド（PZA）を用いる（図2）.

表1 ◆抗結核薬の種類

	特性	薬剤名	略号
First-line drugs (a)	・最も強力な抗酸作用を示し，菌の撲滅に必須な薬剤. いずれも殺菌的に作用する	リファンピシン	RFP (R)
		イソニアジド	INH (H)
		ピラジナミド	PZA (Z)
First-line drugs (b)	・First-line drugs (a) との併用で効果が期待される薬剤. SMは殺菌的，EBは主に静菌的に作用する	ストレプトマイシン	SM (S)
		エタンブトール	EB (E)
Second-line drugs	・First-line drugs に比し抗菌力は劣るが，多剤併用で効果が期待される薬剤	カナマイシン	KM
		エチオナミド	TH
		エンビオマイシン	EVM
		パラアミノサリチル酸	PAS
		サイクロセリン	CS
		レボフロキサシン	LVFX

* PZAは最初の2カ月使用することによって最大の効果が期待できる薬剤である. 期間を延長して使用しても効果を増大させることはできないので，肝毒性のあるPZAの併用は，漫然と長期にわたって行うべきではない. リファブチン（RBT）については結核診療ガイドラインを参照されたい. CS，PASは分2で内服，THは分3で開始し副作用がなければ分1に変更，他の薬剤は原則的に分1で内服する.
（文献1 p.531 より引用）

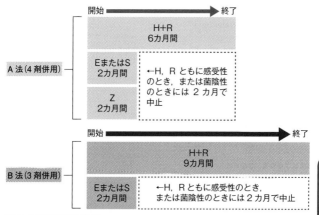

図2 ◆結核の標準治療
Zが使用できない場合を除き，A法を用いる．重症，2カ月を超えても培養陽性，
HIV陽性，免疫低下状態（免疫抑制薬使用や糖尿病など）の場合3カ月間延長する．
H：イソニアジド，R：リファンピシン，E：エタンブトール，S：ストレプトマイ
シン，Z：ピラジナミド．
（文献2より改変引用）

- 最初の2カ月間（初期強化期）は INH，RFP，EB，
  PZA の4剤（**HREZ** と略されることもある）で
  治療し，残りの4カ月（維持期）を INH，RFP で
  治療する（**HR** と略されることもある）．
- 再治療例，治療開始時に重症な例，排菌陰性化遅
  延例，HIV 感染症など免疫低下を伴う合併症があ
  る例，免疫抑制薬などの使用例などでは，維持期
  を延長する場合がある．
- 抗結核薬治療を2週間以上行って，発熱・喀痰・
  咳嗽などの臨床症状が消失し，呼吸器検体で塗抹
  陰性となれば，感染性は低下して空気感染対策は
  解除できると判断される場合が多い．
- 感染性が高いと判断される場合などは入院適応と
  なる（**表2**）．

表2◆入院治療の適応

結核としての感染性が高い場合
● 2週間以内の塗抹陽性肺結核，咽頭・気管支結核など

入院治療でなければ近い将来感染性，とくに薬剤耐性結核となる可能性が高い場合
● 外来治療中の再排菌があった
● 呼吸器症状が強い
● 外来で治療での服薬継続性が確保できない
● 抗結核薬治療による副作用がある

その他外来では治療困難な場合
● 外科治療が必要である
● 全身状態が悪い
● 結核以外の理由で入院が必要である

（文献3を参考に作成）

表3◆抗結核薬の主な副作用

薬剤	副作用
イソニアジド (INH)	肝障害，末梢神経障害*，アレルギー反応（発熱，皮疹）
リファンピシン (RFP)	肝障害，消化器症状（悪心・食欲不振），アレルギー反応（発熱・筋肉痛・関節痛といったインフルエンザ様症状），汗や涙などの体液の着色（オレンジ色）
エタンブトール塩酸塩 (EB)	視神経障害（視力低下，視野狭窄・欠損，色覚異常）
ピラジナミド (PZA)	肝障害，消化器症状，高尿酸血症，関節痛

＊末梢神経障害予防のため，ビタミン B_6 予防内服を行うこともある．
（文献1を参考に作成）

● 抗結核薬は原則内服薬であるため，確実に内服することが最も大切である．外来では，内服アドヒランスを確保するため，保健所職員などによってDOTS（直接観察下短期化学療法）が行われることもある．
● よく知られる副作用を表3に示す．RFP，INHはしばしば他の併用薬と相互作用を来すため，注意する．

観察のポイント

● 呼吸状態の変化に注意する.

● 合併症として, 喀血 (特に空洞性陰影や気管支拡張がある場合) がある可能性を認識する.

● 確実な抗結核薬の内服を確認する.

● 抗結核薬の副作用の出現に注意する (表3).

ケアのポイント

● 排菌が収まるまで空気感染対策を遵守する.

● 排痰を促す.

● 体液の着色は, リファンピシンに伴う副作用であることを説明する.

◆文献
1) 日本結核病学会教育委員会:結核の治療. 結核症の基礎知識. 結核 89 (4) : 531, 2014.
2) 近藤泰児 (監) : 呼吸器ビジュアルナーシング. p.246-252, 学研メディカル秀潤社, 2016.
3) 日本結核病学会治療・予防・社会保険合同委員会:結核の入院と退院の基準に関する見解. 結核 80 : 389-390, 2005.
4) 日本結核病学会治療委員会:「結核医療の基準」の改訂—2018 年. 結核 93 : 61-68, 2018.

Memo

非結核性抗酸菌症

疾患の概要

- 抗酸菌は，結核の原因となるヒト結核菌を含む結核菌群，ハンセン病の原因となる *Mycobacterium leprae*，それ以外の菌（非結核性抗酸菌）に大きく分けられる.

- 非結核性抗酸菌は約200種類が知られており，その多くが土壌，水系環境（水道など），動物の体内などの環境中に広く存在する.

- 通常，経気道的に感染するが，結核と異なりヒトからヒトへと感染しない.

- 非結核性抗酸菌は，発育する速度によって迅速発育群（培養7日以内に発育する）と遅発育群（発育に1週間を超える時間を要する）に分けられる（表1）.

- 非結核性抗酸菌症（NTM症）はさまざまな臓器に感染を起こすが，大部分は肺感染症である. それ以外ではリンパ節炎，播種性感染症，皮膚軟部組織感染症の頻度が高い.

- *M. avium* と *M. intracellulare* を含む *M. avium complex* (MAC) が肺NTM症の起因菌として最も頻度が高く，約8〜9割を占める.

- その他に頻度の高いものは *M. abscessus*, *M. kansasii*，頻度の低いものは，*M. xenopi*, *M. malmoense*, *M. szulgai*, *M. simiae* などがある.

表1 ◆主な非結核性抗酸菌症

迅速発育群	● *M. fortuitum* complex ● *M. chelonae* ● *M. abscessus*
遅発育群	● *M. kansasii* ● *M. avium* complex ● *M. xenopi* ● *M. simiae* ● *M. szulgai*

- 肺非結核性抗酸菌症（肺NTM症）は，**器質性肺疾患のある高齢男性，基礎疾患のない中高齢女性**に好発する．わが国における肺NTM症の罹患率は，肺結核とほぼ同等である．

症状

- 肺NTM症の臨床症状は，慢性咳嗽・喀痰・倦怠感などが主で，悪寒・呼吸苦・発熱・血痰・体重減少がみられることもある．

検査・診断

- 肺NTM症の症状や所見は非特異的であり，確定診断には喀痰などの呼吸器検体からの菌の分離・同定が必要である．特に肺結核との鑑別が非常に重要であるが，臨床症状・画像所見（図1）で鑑別するのは困難である．
- 非結核性抗酸菌と結核菌はともに**塗抹（抗酸菌染色）陽性**となるため，両者の鑑別には培養同定検査による菌種の確定が必要である．

A：胸部X線写真

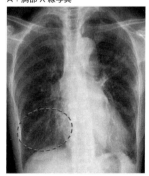

B：胸部CT画像

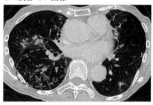

A：右下，左上の肺野にびまん性の影を認める（◯）．
B：肺野に散布性の小粒状影を認める（◯）．気管支の拡張像（→）も伴っている．

図1 ◆非結核性抗酸菌症

- 菌の分離・同定には，主に抗酸菌培養が用いられ，菌の発育に数日から数週間を要する．MAC の同定については，呼吸器検体から直接，もしくは抗酸菌培養で発育したコロニーを用いた核酸検査が利用可能である．
- 非結核性抗酸菌の分離自体は必ずしも感染を意味するわけではなく，定着や汚染の場合もある．
- 呼吸器症状，肺 NTM 症に矛盾しない画像所見，菌の分離（喀痰であれば複数回の分離が必要）があれば診断する（表2）．
- 肺 MAC 症に対しては，抗体を使った血清診断も有用である．

治療

- 治療は菌種によって異なる．
- MAC をはじめとする遅発育群の治療は，抗結核薬およびマクロライド系抗菌薬が中心となるが，迅速発育群に抗結核薬（リファンピシン，イソニアジド，エタンブトール塩酸塩，ピラジナミドなど）は無効で，抗菌薬で治療する．
- **複数剤による長期の治療が原則である．**

表2 ◆肺非結核性抗酸菌症の診断基準

A 臨床的基準（以下の2項目を満たす）

1. 胸部画像所見（HRCT を含む）で，結節性陰影，小結節性陰影や分枝状陰影の散布，均等性陰影，空洞性陰影，気管支または細気管支拡張所見のいずれか（複数可）を示す
2. 他の疾患を除外できる

B 細菌学的基準（菌種の区別なく，以下いずれか1項目を満たす）

1. 2回以上の異なった喀痰検体での培養陽性
2. 1回以上の気管支洗浄液での培養陽性
3. 経気管支肺生検または肺生検組織の場合は，抗酸菌症に合致する組織学的所見と同時に組織，または気管支洗浄液，または喀痰での1回以上の培養陽性
4. 稀な菌種や環境から高頻度に分離される菌種の場合は，検体種類を問わず2回以上の培養陽性と菌種同定検査を原則とし，専門家の見解を必要とする

以上の A，B を満たす．
（文献1 p.543 より引用）

肺 MAC 症の治療 ……………………………

- リファンピシン (RFP), エタンブトール塩酸塩 (EB), クラリスロマイシン (CAM) の 3 剤による多剤併用療法が標準治療である.
- 必要に応じて, ストレプトマイシン硫酸塩やカナマイシン硫酸塩が用いられることもある.
- クラリスロマイシンは中心となる薬剤であるが, 単剤投与により耐性菌が出現する. クラリスロマイシン耐性菌感染症の治療は非常に困難となるため, 原則的に単剤投与は行わない.
- 治療期間は, 少なくとも排菌陰性化後 1 年間は継続すべきとされるが, 明確に定まってはいない.
- 他の遅発育群による肺 NTM 症の治療は, おおむね肺 MAC 症の治療に準じる.

M. abscessus による肺感染症の治療 ………

- 抗菌薬の治療単独で排菌がなくなることは少なく, 外科治療が必要になることもある.
- 抗菌薬治療のレジメンは定まっていないが, イミペネム水和物点滴, アミカシン硫酸塩点滴, チゲサイクリン点滴, マクロライド系抗菌薬 (アジスロマイシン水和物, クラリスロマイシン) 経口, リネゾリド経口, モキシフロキサシン塩酸塩経口などが用いられる.
- 点滴で治療後, 経口薬に切り替えることが多い.
- 治療期間は, 少なくとも排菌陰性化後 1 年間は継続すべきとされるが, 明確に定まってはいない.

非結核性抗酸菌症

Memo

....

....

....

....

観察のポイント

● 喀痰, 咳嗽, 呼吸苦などの呼吸器症状の変化をモニターする.
● 治療が長期にわたることも多いため, 治療薬の副作用の出現に注意する（表3）.「肺結核」表3 (p. 250) も参照のこと.

ケアのポイント

● 排痰を励行する.
● 服薬支援を行う.

表3 ◆ *M. abscessus* による肺感染症の治療に用いられる抗菌薬の主な副作用

抗菌薬	副作用
イミペネム水和物	血球減少, 肝・腎障害
アミカシン硫酸塩	腎障害, 内耳障害（聴力低下, めまい）
チゲサイクリン	消化器症状, 肝障害
マクロライド系抗菌薬（アジスロマイシン水和物, クラリスロマイシン）	消化器症状
リネゾリド	血小板減少, 末梢神経障害
モキシフロキサシン塩酸塩	下痢（クロストリディオイデス・デフィシル腸炎含む）, 末梢神経障害, 腱障害, 中枢神経症状, 肝障害, 心伝導障害

（文献2を参考に作成）

◆文献
1) 日本結核病学会教育委員会：非結核性抗酸菌症. 結核症の基礎知識（改訂第4版）. 結核 89 (4)：543, 2014.
2) Griffith DE, et al：An official ATS/IDSA statement：diagnosis, treatment, and prevention of nontuberculous mycobacterial diseases. American Journal of Respiratory and Critical Care Medicine 175：367-416, 2007.
3) 近藤泰児（監）：呼吸器ビジュアルナーシング. p.253-257, 学研メディカル秀潤社, 2016.

気管支拡張症

疾患の概要

● 気管支拡張症 (BE) は，亜区域より末梢の気管支が不可逆性に拡張を来す病態をいう．

● 症状は，慢性の咳，痰である．痰は多く，時に膿性，血性を伴う．

● 胸部X線検査でtram line（並行して走る線状影）などがみられる．

検査・診断

● 胸部CT検査で，気管支の拡張，壁の肥厚の所見を確認して診断する（図1）.

● 原因疾患の特定が必要である（表1）[1].

A：胸部X線写真

B：胸部CT画像

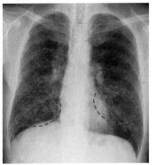
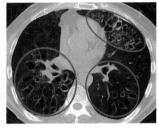

A：両下肺野を中心にびまん性の影を認める（⋯）.
B：嚢状に拡張した気管支を認める（○）.

図1 ◆気管支拡張症

Memo

表 1 ◆気管支拡張症の原因

感染後	炎症性疾患
● ウイルス	● 関節リウマチ
● 細菌	● 全身性エリテマトーデス
● 結核	● シェーグレン症候群
● 非結核性抗酸菌	● 再発性多発性軟骨炎
免疫不全	● 炎症性腸疾患
● 分類不能型免疫不全 (CVID)	● アレルギー性気管支肺アスペルギルス症
● X 連鎖性 γ グロブリン血症	**線維症 (牽引性気管支拡張)**
● 免疫グロブリンクラススイッチ異常症	● 特発性肺線維症
● 選択的 IgA 欠損症	● サルコイドーシス
● 特異抗体産生不全症	● COPD
● IgG サブクラス欠損症	● 結核感染後の線維化
● 続発性免疫不全 (悪性腫瘍, HIV 感染)	**機械的閉塞**
先天性気管支壁異常	● 異物
● ウィリアムズ・キャンベル症候群	● 腫瘍
● モーニア・クーン症候群	● 外部からの圧迫
粘液線毛輸送系の障害	**その他**
● 嚢胞性線維症	● 吸引
● 原発性線毛機能不全症	● 胃食道逆流症
● ヤング症候群	● 有毒物質吸入
	● α_1- アンチトリプシン欠損症
	● イエロー・ネイル症候群
	● びまん性汎細気管支炎

（文献 1 を参考に作成）

治療

● 原因疾患の加療を行うとともに，次の治療を行う．

慢性気道感染のコントロール

● 慢性気道感染により気管支拡張症が発症する機序を図 2 に示す[2]．

● 気道分泌物の排出促進のため，体位ドレナージを施行，去痰薬を投与する．

● マクロライド少量を長期投与する（例：エリスロマイシンステアリン酸塩（200mg）2 錠分）[3]．

Memo

....

....

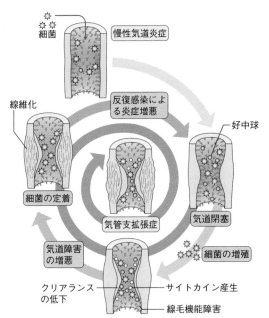

図2◆慢性気道感染と気管支拡張症の発症
主に慢性の細菌性気道感染により気道クリアランスが低下，細菌の
定着（colonization）を来し，気道感染による気道症状を増悪させる
悪循環に陥ることにより，気管支拡張症は形成される．
（文献2より改変引用）

血痰や喀血に対する治療……………………………

● 止血薬の投与，必要時に気管支鏡を用いた止血処
　置を行う．
● 止血が困難な場合，造影CT検査で責任血管を認
　める場合は気管支動脈塞栓術（図3）[2]を行う．

急性増悪時の治療………………………………

● 急性増悪時，細菌の二次感染によることが多いが，
　原因菌の同定と，適切な抗菌薬投与が必要となる．
　その際は，エリスロマイシンステアリン酸塩の投
　与は一時休止する．

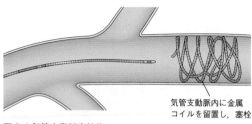

気管支動脈内に金属
コイルを留置し，塞栓

図3◆気管支動脈塞栓術
（文献2より引用）

観察・ケアのポイント

● 気道感染のコントロールが重要となる．
● 急性増悪を早期に発見するために，痰の性状の観察が大切である．

◆**文献**
1）Kim C, et al：Bronchiectasis. Tubercurosis and Respiratory Diseases 73：249-257，2012.
2）落合慈之（監）：呼吸器疾患ビジュアルブック．p.167-172，学研メディカル秀潤社，2011.
3）齋藤好信：気管支拡張症．日本医科大学医学会雑誌14：72-80，2014.

Memo

びまん性汎細気管支炎(DPB)

疾患の概要 [1]

- 慢性副鼻腔炎があり，湿性の咳，痰の量が多いときに，本疾患を疑う．
- 本疾患は，わが国を中心とした東アジアで多くみられる．
- 以前は予後の悪い疾患だったが，1980年代以降，マクロライド少量長期療法により，病気の経過は著しく改善した．

症状

- 咳，痰が続く．
- 労作時の息切れを伴うことも多い．

検査・診断

- 診断の手引きを表1[2]に示す．

表1 ◆びまん性汎細気管支炎の診断の手引き

主要臨床症状
必須項目
①臨床症状：持続性の咳・痰，および労作時息切れ
②慢性副鼻腔炎の合併ないし既往
③胸部X線またはCT所見：胸部X線：両肺野びまん性散布性粒状影，胸部CT：両肺野びまん性小葉中心性粒状病変
参考項目
①胸部聴診所見：断続性ラ音
②呼吸機能および血液ガス所見：一秒率低下（70%以下）および低酸素血症（80mmHg以下）
③血液所見：寒冷凝集素価高値
診断の判定
・確実：上記主要所見のうち必須項目①②③に加え，参考項目の2項目以上を満たす
・ほぼ確実：必須項目①②③を満たす
・可能性あり：必須項目のうち①②を満たす

（文献2より改変引用）

- 長引く咳，痰，息切れのある患者で，胸部X線写真上，両側のびまん性の粒状影をみた時（図1），本疾患を念頭に置いて，胸部CT検査，寒冷凝集素価の測定，耳鼻咽喉科受診を勧める．

治療

- マクロライド少量長期療法が基本となる．14員環マクロライド系抗菌薬である**低用量エリスロマイシンステアリン酸塩**（例：400mg/日）がよく使われる．最低半年は投与し，経過をみる．
- L–カルボシステイン（500mg）3錠分3，あるいはアンブロキソール塩酸塩徐放錠1錠分1就寝前，などの去痰薬を併用してもよい．

A：胸部X線写真

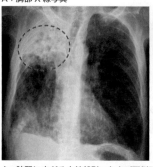

B：胸部CT画像

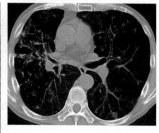

A：肺野に広がる小粒状影，および両側下肺野を中心に気管支拡張像を認める．本症例では，右上肺野に浸潤影を伴っており（⭕），細菌性肺炎を合併している．
B：両側の肺野に広がる小粒状影，気管支の壁肥厚・拡張（→），肺の過膨張所見（黒く見えるところ）を認める．

図1 ◆びまん性汎細気管支炎（DPB）

Memo

....

....

....

観察・ケアのポイント

● インフルエンザワクチン，肺炎球菌ワクチンでの
　増悪予防が大切である．

● 細菌感染による増悪には，その原因菌に対して抗
　菌薬の投与が必要となる．

◆**文献**
1) 日本呼吸器学会ホームページ―気道閉塞性疾患．呼吸器
　の病気．
　https://www.jrs.or.jp/uploads/uploads/files/
　disease_qa/disease_b02.pdf より 2020 年 2 月 10 日
　検索
2) 中田紘一郎：DPB の診断指針改訂と重症度分類策定．厚
　生省特定疾患呼吸器系疾患びまん調査研究班びまん性肺疾
　患分科会．平成 10 年度研究報告書：109-111，1999．

Memo

....

....

....

....

....

....

....

....

....

....

....

....

びまん性汎細気管支炎

慢性閉塞性肺疾患（COPD）

疾患の概要

- タバコ煙を主とする有害物質を長期に吸入曝露することなどにより生じる肺胞，および末梢気道の破壊が病気の主体である（図1）[1].
- 肺の生活習慣病と呼ばれ，中高齢者に多い.
- 呼吸機能検査で気流閉塞を示す．気流閉塞は末梢気道病変と気腫性病変がさまざまな割合で複合的に関与し，起こる（図2）[2].

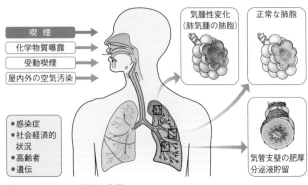

図1 ◆ COPD の原因と病態
（文献1より引用）

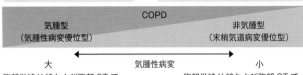

図2 ◆ COPD の病型
（文献2 p.10 より改変引用）

- 40歳以上の8.6%に認められ，患者数は530万人と推定されるが，実際に医療機関に受診しているのは26万人とごく一部である[2]．症状が感冒に似ており，「風邪を引いた」，「歳を取ったため」などと思われがちなため，受診率が低い．
- わが国におけるCOPDの認知度は25.5%と低く[3]，厚生労働省の推進する「健康日本21」において，がん，循環器疾患，糖尿病に並ぶ**主要取組疾患**に定められた．2022年には認知度を80%に上げることが目標である[4]．
- **呼吸リハビリテーション**が効果を認める代表疾患である（p.349参照）．

症状

- 自覚症状は，徐々に進行する**労作時の呼吸困難や慢性の咳・痰**であるが（図3）[1]，これらの症状に乏しいこともある．
- COPDでは併存症を認めることが多く，併せて加療を行うことが肝要である（図4）[1]．

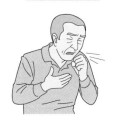

咳嗽，喀痰が多い

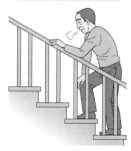

階段昇降時の息切れがある

図3 ◆ COPDの症状
（文献1より改変引用）

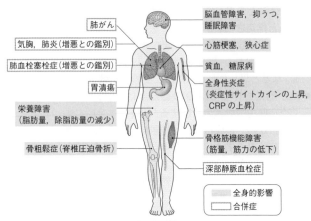

図4 ◆ COPD による全身の影響と合併症
（文献1より引用）

表1 ◆ COPD の診断

a. 長期の喫煙歴などの曝露因子があること
b. 気管支拡張薬吸入後のスパイロメトリーで FEV₁/FVC < 70%であること
c. 他の気流閉塞をきたしうる疾患を除外すること

（文献2 p.48 より改変引用）

閉塞性喚起障害を来す疾患	喘息，びまん性汎細気管支炎，副鼻腔気管支症候群，気管支拡張症，閉塞性細気管支炎，リンパ脈管筋腫症，じん肺症，肺結核
呼吸困難を来す疾患	心不全，不整脈，肺高血圧症，肺血栓塞栓症，間質性肺炎，神経筋疾患，貧血，甲状腺機能異常，代謝性アシドーシス
慢性の咳・痰を来す疾患	肺がん，間質性肺炎，後鼻漏，薬剤性など

検査・診断

呼吸機能検査

- β刺激薬吸入後の1秒率（FEV₁%）が70%未満（閉塞性換気障害）を認め，他の疾患が否定できたときに本疾患と診断できる（表1）[2]．
- フローボリューム曲線ではピークフロー値の低下，強制呼気時のカーブが下に凸，と典型的なカーブを示す（図5）[2]．

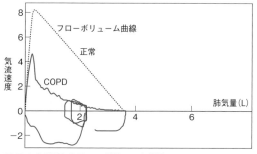

図5 ◆ COPDのフローボリューム曲線
（文献2 p.63より引用）

表2 ◆ COPDの病期分類

	病期	定義
Ⅰ期	軽度の気流閉塞	%FEV₁ ≧ 80%
Ⅱ期	中等度の気流閉塞	50%≦%FEV₁ < 80%
Ⅲ期	高度の気流閉塞	30%≦%FEV₁ < 50%
Ⅳ期	きわめて高度の気流閉塞	%FEV₁ < 30%

気管支拡張薬吸入後のFEV₁/FVC 70%未満が必須条件.
（文献2 p.50より改変引用）

- COPDの病期分類はGOLDの分類Ⅰ～Ⅳ期が用いられる（表2）[2].

画像検査（X線・CT）（図6） ·····················
- 胸部X線写真では，肺の過膨張，横隔膜の平低化，滴状心を認める.
- 画像検査だけで本疾患を疑うことは難しく，呼吸機能検査を併用することで診断できる.
- 胸部CT画像では，肺野条件で末梢気道病変と気腫性病変が混在することも多い.

Memo

A：胸部 X 線写真

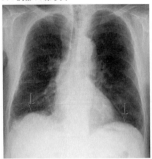

B：胸部 CT 画像

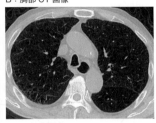

A：肺野の過膨張，横隔膜の平低化を認める（→）．滴状心は，はっきりしない．
B：肺野にびまん性に気腫性病変（LAA）を認める．

図 6 ◆慢性閉塞性肺疾患（COPD）

> ### 治療
>
> **安定期の COPD の治療管理（図 7）[2]** ⋯⋯⋯⋯⋯⋯
> ● 非薬物療法では，まず喫煙曝露からの回避，ワクチン接種，身体活動性の向上と維持が必要となる．
> ● 呼吸器症状の自覚症状がある場合，**呼吸リハビリテーション（教育，運動，栄養）** を勧め，その状態の維持に努める．
> ● 薬物療法は頓用の SABA に加えて，安定期では LAMA から開始する．症状の改善が思わしくない場合は LABA を追加する．喘息を合併している場合は ICS を併用する．
>
> **COPD の急性増悪** ⋯⋯⋯⋯⋯⋯⋯⋯⋯⋯⋯⋯⋯⋯
> ● 安定期の治療の変更が必要となる状態を増悪という．増悪は患者の QOL や呼吸機能を悪化させ，生命予後を悪化させる．
> ● COPD 増悪期における薬物療法の基本は **ABC アプローチ** である．A は抗菌薬（Antibiotics），B は気管支拡張薬（Bronchodilators），C はステロイド薬（Corticosteroids）を指す（**表 3**）[2]．

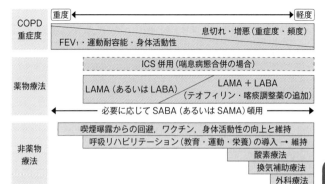

図7 ◆ 安定期 COPD の重症度に応じた管理とアルゴリズム
治療は，薬物療法と非薬物療法を行う．薬物療法では，単剤で不十分な場合は
LAMA，LABA 併用（LAMA/LABA 配合薬の使用も可）とする．喘息病態の合併が
考えられる場合は ICS を併用するが，LABA/ICS 配合薬も可．
（文献 2 p.88 より改変引用）

慢性閉塞性肺疾患

表3 ◆ COPD の増悪期の薬物療法（気道分泌への対応を含む）

- 増悪時の第一選択薬は SABA の吸入である（エビデンス A）
- 高度の気流閉塞や入院を要する増悪では，禁忌となる合併病態がなければ副腎
  皮質ステロイドの全身投与が推奨される（エビデンス A）．プレドニゾロン換算
  30～40mg/日程度（エビデンス D）を通常5～7日間投与する（エビデンス B）．
  比較的軽症例の外来治療においても，呼吸機能改善促進の観点からステロイド
  投与は推奨される（エビデンス B）
- 痰の膿性化があれば抗菌薬の投与が推奨され（エビデンス B），人工呼吸（NPPV
  または IPPV）管理症例では，より強く推奨される（エビデンス A）

（文献 2 を参考に作成）

- 労作時の低酸素血症を疑った場合，在宅酸素療法
  の適応か判断し，必要時に導入する[2]．身体活動
  性の向上・維持を優先的に考え，酸素を使うこと
  をためらわない．そのための患者教育は必須である．
- 呼吸筋疲労による CO_2 ナルコーシスを認めた場
  合，患者の同意を得られれば**換気補助療法**を併用
  する（**表4**）[2]．
- 巨大ブラを認める場合，外科療法を推奨されたこ
  ともあったが，呼吸機能が2～3年で元の状態
  に戻ってしまうため，現在は積極的には行わない．

表4 ◆ 換気補助療法

- 換気補助療法の導入時には，薬物療法，呼吸リハビリテーション，栄養療法などの治療が最大限に行われている必要がある
- 導入が容易で，侵襲度の低い非侵襲的陽圧換気（NPPV）を第一選択とする
- NPPV は，呼吸困難，起床時の頭痛，過度の眠気などの症状や肺性心の徴候などがあり，高二酸化炭素血症（$PaCO_2 \geqq 55$ Torr）や夜間の低換気などの睡眠呼吸障害がある症例，あるいは増悪を繰り返す症例に導入を考慮する
- NPPV 導入効果については，定期的に評価していく必要がある

（文献2を参考に作成）

表5 ◆ BODE インデックス

	BODE インデックスの点数			
	0	1	2	3
FEV_1%	$\geqq 65$	$50 \sim 64$	$36 \sim 49$	$\leqq 35$
6分間歩行距離 (m)	$\geqq 350$	$250 \sim 349$	$150 \sim 249$	$\leqq 149$
修正 MRC スコア	$0 \sim 1$	2	3	4
BMI (体重 / 身長^2)	>21	$\leqq 21$		

7点以上の2年生存率は約70%，3年生存率は約55%，4年生存率は約30%

これら①気流制限，②運動耐容能，③呼吸困難，④栄養状態の4項目で，COPDの重症度を評価とする．合計10点とし，点数が高いほど重症とみなす．

（文献5を参考に作成）

観察・ケアのポイント

- BODE インデックス（表5）[5] で予後が予測できるが，4つの項目のうち FEV_1% は改善を期待できないものの，修正 MRC スコア，6分間歩行距離，BMI は呼吸リハビリテーションにて改善を図ることができる．
- 自覚症状のスコアである修正 MRC スコア（表6）[2]，CAT スコア（図8）[2] を使い，経時的に観察する．
- 身体活動性は，最も強く総死亡と相関する[6]．身体活動性の向上と維持のためには，行動変容を促す動機づけや強化の要素が必要である．

Memo

表6 ◆ 呼吸困難（息切れ）を評価する修正 MRC スコア

グレード分類	あてはまるものにチェックしてください（1つだけ）	
0	激しい運動をした時だけ息切れがある.	☐
1	平坦な道を早足で歩く，あるいは緩やかな上り坂を歩く時に息切れがある.	☐
2	息切れがあるので，同年代の人よりも平坦な道を歩くのが遅い，あるいは平坦な道を自分のペースで歩いているとき，息切れのために立ち止まることがある.	☐
3	平坦な道を約 100 m，あるいは数分歩くと息切れのために立ち止まる.	☐
4	息切れがひどく家から出られない，あるいは衣服の着替えをする時にも息切れがある.	☐

呼吸リハビリテーションの保険適用については，旧MRC のグレード 2 以上，すなわち上記の修正 MRC グレード 1 以上となる.
（文献2 p.54 より引用）

点数

まったく咳が出ない	⓪①②③④⑤	いつも咳が出ている
まったく痰がつまった感じがしない	⓪①②③④⑤	いつも痰がつまっている感じがする
まったく息苦しくない	⓪①②③④⑤	非常に息苦しい
坂や階段を上がっても息切れがしない	⓪①②③④⑤	坂や階段を上がると，非常に息切れがする
家での普段の生活が制限されることはない	⓪①②③④⑤	家での普段の生活が非常に制限される
肺の状態を気にせず外出できる	⓪①②③④⑤	肺の状態が気になって外出できない
良く眠れる	⓪①②③④⑤	肺の状態が気になってよく眠れない
とても元気だ	⓪①②③④⑤	まったく元気がない

図8 ◆ CAT（COPD アセスメントテスト）スコア
（文献2 p.55 より引用）

Memo

◆文献

1）落合慈之（監）：呼吸器疾患ビジュアルブック．p.173-180，学研メディカル秀潤社，2011．

2）日本呼吸器学会（編）：COPD（慢性閉塞性肺疾患）診断と治療のためのガイドライン2018，第5版．メディカルレビュー社，2018．

3）GOLD日本委員会：COPD認知度把握調査結果．COPD情報サイト．
http://www.gold-jac.jp/copd_facts_in_japan/copd_degree_of_recognition.htmlより2020年2月10日検索

4）厚生科学審議会地域保健健康増進栄養部会 次期国民健康づくり運動プラン策定専門委員会：健康日本21（第2次）の推進に関する参考資料（2012年7月），2012．
https://www.mhlw.go.jp/bunya/kenkou/dl/kenkounippon21_02.pdfより2020年2月10日検索

5）Celli, B et al：The body-mass index, airflow obstruction, dyspnea, and exercise capacity index in chronic obstructive pulmonary disease. New England Journal of Medicine 350：1005-1012, 2004.

6）Waschki B, et al：Physical activity is the strongest predictor of all-cause mortality in patients with COPD a prospective cohort study. Chest 140：331-342, 2011.

7）日本呼吸器学会（編）：NPPV（非侵襲的陽圧換気療法）ガイドライン，改訂第2版．南江堂，2015．

8）木田厚瑞：息切れで悩むCOPD．法研，2017．

Memo

....

....

....

....

....

....

気管支喘息

疾患の概要

● 気管支喘息（BA）とは慢性の気道炎症により，**気道の過敏性が亢進している状態**である.

● 刺激により発作的に気道が狭窄し，咳，痰，喘鳴，息切れ，胸苦しさなどの症状を呈する（喘息発作）.

● 喘息発作は**就寝時，朝方3〜4時に起こる**ことが多く，自然に，あるいは治療により改善する.

● 発作がない状態でも慢性の気道炎症は続いており，放置すると**気道構造の変化（リモデリング）**が進行する（図1）.

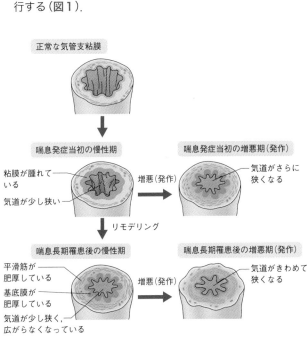

正常な気管支粘膜

喘息発症当初の慢性期

粘膜が腫れている

気道が少し狭い

増悪（発作）

喘息発症当初の増悪期（発作）

気道がさらに狭くなる

リモデリング

喘息長期罹患後の慢性期

平滑筋が肥厚している

基底膜が肥厚している

気道が少し狭く，広がらなくなっている

増悪（発作）

喘息長期罹患後の増悪期（発作）

気道がきわめて狭くなる

図1 ◆気管支喘息の病態
（文献1より引用）

- ● **リモデリング**が進行すると治療が反応せず，慢性的に気道の狭窄が残存する不可逆的な状態になる．このため，喘息発作時だけではなく，慢性期にも継続的な治療が必要である．

検査・診断

- ● 症状の反復，可逆性の気流制限（**呼吸機能検査**でのFEV₁〈1秒量〉の変化，PEF〈ピークフロー〉の変化），**気道過敏性**の亢進，アトピー素因の存在，好酸球性の気道炎症の存在（喀痰中の好酸球上昇や呼気中一酸化窒素濃度〈**FeNO**〉測定値の上昇），他疾患の除外から総合的に判断する（**表1**）.
- ● 発症初期で典型的な症状を認めない状態では，診断が難しいこともある．

表1 ◆ **気管支喘息の検査**

検査目的	検査	詳細
気道狭窄	呼吸機能検査	1秒率の低下（< 75% が目安）
気道狭窄の変動	呼吸機能検査	気管支拡張薬吸入 10〜15 分後に1秒量が12%以上かつ200mL以上改善する（気道可逆性試験）
		4週間治療後の1秒量が12%以上かつ200mL以上改善する
		気管支収縮薬吸入後に1秒量が20%以上低下する（気道過敏性試験，一部の施設に限られる）
		来院ごとの1秒量が12%以上かつ200mL以上変動している
	ピークフロー	日内変動や自己ベストからの変動などをみる
気道の炎症	喀痰検査	好酸球比率が上昇する
	呼気検査	呼気中一酸化窒素濃度（FeNO）が上昇する
アレルギー素因	総IgE抗体	高値の場合，アレルギー素因の存在が示唆される
アレルギーの原因物質（アレルゲン）	特異的IgE抗体	ダニ，カビ，花粉など原因となるアレルゲンに対するIgE抗体
	皮膚テスト	プリックテスト，スクラッチテスト，皮内反応検査
	吸入誘発試験	アレルゲンを吸入して増悪するかをみる．実施できるのは一部の施設に限られる

〔文献1より改変引用〕

- 中高年以上では COPD との鑑別が難しく，喘息と COPD のオーバーラップ（Asthma and COPD Overlap；ACO 症候群）も存在する．
- 成人喘息の 5 〜 10％にアスピリン喘息を合併する．重症喘息で鼻茸，副鼻腔炎の合併が多い．
- アスピリン喘息では，アスピリンを含む非ステロイド性抗炎症薬（NSAIDs）で発作が引き起こされるため，注意が必要である．

治療

- 喘息治療の目標は，健常人と同様の日常生活を送ることである．そのため，症状や薬剤の副作用がなく，呼吸機能の正常な状態の維持が大切である．
- 喘息の治療は，安静時の治療ステップ（表 2）と発作時の発作治療ステップ（表 3）に分かれている．

＜安静時の治療ステップ＞

- 長期管理薬と発作治療薬に分けられる．
- 治療ステップは 4 段階に分けられ，初期より吸入ステロイド薬（ICS）が推奨される．
- ICS 使用後は口腔カンジダや嗄声の副作用予防目的に，うがいを行う．
- 軽症持続型（週 1 回以上症状がある，月 1 回以上日常生活や睡眠が妨げられる状態）より，ICS/ 長時間作用型 β_2 刺激薬（LABA）の合剤が推奨される．

＜発作治療＞

- 短時間作用型吸入 β_2 刺激薬（SABA）を使用するが，ブデソニド / ホルモテロールフマル酸塩水和物吸入薬（シムビコートタービュヘイラー）の定期的な使用時は，発作時に追加使用できる（表 2）．
- 治療ステップ 2 以上では，アミノフィリン点滴静注，酸素吸入，ステロイド薬全身投与，抗コリン薬吸入，0.1％ アドレナリン（ボスミン）筋注などが考慮される．治療ステップ 4 では，ICU 入室での人工呼吸器管理が必要になる．

気管支喘息

表2 ◆喘息の治療ステップおよび未治療患者の導入ステップの目安

<table>
<tr><td colspan="2"></td><td>軽症間欠型</td><td>軽症持続型</td><td>中等度持続型</td><td>重症持続型</td></tr>
<tr><td rowspan="3">未治療喘息
患者の症状
の特徴</td><td>頻度</td><td>週1回未満</td><td>週1回以上だが毎日ではない</td><td>毎日</td><td>毎日</td></tr>
<tr><td>強度</td><td>症状は軽度で短い</td><td>月1回以上日常生活や睡眠が妨げられる</td><td>週1回以上日常生活や睡眠が妨げられる</td><td>日常生活に制限</td></tr>
<tr><td>夜間症状</td><td>月に2回未満</td><td>月に2回以上</td><td>週1回以上</td><td>しばしば</td></tr>
<tr><td rowspan="2">未治療
喘息患者の
PEF
FEV1の特徴</td><td>%FEV1
%PEF</td><td>80%〜</td><td>80%〜</td><td>60%〜
80%未満</td><td>〜60%未満</td></tr>
<tr><td>変動</td><td>〜20%</td><td>20〜30%</td><td>30%〜</td><td>30%〜</td></tr>
<tr><td colspan="2"></td><td>治療ステップ1</td><td>治療ステップ2</td><td>治療ステップ3</td><td>治療ステップ4</td></tr>
<tr><td rowspan="9">長期管理薬</td><td rowspan="8">基本
治療</td><td>ICS
(低用量)</td><td>ICS
(低〜中用量)</td><td>ICS
(中用量)</td><td>ICS
(高用量)</td></tr>
<tr><td>上記が使用できない場合、以下のいずれかを用いる</td><td>上記で不十分な場合に以下のいずれか1剤を併用</td><td>上記に下記のいずれか1剤、あるいは複数を併用</td><td>上記に下記の複数を併用</td></tr>
<tr><td>LTRA</td><td>LABA(配合剤使用可*5)</td><td>LABA(配合剤使用可*5)</td><td>LABA(配合剤使用可*5)</td></tr>
<tr><td>テオフィリン徐放製剤</td><td>LAMA*6</td><td>LAMA*6</td><td>LAMA*6</td></tr>
<tr><td>*症状がまれなら必要なし</td><td>LTRA</td><td>LTRA</td><td>LTRA</td></tr>
<tr><td></td><td>テオフィリン徐放製剤</td><td>テオフィリン徐放製剤</td><td>テオフィリン徐放製剤</td></tr>
<tr><td></td><td></td><td></td><td>抗体製剤*2,7,8</td></tr>
<tr><td></td><td></td><td></td><td>経口ステロイド薬*3,7</td></tr>
<tr><td></td><td></td><td></td><td>気管支熱形成術*7,9</td></tr>
<tr><td>追加治療</td><td colspan="4">LTRA以外の抗アレルギー薬*1</td></tr>
<tr><td colspan="2">発作治療*4</td><td colspan="4">SABA*5</td></tr>
</table>

ICS:吸入ステロイド薬,LTBA:長時間作用性β2刺激薬,LAMA:長時間作用性抗コリン薬,LTRA:ロイコトリエン受容体拮抗薬,SABA:短時間作用性吸入β2刺激薬,抗体製剤:抗IgE抗体・抗IL-5抗体・抗IL-5R α抗体.
＊1:抗アレルギー薬とは次を指す.メディエーター遊離抑制薬,ヒスタミンH1受容体拮抗薬,トロンボキサンA2阻害薬,Th2サイトカイン阻害薬.

＊ 2：通年性吸入アレルゲンに対して陽性，かつ血清総 IgE 値が 30 ～ 1,500IU/mL の場合に適応となる．

＊ 3：経口ステロイド薬は短期間の間欠的投与を原則とする．短期間の間欠投与でもコントロールが得られない場合は，必要最小量を維持量とする．

＊ 4：軽度の発作までの対応を示す．

＊ 5：ブデソニド／ホルモテロール配合剤で長期管理を行っている場合は，同剤を発作治療にも用いることができる．長期管理と発作治療を合わせて 1 日 8 吸入までとするが，一時的に 1 日合計 12 吸入まで増量可能である．ただし，1 日 8 吸入を超える場合は速やかに医療機関を受診するよう患者に説明する．

＊ 6：チオトロピウム臭化物水和物のソフトミスト製剤.

＊ 7：LABA，LTRA などを ICS に加えてもコントロール不良の場合に用いる．

＊ 8：成人および 12 歳以上の小児に適応がある．

＊ 9：対象は 18 歳以上の重症喘息患者であり，適応患者の選定は日本呼吸器学会専門医あるいは日本アレルギー学会専門医が行い，手技は日本呼吸器内視鏡学会気管支鏡専門医の指導の下で入院治療において行う．

(文献 2 p.8, 102 より改変引用)

表 3 ◆喘息発作の強度と目安となる発作治療ステップ

発作強度*	呼吸困難	動作	検査値				発作治療ステップ
			PEF	SpO₂	PaO₂	PaCO₂	
喘鳴／胸苦しい	急ぐと苦しい動くと苦しい	ほぼ普通	80%以上	96%以上	正常	45mmHg未満	発作治療ステップ1
軽度(小発作)	苦しいが横になれる	やや困難					
中等度(中発作)	苦しくて横になれない	かなり困難かろうじて歩ける	60 ～80%	91 ～95%	60mmHg超	45mmHg未満	発作治療ステップ2
高度(大発作)	苦しくて動けない	歩行困難会話困難	60%未満	90%以下	60mmHg以下	45mmHg以上	発作治療ステップ3
重篤	呼吸減弱，チアノーゼ，呼吸停止	会話不能，体動不能，錯乱，意識障害，失禁	測定不能	91%以下	61mmHg以下	45mmHg以上	発作治療ステップ4

＊発作強度は，おもに呼吸困難の程度で判断する（他の項目は参考事項とする）．異なる発作強度の症状が混在する場合は，強いほうをとる．
(文献 2 p.137 より引用)

Memo

観察のポイント

- 現在の治療ステップを理解し，喘息発作の重症度や追加治療を適切に評価することが大切である．
- 重篤発作では気道狭窄が強く，呼吸減弱のため**wheezes を聴取できない**．このため，聴診のみでは重症度を見誤ることがある．
- 日中安定しても夜間発作が起きる場合がある．

ケアのポイント

- 発作時のみならず，慢性期にも治療が必要であることを患者に理解してもらう．
- 受動喫煙を含む喫煙で喘息症状は悪化するため，**禁煙指導**が必要である．
- 正しい吸入を指導しても数カ月後に自己流になってしまうケースも多く，毎回の吸入指導が必要となる．

◆文献
1）近藤泰児（監）：呼吸器ビジュアルナーシング．p.258-261，学研メディカル秀潤社，2016．
2）日本アレルギー学会（監）：喘息予防・管理ガイドライン2018．協和企画，2018．

Memo

....

....

....

....

....

....

....

過敏性肺炎

疾患の概要

- 過敏性肺炎（HP）とは，特定の抗原（鳥など動物由来タンパク，真菌／細菌，あるいはイソシアネートなど無機物）が肺局所でアレルギー反応し，発症する**間質性肺炎**である．**Ⅲ型アレルギーまたはⅣ型アレルギー**が関与する（図1）[1]．

- 過敏性肺炎の原因となる抗原は100以上存在し，その原因となる生活・職業・作業に関連して**夏型過敏性肺炎**，加湿器肺，農夫肺，鳥飼病（鳥関連過敏性肺炎）などの多様な疾患がある（**表1**）[2]．

- 過敏性肺炎の病型は，咳，発熱，呼吸困難といった急性症状の有無とその経過から，急性と慢性に分けられる．

- 急性の原因は真菌である *Trichosporon asahii* による**夏型**が74%と多く，農夫肺8.1%，空調器肺4.3%，鳥飼病4.1%と続く[3]．逆に，**慢性**では鳥の排泄物や羽毛による**鳥関連**60%，夏型14.9%，住宅関連11.3%の順に多い[4]．

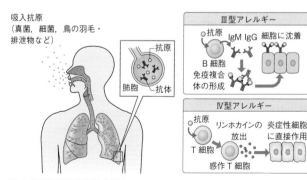

吸入抗原
（真菌，細菌，鳥の羽毛・排泄物など）

抗原

肺胞　抗体

| Ⅲ型アレルギー |
| 抗原　IgM IgG　細胞に沈着 |
| B細胞　免疫複合体の形成 |

| Ⅳ型アレルギー |
| 抗原　リンホカインの放出　炎症性細胞に直接作用 |
| T細胞　感作T細胞 |

図1 ◆過敏性肺炎の発症機序
（文献1より引用）

表1 ◆過敏性肺炎の原因抗原

疾患名	発生状況	抗原
鳥関連過敏性肺炎 （羽毛布団肺）	鳥飼育	鳥排泄物
	自宅庭への鳥飛来	鳥排泄物
	鶏糞肥料使用	鳥排泄物
	剥製	羽毛
	羽毛布団使用	羽毛
農夫肺	酪農作業でのカビの生えた飼料への曝露	*Saccharopolyspora rectivirgula*, *Thermoactinomyces vulgaris*, *Absidia corymbifera*, *Eurotium amstelodami*, *Wallemia sebi*
	トラクター運転	*Rhizopus* 属
夏型過敏性肺炎	住宅	*Trichosporon asahii*, *T. dermatis*
住宅関連過敏性肺炎	住宅	*Candida albicans*, *Aspergillus niger*, *A. fumigatus*, *Cephalosporium acremonium*, *Fusarium napiforme*, *Humicola fuscoatra*, *Peziza domiciliana*, *Penicillium corylophilum*, *Cladosporium* sp.
加湿器肺	加湿器使用	*Aspergillus flavus*? *Phoma herbarum*?
塗装工肺	自動車塗装	イソシアネート
機械工肺	自動車工場	*Mycobacterium immunogenum*, *Acinetobactor iwoffii*, *Pseudomonas fluorescens*
小麦粉肺	菓子製造	小麦粉
コーヒー作業肺	コーヒー豆を炒る作業	コーヒー豆塵埃
温室栽培者肺	ラン栽培（温室）	木材チップ中の真菌
	キュウリ栽培（温室）	不明
きのこ栽培者肺	シイタケ栽培	シイタケ胞子
	エノキダケ栽培	エノキダケ胞子
コルク肺	コルク製造作業	*Penicillium glabrum*, *A. fumigatus*, *Chrysonilia sitophila*
Hot-tub lung	ホットタブ、シャワー、ミスト	*Cladosporium*, *Mycobacterium avium* complex

（文献2より引用）

症状

急性‥‥‥‥‥‥‥‥‥‥‥‥‥‥‥‥‥‥‥‥‥‥‥‥‥

● 咳, 急速に悪化する息切れの症状で受診する.

● 入院後, **症状が速やかに軽快する**ことで本疾患を
疑う.

● 発熱を伴うこともある.

慢性‥‥‥‥‥‥‥‥‥‥‥‥‥‥‥‥‥‥‥‥‥‥‥‥‥‥‥‥‥

● 咳, 息切れなど**間質性肺炎と症状は似ており**, 症
状のみでは鑑別がつかないことが多い.

検査・診断

● 急性の場合, 抗原曝露後, 数時間で急性症状がみ
られ, KL-6 や SP-D の上昇を認める.

● 胸部 X 線検査や胸部 CT 検査で粒状影, スリガ
ラス陰影が上肺野優位に左右の肺野に認められる.
抗原を避けることにより, 改善する.

● 肺機能検査では拘束性障害を認め, **労作時呼吸困
難**, SpO$_2$ 低下を認める.

● 長期間抗原に曝露されていると炎症が慢性化し,
慢性過敏性肺炎となり, 線維化が進行し不可逆的
な変化となる. 慢性の場合は下肺野にも病変を認
めることがあり, **特発性肺線維症**と鑑別が難しい.

● 特定の抗原に対する特異抗体は診断上有用であり,
夏型を疑う際は**抗トリコスポロン・アサヒ抗体**な
どを測定する.

● 診断を目的に外泊するなどの環境誘発試験が行わ
れる. 急性では数時間で症状を認め, 曝露前後の
画像検査, 血液検査, 酸素化などが比較される.
慢性の場合, 症状再燃までに 1 カ月を要する場
合もある.

- 治療の基本は特定された抗原の回避であり，線維化の予防が大切である．
- 軽症，急性の場合は入院し，自宅から離れるだけで症状が改善することがある．

薬物療法

- **ステロイド薬**であり，急性，慢性ともに効果がある．
- 慢性で線維化が進行した状態になるとステロイド薬の反応はよくないため，慢性呼吸不全として在宅酸素療法が必要になる場合や免疫抑制薬の追加が必要になる場合がある．

環境整備

＜夏型過敏性肺炎＞
- 風呂や台所の改築を含めた環境改善が必要である．またトリコスポロンの繁殖しやすい腐木，寝具，畳，カーペットを家族や業者に依頼し処分する．改善しない場合は転居も必要となる．

＜鳥関連過敏性肺炎＞
- 鳥飼育の中止，羽毛布団の廃棄を行う．近隣に鳥の飛来しやすい環境がある場合は，転居も必要となる．

＜職業関連の過敏性肺炎＞
- 防塵マスクを着用する．

＜加湿器肺＞
- フィルターの交換と機器の洗浄や，加湿器自体の使用中止が必要となる．

観察のポイント

- 試験外泊など，抗原曝露後の症状悪化に注意する．
- 環境整備に関する理解度を確認する．
- ステロイドの長期内服となる場合も多く，副作用に注意する．

ケアのポイント

● 原因が分からないこともあり，患者・家族が環境の変化で生じる不安を訴えることが多く，不安への対処が必要となる.

● 片付けなどの環境整備は，家族や業者に依頼するように指導する.

● 患者によっては経済的な理由などから環境を変えられず，症状が悪化することもあるため，対応に苦慮するケースもある.

◆文献
1）近藤泰児（監）：呼吸器ビジュアルナーシング．p.278-279，学研メディカル秀潤社，2016.
2）宮崎泰成・他：医学と医療の最前線　過敏性肺炎の病態と治療の最前線．日本内科学会雑誌106：1212-1220，2017.
3）Ando M, et al：Japanese summer-type hyper sensitivity pneumonitis. Geographic distribution, home environment, and clinical characteristics of 621 cases. The american review of respiratory disease 144：765-769, 1991.
4）Okamoto T, et al：Nationwide epidemiological survey of chronic hypersensitivity pneumonitis in Japan. Respiratory Investigation 51：191-199, 2013.

過敏性肺炎

Memo

....

....

....

....

....

好酸球性肺炎

疾患の概要

- 好酸球性肺炎 (EP) は，**好酸球が肺に浸潤する**ことで引き起こされる自己免疫性の肺炎である．
- 原因が特定できないものを**特発性好酸球性肺炎**と呼び，急性と慢性に分けられ，一般的に急性好酸球性肺炎，慢性好酸球性肺炎と称されるものは特発性を指す．
- 急性と慢性は全く異なる病態であり，**急性が慢性に移行することはない**．

原因

- 二次性の好酸球性肺炎の原因は，薬剤，血管炎，血液悪性腫瘍，寄生虫感染などが報告されている．

急性・・

- 煙の吸入に起因することが多く，喫煙後に発症しやすい．タバコは紙巻・加熱型・電子の種類は問わない．

慢性・・

- 原因不明であるが，**2/3 の患者で気管支喘息を合併する**．

症状

急性・・

- 典型例では，喫煙を開始した若年者が数日から 1 週間の経過で発熱，咳嗽，息切れなどの呼吸器症状を訴えて来院する．

慢性・・

- 咳嗽，息切れ，発熱などの呼吸器症状を認める．

検査・診断

急性……………………………………………

- 聴診上, fine crackles を聴取することが多いが, 異常音を認めない症例もある.
- 初期には血液検査で好酸球の上昇を認めず, 治癒期に好酸球上昇を認めることが多い.
- 胸部 X 線検査, 胸部 CT 検査では両側の肺野の外側優位に浸潤影, **スリガラス陰影**, 少量の胸水貯留を認める (図 1).
- 気管支肺胞洗浄 (BAL) で好酸球数 25% 以上, 肺生検で好酸球浸潤を認める場合に診断される.
- 胸部 X 線検査や血液検査で一般的な細菌性肺炎と診断され, 抗菌薬の投与により改善しないことが診断のきっかけになることが多い.

A：胸部 X 線写真

B：胸部 CT 画像

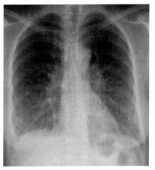 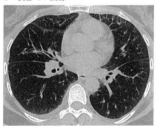

A：両下肺野を中心にスリガラス影を認める.
B：肺野に左下葉を中心に, スリガラス影を認める.

図 1 ◆ 急性好酸球性肺炎

Memo

慢性‥‥‥‥‥‥‥‥‥‥‥‥‥‥‥‥‥‥‥‥‥
- 血液検査では初期より好酸球の上昇を認める.
- 胸部X線検査,胸部CT検査では肺野末梢に浸潤影がみられる.多発し,かつ移動する場合が多い.
- BALで好酸球の上昇を認め,肺生検で好酸球浸潤を認める.
- 病理所見では,**二次性の好酸球性肺炎との鑑別は**できない.寄生虫や悪性腫瘍の関与を否定できれば,原因として疑わしい薬剤中止の上で,やむを得ずステロイド薬を投与する場合も多い.

治療

急性‥‥‥‥‥‥‥‥‥‥‥‥‥‥‥‥‥‥‥‥‥
- 喫煙が原因の場合がほとんどであり,まずは**禁煙指導**を行う.禁煙指導のみで改善する場合も多い.
- 低酸素血症を伴うなど,重症の場合はステロイド薬を投与する.
- 治療開始後速やかに反応し,改善するため,ステロイド薬投与は終了できる.

慢性‥‥‥‥‥‥‥‥‥‥‥‥‥‥‥‥‥‥‥‥‥
- 自然軽快は難しく,治療にはステロイド薬が投与される.
- 治療後速やかに反応し,改善するが,**ステロイド薬減量とともに再燃しやすい**.
- ステロイド薬の長期投与が必要になる場合が多いため,ステロイド薬による合併症の治療が必要になる.

Memo

‥‥‥‥‥‥‥‥‥‥‥‥‥‥‥‥‥‥‥‥‥‥‥‥‥‥‥‥‥‥‥‥‥‥

‥‥‥‥‥‥‥‥‥‥‥‥‥‥‥‥‥‥‥‥‥‥‥‥‥‥‥‥‥‥‥‥‥‥

‥‥‥‥‥‥‥‥‥‥‥‥‥‥‥‥‥‥‥‥‥‥‥‥‥‥‥‥‥‥‥‥‥‥

‥‥‥‥‥‥‥‥‥‥‥‥‥‥‥‥‥‥‥‥‥‥‥‥‥‥‥‥‥‥‥‥‥‥

ケアのポイント

急性……………………………………………………
● 急速な呼吸症状を呈すことがあるため，安楽な姿勢，酸素投与，リラックスを促すなどで対応する.

慢性……………………………………………………
● 原因不明で繰り返しやすいこと，また長期のステロイド薬内服療法が継続することが多いことから合併症の管理が必要になり，患者の不安が強い. 不安の軽減に努める.

観察のポイント

急性……………………………………………………
● 急速な呼吸不全を呈することがあるため，全身状態の観察が必要である.

慢性……………………………………………………
● 診断時は慢性特発性好酸球性肺炎であった患者に，数年後にしびれなどの神経症状が出現し，好酸球性肺炎が ANCA（抗好中球細胞質抗体）血管炎の初期症状であったことが判明する場合がある.

◆**文献**
1）近藤泰児（監）：呼吸器ビジュアルナーシング. p.272-273, 学研メディカル秀潤社, 2016.

Memo

....

....

....

....

....

....

サルコイドーシス

疾患の概要

- サルコイドーシスは，肉芽腫と呼ばれる結節が全身に出現する原因不明の疾患であり，特徴的な乾酪壊死を伴わない類上皮細胞肉芽腫を認める．結核と類似しており，結核の否定が必要である．
- 若年者から高齢者まで発症する．
- 胸部（肺門・縦隔）リンパ節，肺実質，眼，皮膚での発症が多いが，神経，筋，心臓，腎臓，骨，消化器など全身のほとんどの臓器で病変が出現する．発病時の臨床症状が多彩で，その後の臨床経過が多様であることが特徴の1つである．
- 指定難病の1つであり，重症度Ⅲ，Ⅳ期の場合には医療費助成が受けられる．重症度分類は，「罹患臓器数」，「全身ステロイドや免疫抑制薬などの治療の有無」，「各種臓器の身体障害の認定の程度」の3項目で決定される．

症状

- 症状は臓器によって異なる．胸部（肺門・縦隔）リンパ節腫大のみであれば，自覚症状に乏しい場合が多い．肺病変では，咳，痰，呼吸困難などが出現することがある．
- 約30〜40％の患者は自覚症状に乏しく，健康診断で発見される．

検査・診断

- 病変の組織を採取して，サルコイドーシスに特徴的な乾酪壊死を伴わない類上皮細胞肉芽腫の証明があれば，組織診断群となる（図1）．眼や心臓など組織診断が難しい病変もある．

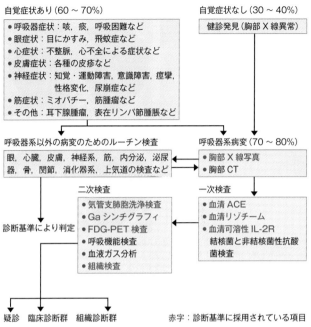

自覚症状あり（60～70%）

- 呼吸器症状：咳，痰，呼吸困難など
- 眼症状：目がかすみ，飛蚊症など
- 心症状：不整脈，心不全による症状など
- 皮膚症状：各種の皮疹など
- 神経症状：知覚・運動障害，意識障害，痙攣，
性格変化，尿崩症など
- 筋症状：ミオパチー，筋腫瘤など
- その他：耳下腺腫瘤，表在リンパ節腫脹など

自覚症状なし（30～40%）

健診発見（胸部X線異常）

呼吸器系以外の病変のためのルーチン検査

眼，心臓，皮膚，神経系，筋，内分泌，泌尿器，骨，関節，消化器系，上気道の検査など

呼吸器系病変（70～80%）

- 胸部X線写真
- 胸部CT

二次検査

- 気管支肺胞洗浄検査
- Gaシンチグラフィ
- FDG-PET検査
- 呼吸機能検査
- 血液ガス分析
- 組織検査

一次検査

- 血清ACE
- 血清リゾチーム
- 血清可溶性IL-2R
結核菌と非結核菌性抗酸菌検査

診断基準により判定

疑診　臨床診断群　組織診断群　　　　赤字：診断基準に採用されている項目

サルコイドーシス

図1 ◆サルコイドーシス診断のアルゴリズム

（日本サルコイドーシス／肉芽腫性疾患学会（編）：サルコイドーシス診療の手引き—2018.
http://jssog.com/www/top/2018/2-2-4.pdf より2020年2月12日検索）

- 特徴的な検査所見を次に挙げる．
- 両側肺門部リンパ節腫脹（図2）．
- 血清アンジオテンシン変換酵素（ACE）高値または血清リゾチーム高値．
- 血清可溶性インターロイキン-2受容体（sIL-2R）高値．
- ^{67}Gaシンチグラフィまたは^{18}F-FDG PET-CTにおける著明な集積所見．
- 気管支肺胞洗浄検査でリンパ球の上昇，CD4/CD8比が3.5を超える上昇など．

A：胸部Ｘ線写真

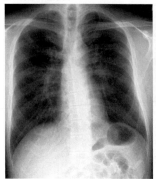

B：胸部CT画像

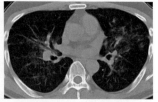

C：胸部CT画像（縦隔条件）

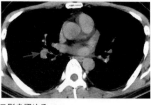

A：右中肺野，下中肺野を中心にスリガラス影を認める．
B：右中下葉，肺野，左下葉，肺野にびまん性にスリガラス影を認める．
C：縦隔条件では，リンパ節の腫脹（→）を認める．

図2 ◆ サルコイドーシス

- 胸部Ｘ線やCT検査，PET-CTなどの画像検査，血液検査（血清ACE，血清リゾチーム，血清可溶性IL-2R），心電図検査，気管支内視鏡検査などさまざまな検査を行い，また眼科や皮膚科，循環器科などでの診察も行い総合的に診断が行われる．
- 組織生検による診断が得られない場合には，臨床診断群または疑診となる．
- 呼吸器病変，眼病変，心臓病変の3臓器のうち2臓器でサルコイドーシスを強く示唆する臨床所見があり，かつ特徴的検査所見5項目中2項目が陽性の場合は，臨床診断とされる．

Memo

治療

- 約6〜7割の患者は自然に軽快する. このため, 眼や皮膚の症状に対してステロイド点眼や軟膏を使うことはあるが, 多くの症例ではステロイドの全身投与をせずに**経過観察**となる.
- 縦隔リンパ節腫大のみであれば, 経過観察となる.
- 肺野に病変を認め, 呼吸機能障害を認める場合は, ステロイドの全身治療が選択される.
- その他の心臓, 眼, 神経, 腎臓など, 生命予後・機能予後を左右する臓器・組織に機能障害を認めた場合にも, 副腎皮質ステロイドの全身投与や免疫抑制薬の投与が選択される.

観察のポイント

- 症状の出る部位が多彩であり, 全身の観察が必要である.
- 特に心病変での**完全房室ブロック**などでの急変や, 眼病変による**ブドウ膜炎**による視力低下の早期発見が重要である.

ケアのポイント

- 病変出現部位によって**症状が多彩**であり, 不安の軽減に努める.
- 定期通院で特に**心病変, 眼病変**の早期発見が大切であることを説明する.
- **自然軽快後に再燃**する場合があることを説明する.

◆文献
1) 日本サルコイドーシス / 肉芽腫性疾患学会（編）：サルコイドーシス診療の手引き—2018.
   http://jssog.com/www/top/2018/2-2-4.pdfより 2020年2月12日検索
2) 落合慈之（監）：呼吸器疾患ビジュアルブック. p.243-248, 学研メディカル秀潤社, 2011.

サルコイドーシス

間質性肺炎

疾患の概要

- 間質性肺炎 (IP) は，びまん性肺疾患の総称で，肺胞間質が病変の中心となる疾患の総称である．
- 明らかな原因として，感染症，じん肺，薬剤性肺障害，サルコイドーシス，膠原病などがあり，原因が特定できないものは**特発性間質性肺炎 (IIPs)** と呼ぶ（図1）．

検査・診断

- 問診，身体所見，胸部 X 線検査（図2），血液検査を行い，びまん性肺疾患を疑った場合，採血 (KL-6，SP-A，SP-D)，呼吸機能検査を行い，現状を確認する．また，原因疾患の鑑別を行っていく（図3）．
- IIPs を疑った場合は**高分解能 CT (HRCT)** を撮影し，さらに鑑別していく．
- IIPs の分類と特徴を示す（表1）．

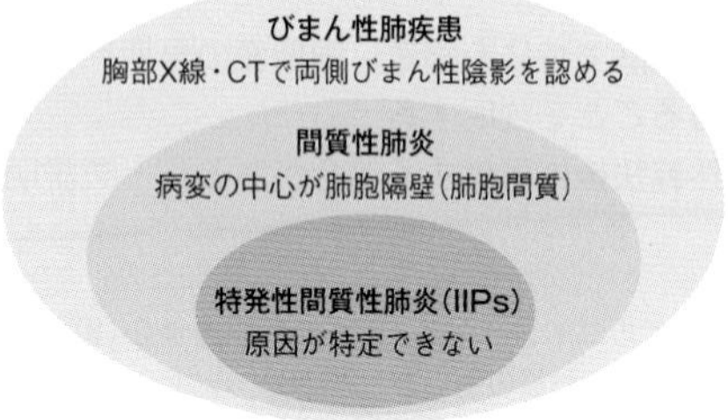

びまん性肺疾患
胸部X線・CTで両側びまん性陰影を認める

間質性肺炎
病変の中心が肺胞隔壁（肺胞間質）

特発性間質性肺炎(IIPs)
原因が特定できない

図1 ◆特発性間質性肺炎の概念
（文献1より引用）

A：胸部X線写真

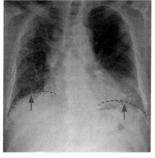

B：胸部CT画像（肺野条件）

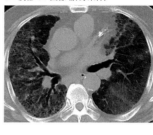

A：右肺野全体，左下肺野を中心に間質性の陰影を認める．肺野の含気の減少に伴い，横隔膜（---）が経年的に挙上（→）している．

B：肺野条件では，背側を中心に蜂の巣状に認める（右＞左）．それに伴い，牽引性の気管支拡張（▶）を認める．

図2 ◆ 間質性肺炎

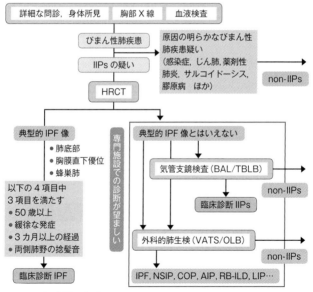

図3 ◆ IIPs 診断のためのフローチャート
（「日本呼吸器学会 びまん性肺疾患診断・治療ガイドライン作成委員会（編）：特発性間質性肺炎 診断と治療の手引き，改訂第2版，p.7, 2011, 南江堂」より許諾を得て改変し転載）

表 1 ◆ IIPs の分類と特徴

疾患名	病理組織パターン	病態	好発年齢・性別
特発性肺線維症 (IPF)	通常型間質性肺炎 (UIP)	●間質の不均一な線維化 ●下葉に病変が強い ●線維化内部に囊胞ができる（蜂巣肺）	●50 歳以上の男性 ●喫煙者 ●最多
非特異性間質性肺炎 (NSIP)	疾患名と同じ	●間質の均一な炎症細胞浸潤あるいは線維化 ●細胞浸潤型：cellurar NSIP (cNSIP) ●線維化型：fibrotic NSIP (fNSIP)	●50 歳前後の女性
特発性器質化肺炎 (COP)	器質化肺炎 (OP)	●肺胞内に突出するポリープ状線維化 ●間質の炎症細胞浸潤	●50 歳前後の男女
急性間質性肺炎 (AIP)	びまん性肺胞傷害 (DAD)	●急激な肺胞の破壊 ●特発性の急性呼吸窮迫症候群（ARDS）である	●50 歳前後の男女 ●まれ
剝離性間質性肺炎 (DIP)	疾患名と同じ	●喫煙，粉塵の吸入が関与する ●肺胞腔内にマクロファージが集簇 ●間質の炎症細胞浸潤	●30 〜 40 歳代の男性 ●ほぼ全例が喫煙者
呼吸細気管支関連性間質性肺炎 (RB-ILD)	呼吸細気管支炎 (RB)	●喫煙，粉塵の吸入が関与する ●間質と呼吸細気管支の炎症細胞浸潤	●40 〜 50 歳代の男性 ●ほぼ全例が喫煙者
リンパ球性間質性肺炎 (LIP)	疾患名と同じ	●間質にぎっしり詰まったリンパ球浸潤	●50 歳代の女性 ●きわめてまれ

（文献 2 を参考に作成）

治療

- 原因疾患がある場合は，その治療を行う．
- IIPs では**抗線維化薬**を，他に**ステロイド，免疫抑制薬**を使用することがある．
- 症状軽減のため，**呼吸リハビリテーション** (p.349) を行う．

症状	治療	その他の特徴
● 慢性（＞3カ月） ● 乾性咳嗽 ● 息切れ	● ピルフェドニン ● ニンテダニブ ● N-アセチルシステイン	● 慢性進行性で予後不良（平均生存期間は数年） ● 数日〜数週で急速に悪化することがあり（急性増悪），その予後はきわめて不良（平均生存期間は1〜2カ月）
● 亜急性〜慢性 （1カ月〜数年） ● 乾性咳嗽 ● 息切れ	● ステロイド薬 ● 免疫抑制薬	● 膠原病の存在が疑われることが多い ● 細胞浸潤型は治療に反応し予後良好 ● 線維化型は進行し予後不良
● 急性〜亜急性 ● 発熱 ● 乾性咳嗽 ● 息切れ	● ステロイド薬	● 治療に対する反応は良好 ● 発症経過や画像所見は細菌性肺炎に似ている
● 急性（数日〜数週） ● 発熱 ● 乾性咳嗽 ● 息切れ	● ステロイド薬 ● 免疫抑制薬	● 予後不良．ただし，急性期を乗り切れば再発は少ない
● 亜急性〜慢性 （数週間〜数カ月） ● 乾性咳嗽 ● 息切れ	● 禁煙が最重要 ● 重症例ではステロイド薬	● 「剥離性」という名前は，肺胞腔内のマクロファージが，剥がれ落ちた上皮と見間違えられていたためにつけられた
● 亜急性〜慢性 （数週間〜数カ月） ● 乾性咳嗽 ● 息切れ	● 禁煙が最重要 ● 重症例ではステロイド薬	● 呼吸細気管支とは，肺胞に直接つながる最も末梢の気管支である
● 慢性（＞3カ月） ● 乾性咳嗽 ● 息切れ	● ステロイド薬	● 特発性 LIP はきわめてまれ ● 悪性リンパ腫などのリンパ増殖性疾患であることが多い

Memo

....

....

....

....

295

観察のポイント

- 病状の進行に伴って低酸素血症が進行するため（図4），特に**労作時の呼吸症状**に気を付ける.
- 労作時の呼吸症状については訴えがない場合も，階段・坂道以外にトイレ歩行時，排便時，入浴時の呼吸状態に気を付ける.

ケアのポイント

- 感染予防のため，手洗い，うがいを励行する.
- 予防接種を推奨する.

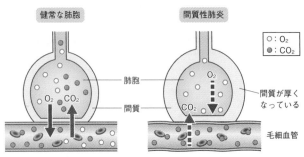

図4 ◆ 間質性肺炎のガス交換
間質性肺炎では間質が厚くなっているため，酸素が血管に入りにくい.
（文献1より引用）

◆文献
1）近藤泰児（監）：呼吸器ビジュアルナーシング．p.274-277，学研メディカル秀潤社，2016.
2）日本呼吸器学会 びまん性肺疾患診断・治療ガイドライン作成委員会（編）：特発性間質性肺炎 診断と治療の手引き，改訂第2版. 南江堂，2011.
3）難病情報センター：特発性間質性肺炎．難病情報センターホームページ．
http://www.nanbyou.or.jp/entry/302 より2020年2月10日検索

珪肺症，石綿肺，有機じん肺

疾患の概要

- じん肺症は，粉塵吸入により肺に生じた線維増殖性変化を主体とする疾患である（図1）.
- 粉塵の成分により，無機粉塵，有機粉塵（綿，木材，穀物，微生物など）に分けられるが，じん肺は**無機粉塵**により生じる（表1）.
- 有機粉塵は，気管支喘息，過敏性肺炎など，じん肺とは異なる病態を生じる.

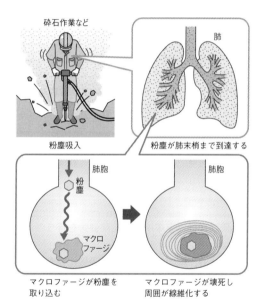

砕石作業など

肺

粉塵吸入

粉塵が肺末梢まで到達する

肺胞

粉塵

マクロファージ

肺胞

マクロファージが粉塵を取り込む

マクロファージが壊死し周囲が線維化する

図1 ◆じん肺の原因

粉塵作業で吸入した微小粉塵が肺胞に到達すると，マクロファージ（貪食細胞）に取り込まれる．粉塵を取り込んだマクロファージは壊死し，周囲では線維化が起き（線維増殖性変化），微小結節が形成される．微小結節が集まって大きな結節になっていく．肺内異物への反応として，咳嗽・喀痰が出るようになる．変化が進むと，肺が硬くなり呼吸機能障害を生じる.

（文献1より改変引用）

297

表1 ◆主なじん肺の原因物質

原因物質		病名	代表的な発生職場
シリカ（石英）	遊離ケイ酸	珪肺	鉱山，隧道工事，窯業
アスベスト（石綿）	ケイ酸化合物	石綿肺	石綿吹き付け，建設業
滑石（タルク）	ケイ酸化合物	滑石（タルク）肺	採石場，ゴム製造
珪藻土	ケイ酸化合物	珪藻土肺	珪藻土工場
セメント	ケイ酸化合物	セメント肺	建設業
アルミニウム	アルミニウム	アルミニウム肺	アルミニウム粉末製造
酸化鉄とケイ酸	鉄化合物	溶接工肺	電気溶接，ガス切断
黒鉛	炭素	黒鉛肺	黒鉛精錬，電極製造
カーボンブラック	炭素	炭素肺	製墨，カーボンブラック製造
石炭粉じんとケイ酸	炭素	炭鉱夫肺	炭鉱

（文献2より引用）

- 珪肺：遊離ケイ酸を多く含む粉塵を吸い込むことによる.
- 石綿肺：石綿（アスベスト）と呼ばれる繊維状に細長い粉じんを吸い込むことによる.

症状

- 自覚症状には，咳，痰，呼吸困難，動悸，胸痛などがある.

検査・診断

- じん肺法では，事業所にじん肺健診を行うことを義務づけている（同法第7条）.
- 法令により，胸部X線検査，呼吸機能検査によってじん肺管理区分1〜4に区分されており（表2），合併症が指定されている（表3）.

Memo

表2 ◆ じん肺の管理区分と就業上の措置（じん肺法）

<table>
<tr><td rowspan="2">じん肺
管理区分</td><td colspan="2">じん肺健康診断の結果</td><td colspan="2" rowspan="2">措置</td></tr>
<tr><td>X線写真の像</td><td>著しい肺機
能の障害</td></tr>
<tr><td>管理1</td><td>じん肺の所見なし</td><td>無し</td><td colspan="2">無し</td></tr>
<tr><td>管理2</td><td>第1型</td><td>無し</td><td>粉塵曝露の
低減</td><td>合併症に罹患
したら療養</td></tr>
<tr><td rowspan="2">管理3　イ

　　　　ロ</td><td>第2型</td><td>無し</td><td>粉塵曝露の
低減，作業
低減（勧奨）</td><td>合併症に罹患
したら療養</td></tr>
<tr><td>第3型または第4型（大
陰影の大きさが一側の肺
野の3分の1以下）</td><td>無し</td><td>作業転換
（指示）</td><td>合併症に罹患
したら療養</td></tr>
<tr><td rowspan="2">管理4</td><td>第1〜3型または第4型
（大陰影の大きさが一側
の肺野の3分の1以下の）</td><td>有り</td><td colspan="2" rowspan="2">療養</td></tr>
<tr><td>第4型（大陰影の大きさ
が一側の肺野の3分の1
を超える）</td><td>有無によら
ない</td></tr>
</table>

（文献1より引用）

表3 ◆ じん肺の合併症（じん肺法施行規則）

- 肺結核
- 結核性胸膜炎
- 続発性気胸
- 続発性気管支炎
- 続発性気管支拡張症
- 原発性肺がん

（文献2より引用）

治療

- 既に起きた肺の変化は不可逆であり，新たな粉塵の吸入を低減する措置をとる（表2）．
- 症状に対しては対症療法を行う．

Memo

珪肺症・石綿肺・有機じん肺

- 息切れは，ヒュー・ジョーンズ分類（表4）で評価する．
- 感染予防は必須である．
- 感染をきっかけに低酸素血症を来し，進行することがあるため，感染時は早めの受診を勧める．
- **肺がんの発生率が高く，その観点からも胸部X線検査を定期的に行う．**

表4 ◆ ヒュー・ジョーンズ分類

I度	同年齢の健常者とほとんど同様の労作ができ，歩行，階段昇降も健常者なみにできる
II度	同年齢の健常者とほとんど同様の労作ができるが，坂，階段の昇降は健常者なみにはできない
III度	平地でさえ健常者なみには歩けないが，自分のペースでなら1マイル（1.6km）以上歩ける
IV度	休みながらでなければ50ヤード（約46m）も歩けない
V度	会話，衣服の着脱にも息切れを自覚する．息切れのため外出できない

（文献1より改変引用）

◆文献

1）近藤泰児（監）：呼吸器ビジュアルナーシング．p.268, 284-287，学研メディカル秀潤社，2016.
2）日本呼吸器学会ホームページ：職業性肺疾患―呼吸器の病気.
http://www.jrs.or.jp/modules/citizen/index.php?content_id=39 より2020年2月10日検索

Memo

....

....

....

....

....

....

急性呼吸窮迫症候群(ARDS)

疾患の概要

- 急性呼吸窮迫症候群(ARDS)は,重症肺炎,敗血症など,何らかの基礎疾患に引き続いて,急性の経過で低酸素血症が進行する疾患である.
- 急速に進行し,ICU管理が必要となることが多い.

検査・診断

- ARDSのベルリン定義を表1に示す[1].
- 胸部X線検査では,肺野全体に両側性の浸潤影を認める(図1).ただし,心原性肺水腫を除く.

治療

- まず,原疾患の薬物療法を行う.
- ステロイドの使用は,国内3学会合同の『ARDS診療ガイドライン2016』では,副腎皮質ステロイド(メチルプレドニゾロンコハク酸エステルナトリウム1〜2mg/kg/日相当)の使用を提案(弱い推奨)している[2].

表1 ◆ ARDSのベルリン定義

- 発症時期:既知の臨床的侵襲,呼吸器症状の出現または増悪から1週間以内
- 画像検査:両側性の肺陰影―胸水や無気肺,結節では説明できないもの
- 浮腫　　:心不全や輸液過剰では説明できない呼吸不全.危険因子がない場合は,心エコーなどの客観的評価で静水圧性肺水腫を除外する必要がある

重症度分類	酸素化	陽圧設定
軽症	200mmHg < PaO_2/FiO_2 ≦ 300mmHg	PEEP または CPAP ≧ 5cmH_2O
中等症	100mmHg < PaO_2/FiO_2 ≦ 200mmHg	PEEP ≧ 5cmH_2O
重症	PaO_2/FiO_2 ≦ 100mmHg	PEEP ≧ 5cmH_2O

AECCの診断基準を再検討して作成された.軽症のALIという概念をなくし,ARDSの中に軽症,中等症,重症という3区分を設けた.また,急性の定義を1週間以内と明示した.

(文献1より引用)

胸部X線写真

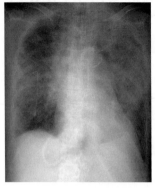

肺野部を中心に浸潤影（butterfly shadow）
を認める．

図1 ◆急性呼吸窮迫症候群（ARDS）

● 人工呼吸管理は，高濃度酸素の吸入を行っても低
酸素血症の改善が乏しい時に開始する．陽圧換気
により，虚脱した肺胞を拡げ，換気を改善する目
的で**呼気終末陽圧（PEEP）**をかけ，呼吸と循環の
状態をみながら調節する．

● **敗血症や播種性血管内凝固症候群（DIC）**をしば
しば合併するため，これらの評価も重要である．

観察・ケアのポイント

● 急性呼吸不全の評価には**動脈血液ガス分析が必須**
であり，呼吸不全の診断に加え，病態の評価に有
用である．

● 人工呼吸管理中は，PEEPをかけることで血圧低
下を伴うことが多いので，血行動態に注意を払う
必要がある．

◆文献
1）近藤泰児（監）：呼吸器ビジュアルナーシング．p.312-
315，学研メディカル秀潤社，2016．
2）3学会合同ARDS診療ガイドライン2016作成委員会
（編）：ARDS診療ガイドライン2016．総合医学社，
2016．

肺血栓塞栓症

疾患の概要

- 肺血栓塞栓症（PTE）は，下肢および骨盤内の静脈に生じた血栓（**深部静脈血栓**）が肺動脈を閉塞し，急性および慢性の肺循環障害を生じる病態である（図1）．
- 術後，長期臥床，狭いところにいた後に急に動き出した際に起きる．

症状

- 突然の呼吸困難，胸痛，失神・ショック，動悸，咳，血痰を症状として認める．

検査・診断

- 病歴から疑い，採血で**D-ダイマー高値**，心エコー検査で**右心負荷**があれば，造影 CT 検査を施行し，肺動脈内の血栓を確認する．

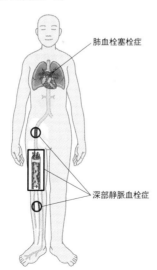

肺血栓塞栓症

深部静脈血栓症

図1 ◆ PTE と
深部静脈血栓症
（文献1より引用）

- 造影 CT が撮影できないときは，**肺換気・血流シンチグラフィ**を行う．肺血栓が存在する場所に血流欠損があり，換気血流のミスマッチを認める．
- 同時に，下肢，骨盤の**深部静脈血栓症（DVT）**を確認する．

治療

- 低酸素血症に対して酸素投与を開始する．呼吸・循環の管理も合わせて行う．
- 薬物療法としては，**抗凝固療法**を開始する．重症の場合は，**血栓溶解療法**を併用する．
- カテーテル，手術にて血栓を除去することもある．
- 抗凝固療法禁忌の場合，または抗凝固療法下に再発する場合は，**下大静脈フィルター**を留置する（図2）．

ケア・観察のポイント

- 発生状況，症状より本疾患を疑うことが肝要である．
- 呼吸困難が**突然**出現する，または増悪する場合は，常に本疾患を念頭に置く．

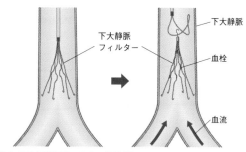

図2◆下大動脈フィルター挿入図
（文献1より改変引用）

◆**文献**
1）落合慈之（監）：循環器疾患ビジュアルブック，第2版，p.343-345，学研メディカル秀潤社，2017．

肺高血圧症

疾患の概要

- 肺高血圧症（PH）は，心臓から肺に血液を送る肺動脈の血圧が高くなる疾患であり（図1），その原因によって分類される（表1）．
- 確定診断には，**右心カテーテル検査**が必須である．

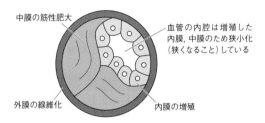

中膜の筋性肥大

血管の内腔は増殖した
内膜，中膜のため狭小化
（狭くなること）している

外膜の線維化

内膜の増殖

図1 ◆肺動脈性高血圧症患者の肺動脈
（文献1より引用）

表1 ◆肺動脈性肺高血圧症の臨床分類（ニース分類）

1. 肺動脈性肺高血圧症（PAH）

1.1. 特発性（Idiopathc PAH：IPAH）
1.2. 遺伝性（Heritable PAH）
　1.2.1. BMPR2
　1.2.2. ALK1, ENG, SMAD9, CAV1, KCNK3
　1.2.3. 未知の遺伝子異常
1.3. 薬剤／毒物
1.4. 各種疾患に伴う肺高血圧症（Associated with PAH：APAH）
　1.4.1. BMPR2
　1.4.2. ALK1, ENG, SMAD9, CAV1, KCNK3
　1.4.3. 門脈圧亢進症
　1.4.4. 先天性シャント性心疾患
　1.4.5. 住血吸虫症
1'静脈閉塞性疾患（Pulmonary veno-occlusive disease：PVOD）および／または肺毛細血管腫症（Pulmonary capillary hemangiomatosis：PCH）
1"新生児遷延性肺高血圧症（PPHN）

（文献2を参考に作成）

症状

- 労作時呼吸困難, 易疲労感, 胸痛, 動悸, 失神発作, 嗄声, 咳, 血痰などが認められる.
- 右心不全を合併すると, **顔面や下肢の浮腫を認める.**

検査・診断

- 胸部 X 線検査では**左第 2 弓突出**, 心電図検査では**肺性 P 波**を認める.
- 肺高血圧があるかどうかを心エコー検査, 可能であれば右心カテーテル検査を行い確認する.
- 肺高血圧症の原因を調べるために, 胸部 CT 検査で肺病変の確認, 胸部造影 CT 検査または肺血流シンチグラフィで肺血栓塞栓症の有無を確認する.

治療

- **肺血管拡張療法**は経口で投与するが, 重症例では**プロスタサイクリン持続静注療法**を行う.
- 抗凝固療法を行う. ただし, ワルファリン, プロスタサイクリン持続静注時は併用しない.
- 必要に応じて在宅酸素療法や, 利尿薬・強心薬による右心不全に対する治療を行う.
- 若年の症例で治療に抵抗性の場合, **肺移植**を検討する.

観察・ケアのポイント

- プロスタサイクリン持続静注療法は, ポンプを用いて持続的に注入するため, **ポンプの不具合時におけるバックアップ体制が必要である,**

◆文献
1) 落合慈之(監):循環器疾患ビジュアルブック, 第 2 版. p.173, 学研メディカル秀潤社, 2017.
2) 2015 ESC/ERS Guidelines for the diagnosis and treatment of pulmonary hypertension. Eur Heart J 37:67-119, 2016.

原発性肺がん・傍腫瘍性神経症候群

原発性肺がん

疾患の概要

- 肺がんによる死亡者数は増加傾向にあり，年次推移の死亡率は部位別で男性で1位，女性で2位である.
- 肺がんは，大きく非小細胞肺がんと小細胞肺がんの2つに分類される.
- 非小細胞肺がん：肺腺がん（図1），扁平上皮がん.
- 小細胞肺がん（図2）.

A：胸部X線写真

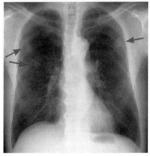

C：気管支鏡検査画像

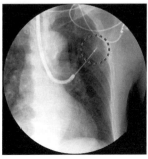

B：胸部CT画像

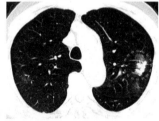

D：FDG-PET/CT検査画像

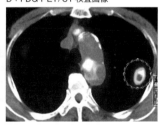

図1 ◆ 肺腺がん
A：左右上肺野に結節影を認める（→）.
B～D：左上葉に胸膜嵌入を伴う腫瘤影を認める（○）. Dでは同部位にFDGが集積している.

A：胸部 X 線写真

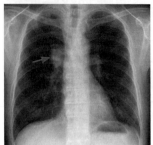

B：胸部 CT 冠状断像

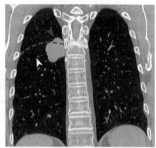

C：胸部 CT 画像（縦隔条件）

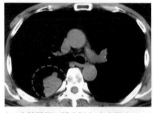

D：胸部 CT 画像（肺野条件）

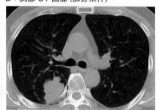

A：右肺門部に腫瘤影（→）を認める. B：葉間胸膜（--）を超えているため, がん（➤）を強く疑う. 右肺に認める腫瘤陰影は, 八つ頭状陰影（notch sign, ▷）を伴っている. C, D：縦隔条件・肺野条件では, 腫瘤の内部構造の不均一を認める（◯）.

図2 ◆ 小細胞肺がん

症状

● 主な症状は咳嗽, 喀痰, 呼吸困難, 血痰, 胸痛など.
● 転移に伴う疼痛で発見されることもある.

検査・診断

● 胸部 X 線検査で異常がある場合は, 胸部 CT 検査を行う. 胸部 CT 検査で **3cm を超える病変**では, 良悪性鑑別のため確定診断を行う.
● 胸部造影 CT, 胸部 MRI, PET/CT 検査などの画像検査は良悪性の鑑別に有効であるが, 確定診断には組織や細胞による病理診断が必要である. 病理診断の方法として気管支鏡検査, CT 下肺生検, 胸腔鏡検査, 外科的肺生検がある.

- 病期分類決定のため T（原発腫瘍）因子には高分解能 CT，N（所属リンパ節）因子には胸部造影 CT や PET/CT，超音波内視鏡検査，M（遠隔転移）因子には PET/CT，頭部造影 MRI 検査が推奨されている．

腫瘍マーカー

- 肺がんの質的診断の補助として，**腫瘍マーカー**を使用する．
- 非小細胞肺がん：CEA，CYFRA21-1，SLX，SCC．
- 小細胞肺がん：NSE，ProGRP．

病理・細胞診検査

- 肺がんの組織決定のため**病理検査**を行い，遺伝子検査や PD-L1 の発現も確認する．
- 採取された生検検体，手術検体の他に，気管支鏡検査で採取された気管支洗浄液，気管支擦過材料，穿刺吸引材料や，胸水をはじめとした体腔液などの細胞診検体を用いることがある．

病期分類

- TNM 分類を用いて臨床病期を決定する（**表 1**，**表 2**）．
- TNM 分類（**表 1**）．
- TNM 臨床病期分類（**表 2**）．

治療（手術，放射線療法）

- 確定診断後は，**組織型**や**病期分類**によって治療方針が異なる．非小細胞肺がんについては**図 3**，**図 4**に，小細胞肺がんについては**図 5**に示す．
- PS（パフォーマンス・ステータス）は重要な予後因子であり，治療方針決定に重要な目安となる．

表1 ◆ TNM分類(第8版, 2017年)

T −原発腫瘍

T −原発腫瘍

TX　原発腫瘍の存在が判定できない, あるいは喀痰または気管支洗浄液細胞診でのみ陽性で画像診断や気管支鏡では観察できない

T0　原発腫瘍を認めない

Tis　上皮内癌(carcinoma in situ):肺野型の場合は, 充実成分径0cm かつ病変全体系≦3cm

T1　腫瘍の充実成分径≦3cm. 肺または臓側胸膜に覆われている. 葉気管支より中枢への浸潤が気管支鏡上認められない. (すなわち主気管支に及んでいない)

　　T1mi:微少浸潤性腺癌:部分充実型を示し, 充実成分径≦0.5cm かつ病変全体系≦3cm

　　T1a:充実成分径≦1cm でかつTis・T1mi には相当しない

　　T1b:充実成分径>1cm でかつ≦2cm

　　T1c:充実成分径>2cm でかつ≦3cm

T2　充実成分径>3cm でかつ≦5cm, または充実成分径≦3cm でも以下のいずれかであるもの
・主気管支に及ぶが気管分岐部には及ばない
・臓側胸膜に浸潤
・肺門まで連続する部分的または一側全体の無気肺か閉塞性肺炎がある

　　T2a:充実成分径>3cm でかつ≦4cm

　　T2b:充実成分径>4cm でかつ≦5cm

T3　充実成分径>5cm でかつ≦7cm, または充実成分径≦5cm でも以下のいずれかであるもの
・壁側胸膜, 胸壁(superior sulcus tumor を含む), 横隔神経, 心膜のいずれかに直接浸潤
・同一葉内の不連続な副腫瘍結節

T4　充実成分径>7cm, または大きさを問わず横隔膜, 縦郭, 心臓, 大血管, 気管, 反回神経, 食道, 椎体, 気管分岐部への浸潤, あるいは同側の異なった肺葉内の副腫瘍結節

N −所属リンパ節

NX　所属リンパ節評価不能

N0　所属リンパ節転移なし

N1　同側の気管支周囲かつ/または同側肺門, 肺内リンパ節への転移で原発腫瘍の直接浸潤を含める

N2　同側縦郭かつ/または気管分岐下リンパ節への転移

N3　対側縦郭, 対側肺門, 同側あるいは対側の前斜角筋, 鎖骨上窩リンパ節への転移

M −遠隔転移

M0　遠隔転移なし

M1　遠隔転移がある

　　M1a:対側肺内の副腫瘍結節, 胸膜または心膜の結節, 悪性胸水(同側・対側), 悪性心嚢水

　　M1b:肺以外の一臓器への単発遠隔転移がある

　　M1c:肺以外の一臓器または多臓器への多発遠隔転移がある

(文献1　p.3-4 より引用)

表2 ◆ TNM 臨床病期分類（第8版，2017年）

		N0	N1	N2	N3	M1a	M1b	M1c
T1	T1a (≦1cm)	ⅠA1						
	T1b (1-2cm)	ⅠA2	ⅡB	ⅢA	ⅢB			
	T1c (2-3cm)	ⅠA3						
T2	T2a (3-4cm)	ⅠB				ⅣA		ⅣB
	T2b (4-5cm)	ⅡA						
T3	T3 (5-7cm)	ⅡB	ⅢA	ⅢB	ⅢC			
T4	T4 (>7cm)							

（文献1　p.6 より改変引用）

原発性肺がん，傍腫瘍性神経症候群

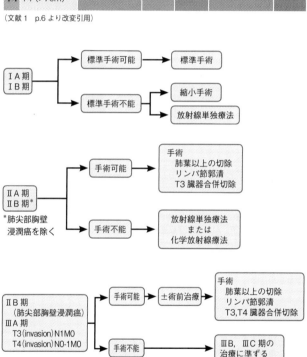

図3 ◆非小細胞肺がんの治療（ⅠA，ⅠB，ⅡA，ⅡB，ⅢA期）
（文献2より引用）

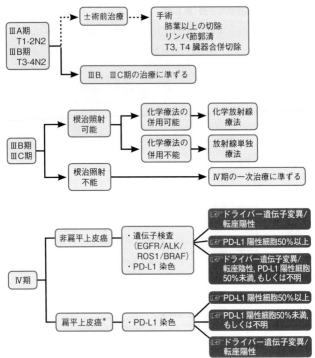

* 「転移など各病態に対する治療」も参照.

* EGFR 遺伝子変異，ALK 遺伝子転座の検索は必須ではないが，診断が生検や細胞診などの微量の検体の場合においては，腺癌が含まれない組織でも EGFR 遺伝子変異，ALK 遺伝子転座などの検索を考慮する.

図4 ◆非小細胞肺がんの治療（ⅢA-T1，ⅢB-T3，ⅢB，ⅢC，Ⅳ期）
（文献2より引用）

···Column···

PS（パフォーマンス・ステータス）とは

全身状態の指標の1つで，患者における日常生活での制限の程度を示す指標である[3]（p.128参照）.

PS 不良例では化学療法の副作用の発現が多く，治療関連死も多いため，化学療法を行う意義は乏しい. 治療による改善が期待できる場合に，化学療法を検討する.

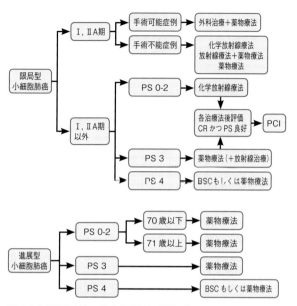

図5 ◆ 小細胞肺がんの治療（限局型，進展型）
（文献2より引用）
①本著作物は日本肺癌学会が作成及び発行したものであり，本著作物の内容に関する質問，問い合わせ等は日本肺癌学会にご連絡ください．
②学研メディカル秀潤社は，日本肺癌学会から許諾を得て，本著作物を内容の改変を行うことなく複製し刊行しています．

手術‥‥‥‥‥‥‥‥‥‥‥‥‥‥‥‥‥‥‥‥‥‥‥‥
● 手術可能症例では，肺葉切除以上の切除を行うよう勧められており，**胸腔鏡補助下手術（VATS）**が主流である．
● 腫瘍径が小さいものや肺機能が低下した患者に対しては，縮小手術を行うこともある．

放射線療法‥‥‥‥‥‥‥‥‥‥‥‥‥‥‥‥‥‥‥‥
● 根治目的の胸部放射線療法，術前術後照射，再発転移に対する緩和照射などがある．

313

- レジメンによって，使用方法や投与期間が異なるため注意が必要である．

非小細胞肺がん……………………………………

- 分子標的薬，細胞障害性抗がん剤，免疫チェックポイント阻害薬（PD-1/PD-L1阻害薬），VEGF阻害薬が使用されている．
- 肺腺がんでは，遺伝子変異によって分子標的薬が使用される．

＜分子標的薬＞

- がん発生の直接的な原因となるような，「ドライバー」と称される遺伝子変異／転座に対する阻害薬である．
- それぞれの遺伝子変異／転座によって，キナーゼ阻害剤を使い分ける．
  - *EGFR* 遺伝子変異陽性：オシメルチニブ（タグリッソ），ダコミチニブ水和物（ビジンプロ），アファチニブマレイン酸塩（ジオトリフ），ゲフィチニブ（イレッサ），エルロチニブ塩酸塩（タルセバ）．
  - *ALK* 遺伝子転座陽性：アレクチニブ塩酸塩（アレセンサ），クリゾチニブ（ザーコリ），セリチニブ（ジカディア）．
  - *ROS1* 遺伝子転座陽性：クリゾチニブ．
  - *BRAF* 遺伝子変異陽性：ダブラフェニブメシル酸塩＋トラメチニブ ジメチルスルホキシド付加物．

＜細胞障害性抗がん剤＞

- がん増殖に伴う DNA 合成や細胞分裂を阻害して，抗がん作用を示す薬である．
- プラチナ製剤（シスプラチン，カルボプラチン）と第三世代以降の細胞障害性抗がん剤（ペメトレキセドナトリウム水和物，ドセタキセル水和物，ビノレルビン酒石酸塩，ゲムシタビン塩酸塩）の併用療法を行う．

● 第三世代細胞障害性抗がん剤を単剤で使用することもある.

＜免疫チェックポイント阻害薬(PD-1/PD-L1阻害薬)＞

● 細胞障害性抗がん剤や分子標的薬と異なる作用機序を有し，腫瘍免疫における負の調節因子であるPD-1などの免疫チェックポイント分子を標的とした抗体薬のことである.

● 2019年の最新治療として，遺伝子変異/転座のないIV期非小細胞肺がんにおいてPD-L1陽性細胞50％以上では，抗PD-1抗体阻害薬であるペムブロリズマブを一次治療として使用する.

● PD-L1陽性細胞50％未満や不明であっても，プラチナ併用療法との併用により高い有効性が示されたため，IV期非小細胞肺がんで一次治療として行われる.

● 主な薬剤は，ペムブロリズマブ，ニボルマブ，デュルバルマブ(切除不能III期非小細胞肺がんで使用)である.

＜VEGF阻害薬：ベバシズマブ，ラムシルマブ＞

● 分子標的薬や細胞障害性抗がん剤と併用する.

小細胞肺がん……………………………………

● 化学療法の反応は良い.

● 細胞障害性抗がん剤のみの適応であったが，2019年8月に抗PD-L1抗体(アテゾリズマブ)と化学療法の併用により，進展型小細胞肺がんの生存期間延長を示す結果が確認された.

● プラチナ製剤(シスプラチン，カルボプラチン)と細胞障害性抗がん剤(エトポシド，イリノテカン塩酸塩水和物)の併用療法を行う.

● 二次治療以降でアムルビシンやノギテカンを使用する.

- 症状（咳嗽や痰，息切れの有無，疼痛など）を部位や程度を正確に問診する.
- 身体的苦痛の把握に努める.
- 治療中はバイタルサインに注意しつつ，時間や投与方法などが適切に行えているかを確認する.
- 食事量，便通，睡眠時間がとれているか，化学療法や放射線治療に伴う副作用の確認を行う.
- 呼吸器系悪性腫瘍では呼吸困難や，がん性疼痛を訴えることも多いため，鎮痛薬や医療麻薬，鎮静薬の適切な使用方法を確認する.

ケアのポイント

- 検査が続くことが多く，不安や恐怖が増すため，**患者とのコミュニケーションが重要**となる.
- 診断から告知，治療，緩和と，**経過に合わせて患者や家族に対して心のケアが重要**となる.
- 苦痛に対する対処法を，患者とともに確認・相談しながら行う.
- 長期入院も多く，病室はリラックスできる環境を整え，話しやすい雰囲気づくりを意識する.
- がんについて相談・支援ができる場所について，患者・家族に情報提供する.

傍腫瘍性神経症候群（PNS）

疾患の概要

- 傍腫瘍性神経症候群（PNS）は，担がん患者に合併する神経障害のうち，**免疫学的機序により起こると考えられる症候群**である.
- 神経症状（手足のしびれ，ふらつき，めまい，意識障害）は**亜急性**に進行し，高度の身体機能障害を生じる傾向にある.

- 約80％に神経症状の発症と自己抗体の検出が，腫瘍発見に数カ月〜数年先行する．自己抗体の検出が，PNSの診断および腫瘍の早期発見のマーカーとして有用であると報告されている[4]．
- 悪性腫瘍全体の0.01〜1％前後に生じるまれな病態であり[4]，併存する腫瘍として成人では小細胞肺がんが多い．

検査・診断

- 腫瘍の有無や，特徴的な神経症候・自己抗体の組み合わせで診断する．
- 肺がんで多くみられる症状は，病型により異なる．脳脊髄炎，傍腫瘍性辺縁系脳炎，感覚性運動失調型ニューロパチー，ランバート・イートン筋無力症などがある．
- 自己抗体は，抗Hu抗体，CV2抗体，P/Q型抗VGCC抗体などが陽性となる．

治療

- いずれの病型においても関連する悪性腫瘍の治療が中心となる．

観察・ケアのポイント

- 「原発性肺がん」でのポイント（p.316）を参照．

◆文献
1) 日本肺癌学会（編）：臨床・病理 肺癌取扱い規約，第8版．金原出版，2017．
2) 日本肺癌学会（編）：肺癌診療ガイドライン2019年版—悪性胸膜中皮腫・胸腺腫瘍を含む．2019．https://www.haigan.gr.jp/modules/guideline/index.php?content_id=3 より2020年2月20日検索
3) National Cancer Institute：Common Toxicity Criteria (NCI-CTC Version2.0 April 30, 1999), 1999.
4) 田中惠子：傍腫瘍性神経症候群と抗神経抗体．臨床神経 50：371-378，2010．

原発性肺がん，傍腫瘍性神経症候群

縦隔腫瘍

疾患の概要

- 縦隔とは左右の肺に囲まれた部位を指し，心臓，気管，食道，胸腺など重要な臓器が存在する（図1）[1]．
- 縦隔腫瘍とは，縦隔内組織から発生した腫瘍であり，発生部位により好発する腫瘍が異なる（表1）[2]．
- 日本胸部外科学会の手術例の集計では，胸腺腫が最も多く報告されている（図2）[3]．

症状

- 約半数は無症状で，健康診断などで偶発的に発見されることがある．
- 症状がある場合は，腫瘍による周辺臓器の圧迫により，咳嗽，呼吸困難，嗄声などがみられる．

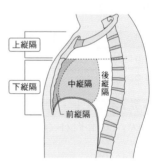

図1◆縦隔の区分
（文献1より改変引用）

表1◆縦隔腫瘍の発生部位と好発する腫瘍

上縦隔	甲状腺腫，神経原性腫瘍など
前縦隔	胸腺腫瘍（胸腺腫，胸腺がん），奇形腫などの胚細胞腫瘍など
中縦隔	気管支原性嚢腫，リンパ腫，心膜嚢腫など
後縦隔	神経原性腫瘍，気管支原性嚢腫，食道嚢胞など

（文献2より引用）

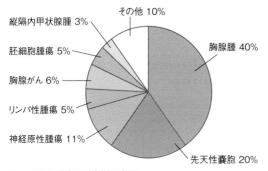

図2 ◆縦隔腫瘍の手術例の内訳
(文献3を参考に作成)

検査・診断

● 無症状者を対象とした胸部CT検診では、縦隔腫瘤性病変の検出率は **0.5 ～ 0.8%**である[3, 4].

● CTまたはMRI検査によって質的診断を行う. PET検査は活動性病変の判定に有用である.

胸腺腫 ‥‥‥‥‥‥‥‥‥‥‥‥‥‥‥‥‥‥‥‥‥‥‥‥

● 腫瘍の浸潤と播種転移を基準にした正岡分類やTNM分類(「原発性肺がん・傍腫瘍性神経症候群」表1, p.310)が用いられる.

● 組織分類によって、浸潤性に乏しく切除後の生存率も高く、良性腫瘍に近い性質のものから悪性度の高いものまである.

● 約**25%**に重症筋無力症や赤芽球癆(2.6%), 低γグロブリン血症(0.65%)などの**自己免疫疾患**が合併する.

● 完全切除例では、10年生存率は **90%**である[4].

Memo

治療

- 診断と治療を兼ねた**外科的切除**を行うのが基本である（図3）.
- 悪性リンパ腫と胚細胞腫瘍では，化学療法を含む治療が行われる.

観察・ケアのポイント

- 「原発性肺がん」でのポイント（p.316）参照のこと.

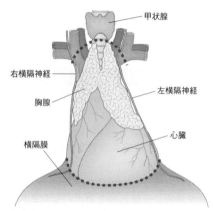

甲状腺

右横隔神経

左横隔神経

胸腺

心臓

横隔膜

図3◆拡大胸腺腫摘出術の摘出範囲
（文献1より引用）

1）落合慈之（監）：呼吸器疾患ビジュアルブック．p.362-368，学研メディカル秀潤社，2011.
2）近藤泰児（監）：呼吸器ビジュアルナーシング．p.319-320，学研メディカル秀潤社，2016.
3）Masuda M, et al：Thoracic and cardiovascular surgery in Japan during 2012: annual report by The Japanese Association for Thoracic Surgery. General Thoracic Cardiovascular Surgery 62：734-764，2014.
4）杉山幸比古・他（編）：呼吸器疾患最新の治療2016-2018．南江堂，2016.

▌気胸

疾患の概要

● 気胸は，何らかの原因によって肺から空気が胸腔に漏れて，肺の含気量が減少する疾患をいう．

● 原因により，**自然気胸，外傷性気胸，医原性気胸，血気胸，緊張性気胸**に分かれる（**表1**）．

● 月経随伴性気胸（子宮内膜が胸膜にでき，月経に合わせ気胸を起こす女性特有の気胸）や，まれな病気である**肺脈管筋腫症（LAM）**に伴う気胸もある．

● 緊張性気胸では胸腔に空気が溜まり，圧が高まって心臓，対側肺を圧迫し，血圧低下，ショックなどの重篤な状態になるため，**緊急ドレナージ**を行う必要がある．

症状

● 突然発症する胸痛，息切れを訴える．咳，動悸を訴えることもある．

● 発症時間がはっきりしているのが特徴である．

表1 ◆気胸の分類

自然気胸	特発性	肺尖部に生じたブラの破裂により起こる．背景の肺には，その他の異常はない
	二次性（続発性）	COPD，感染，肺がん，月経随伴性（月経が始まって48〜72時間ぐらいで発症する．右側に多い）など
	その他	マルファン症候群[※1]やエーラース・ダンロス症候群[※2]などで生じる
外傷性気胸		胸部打撲，肋骨骨折，食道疾患などに合併
医原性気胸		鎖骨下静脈穿刺，胸腔穿刺，経気管支肺生検などに合併

※1 マルファン症候群は，骨格系異常（高身長，細長い手足の指）が特徴的な遺伝性疾患で（単発例もあり），気胸の発症率が通常より2倍ほど高いとされる．

※2 エーラース・ダンロス症候群は，皮膚，血管，関節，内臓などの結合組織の主要成分であるコラーゲンの生成異常と考えられる先天性結合織代謝異常症で，6つの病型に分けられている．気胸は，血管型の病型（皮膚が薄く，静脈が透けてみえる，皮下出血を反復しやすいなど）にみられる症状の一つ．

（文献1より改変引用）

● 胸部X線検査を, 深吸気位, 深呼気位で撮影する. 画像所見は深呼気位でより著明になる. 症状より気胸が疑われるが, 胸部X線検査で分かりにくい場合は, 胸部CT検査を撮影する (図1).

● 気胸の程度は, 肺尖部が鎖骨の高さより上 (軽度), 下 (中等度), 肺は完全に虚脱またはそれに近い状態 (高度) に分けられる (図2).

治療

<安静にして様子を見る>

● 軽度のとき, 患側を下にして自宅安静を指示する.

<針で空気を抜く (脱気)>

● 胸腔ドレーンの留置が困難なとき, 選択する.

A：胸部X線写真

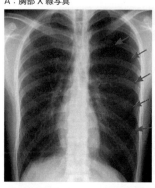

B：胸部CT冠状断像

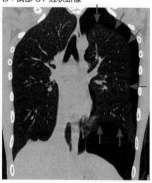

C：胸部CT画像

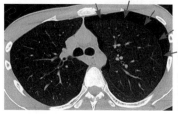

A〜C：左気胸を認める (→). 気胸の肺は, 肺紋理があるかで区別できる. 気胸を疑い, 深吸気位, 深呼気位で写真を撮ると, より気胸がはっきり分かる.

図1 ◆ 自然気胸

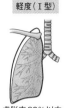

軽度（I型）

- 虚脱率20%以内
- X線写真で肺尖部が鎖骨より上にある

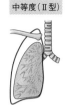

中等度（II型）

- 虚脱率20〜50%
- X線写真で肺尖部が鎖骨より下にある

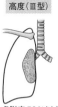

高度（III型）

- 虚脱率50%以上
- X線写真で肺の虚脱が著しい

図2 ◆肺の虚脱率による分類
（文献1より改変引用）

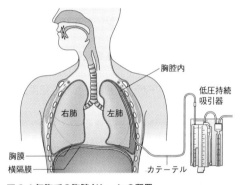

胸腔内

低圧持続吸引器

右肺　左肺

胸膜
横隔膜　　　　　　カテーテル

図3 ◆気胸での胸腔ドレーンの留置
ドレーン挿入部位は外傷, 胸膜癒着あるいは胸腔内フリースペースの局在により決定される. この図では, 最も挿入されることの多い第4肋間前腋窩線上より挿入. 肋骨上縁に向かってペアンを使用して皮下組織, 肋間筋層を剝離して壁側胸膜に至り, 最後に胸膜を破る.
（文献1より改変引用）

＜胸腔ドレーンを留置＞

- 中等度以上のとき, 選択する.
- 局所麻酔下に気胸側の胸腔にドレーンを挿入し, 胸腔に溜まった空気を体の外に出し, 虚脱した肺を膨らませて, 気胸の穴が自然に塞がるのを待つ（図3）.

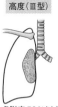

気胸

＜胸膜癒着術＞

- 全身麻酔がかけられないとき，選択する．
- 胸腔ドレーンから薬剤を注入し，強い炎症によって肺と胸壁をくっつけて，穴を塞ぐ．

＜手術を行う＞

- 胸腔ドレーンを留置しても肺からの空気漏れが止まらないとき，あるいは再発時に選択される．

＜全身麻酔下に，胸腔鏡下で，気胸の原因となっている穴を塞ぐ＞

- 視野が確保できない場合は，開胸手術に移行する．
- 穴が開く原因はブラによることが多く，ブラを切除または結紮する．

＜再発の可能性が高い場合はシートを貼って，肺の表面を補強する＞

＜空気漏れのある部位の気管支を気管支鏡検査で同定し，塞栓子を充填＞

- シリコン製の塞栓子が保険適用となり，使用頻度が増加している．
- 局所麻酔下でも行うことができる．

観察・ケアのポイント

- 胸腔ドレーン挿入時は，皮下気腫が発生していないかのチェックが必要である．

◆文献
1) 落合慈之（監）：呼吸器疾患ビジュアルブック．p.350-354，学研メディカル秀潤社，2011．

Memo

▌呼吸不全

疾患の概要

- 呼吸不全 (RF) の評価には, SpO_2 だけではなく **動脈血液ガス分析**が必要であり, 診断, 病態 (ガス交換障害, 肺胞低換気), 酸塩基平衡の評価に役立つ.
- 呼吸不全を来す疾患は, 呼吸器疾患だけではないことを念頭に置く (表1) [1].
- 発症までの期間により, **急性呼吸不全**, 呼吸不全が1カ月以上続く**慢性呼吸不全**, **慢性呼吸不全急性増悪**に分けられる.
- 動脈血二酸化炭素分圧 ($PaCO_2$) により, **I型呼吸不全** ($PaCO_2$ が 45 Torr 以下), **II型呼吸不全** ($PaCO_2$ が 45 Torr を超える場合) に分けられる.

症状

- 呼吸不全とは, 呼吸機能障害のため動脈血液ガス分析 (特に O_2, CO_2) が異常値を示し, 生体が正常な機能を営めない状態である.
- 動脈血酸素分圧 (PaO_2) が 60 Torr 以下となる呼吸器系の機能障害, またはそれに相当する状態である [1].

表1 ◆呼吸不全を呈する疾患

呼吸器疾患	● 気道系疾患：喘息, 無気肺, 気道異物 ● 肺実質系障害：肺炎, 慢性閉塞性肺疾患 (COPD), 肺出血, 誤嚥, 刺激ガスの吸入, ARDS ● 血管系障害：血管炎 ● 胸膜・胸郭系：気胸, 胸水, 胸膜炎, 動揺胸郭
神経筋疾患	● 重症筋無力症, ギラン・バレー症候群, 筋萎縮性側索硬化症
肺循環障害	● 肺血栓塞栓症, 心原性肺水腫, 非心原性肺水腫, 肝肺症候群

(文献1より改変・追加引用)

- 呼吸不全は病態により，拡散障害，換気血流不均等，シャントなどのガス交換障害，肺胞低換気が原因となる（図1）[2]．動脈血液ガス分析を行い，診断する．

- 原因疾患の鑑別のために，病歴・症状（咳，痰，息切れ，動悸，頭痛，眠気など）の聴取，胸部 X 線検査，必要時に胸部 CT 検査，可能であれば呼吸機能検査，動脈血液ガス分析を行い，診断する．

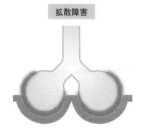

換気血流不均等

気道狭窄

代償的に換気増加

気道狭窄

肺胞

毛細管

換気が減少した肺胞の毛細管血の酸素含量は減少する．換気障害のない肺胞の換気量は増加するが，その肺胞毛細管血の酸素は既に飽和状態に近いため，余計に酸素を取り込むことができない．したがって，肺胞毛細管血全体の酸素含量は低下する．

シャント

シャント

肺胞気と肺胞毛細管血とが，全く接触しない状態．心疾患，肺動静脈奇形などの解剖学的異常の他に，肺胞が全く換気されないために起こる場合がある（生理学的シャント）．

拡散障害

肺胞と肺毛細管との間に細胞浸潤や結合織の沈着が起き，肺胞内ガスが毛細管血に到達しにくくなる．

肺胞低換気

分時換気量の低下

呼吸中枢・呼吸筋障害による低換気．

図1 ◆呼吸不全の病態
（文献2より改変引用）

治療

- 呼吸不全を来している原因疾患の加療を行う.
- 酸素投与量は, SpO_2, 必要時には動脈血酸素分圧 (特に O_2, CO_2) をみながら調節していく.

観察・ケアのポイント

- 急性呼吸不全の症状・所見を**表 2** に示す [3].
- 慢性呼吸不全の呼吸困難の評価には, **修正 MRC スコア**がよく使われる (p.271 参照).
- 6 分間歩行試験時の主観的運動強度の評価には, **修正ボルグスケール (表 3)** [4] がよく使われる.

表 2 ◆ 急性呼吸不全の症状・所見

急性低酸素 (O_2) 血症	急性高二酸化炭素 (CO_2) 血症
• 頻脈, 動悸	• 手足の温まり
• 興奮, 見当識障害	• 発汗
• チアノーゼ	• 脈圧増大
• 不整脈	• 羽ばたき振戦
• 乏尿	• 頭痛, 悪心, 嘔吐
• ショック, 徐脈	• 傾眠, 昏睡
• 昏睡	• 乳頭浮腫
• チェーン・ストークス呼吸	• 高血圧

(「田坂定智：急性呼吸不全と ARDS, 呼吸器疾患最新の治療 2019-2020 (門田淳一, 弦間昭彦, 西岡安彦編), p.187, 2019, 南江堂」より許諾を得て改変し転載)

Memo

....

....

....

....

....

....

表3 ◆ 修正ボルグスケール

修正ボルグスケール	
0	感じない（nothing at all）
0.5	非常に弱い（very very weak）
1	やや弱い（very weak）
2	弱い（weak）
3	
4	多少強い（some what strong）
5	強い（strong）
6	
7	とても強い（very strong）
8	
9	
10	非常に強い（very very strong）

（文献4を参考に作成）

◆ **文献**

1）日本呼吸ケア・リハビリテーション学会・他（編）：酸素療法マニュアル．メディカルレビュー社，2017．
2）落合慈之（監）：呼吸器疾患ビジュアルブック．p.271-277，学研メディカル秀潤社，2011．
3）田坂定智：呼吸器疾患 最新の治療2019-2020．門田淳一・他（編），南江堂，2019．
4）Borg GA：Psychophysical bases of perceived exertion. Med Sci Sports Exerc 5：377-381, 1982.
5）日本呼吸器学会COPDガイドライン第5版作成委員会（編）：COPD（慢性閉塞性肺疾患）診断と治療のためのガイドライン，第5版．メディカルレビュー社，2018．
6）福井次矢・他（監）：ハリソン内科学，原著第16版．メディカル・サイエンス・インターナショナル，2006．

Memo

....

....

....

....

睡眠時無呼吸症候群（SAS）

疾患の概要

- 睡眠中に一過性の呼吸停止（無呼吸）もしくは低呼吸を来すことで，いびき，日中の眠気や倦怠感，集中力の低下などの症状を呈する疾患である．
- 呼吸停止の原因により，**閉塞性睡眠時無呼吸症候群（OSAS），中枢性睡眠時無呼吸症候群（CSAS），混合性（OSAS と CSAS が混在）**に分類される（表1）．
- OSAS は上気道の閉塞・狭窄が原因である（図1）．
- 罹患率は成人男性の約3〜7％，女性の約2〜5％であり，近年，交通事故の原因として社会的問題となっている．

検査・診断

- 無呼吸の検出には，無呼吸の有無・回数，経皮的酸素飽和度を測定する**簡易無呼吸検査とポリソムノグラフィ検査（PSG）**（図2）が必須である．
- 簡易無呼吸検査は自宅で測定が可能だが，ポリソムノグラフィ検査は入院が必要となる．

表1 ◆睡眠時無呼吸症候群の分類

	閉塞性睡眠時無呼吸症候群（OSAS）	中枢性睡眠時無呼吸症候群（CSAS）
原因	上気道の閉塞	呼吸中枢の異常
機序	舌根，口蓋垂，軟口蓋などによる上気道の狭窄・閉塞	延髄からの呼吸刺激の欠如
関連疾患	肥満，小顎症，扁桃肥大，鼻中隔湾曲	脳血管障害，心不全，チェーン・ストークス呼吸
気流停止の有無	あり	あり
胸郭・腹壁の呼吸運動	あり	なし
酸素飽和度	低下	低下
SAS 全体における頻度	90％	数％

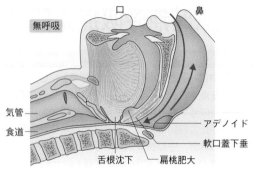

図 1 ◆閉塞性睡眠時無呼吸症候群の病態
舌根沈下や扁桃肥大，アデノイド，軟口蓋下垂のため上気道が閉塞し，気管に吸気が入っていかない．
（文献 1 より引用）

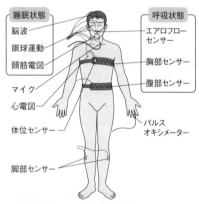

図 2 ◆ポリソムノグラフィ検査
（文献 1 より改変引用）

- 10 秒以上の気流停止がある「無呼吸」と，気流が完全には停止せず一過性に低下する「低呼吸」の睡眠 1 時間当たりの回数を足したものを無呼吸低呼吸指数 (AHI) という．
- AHI が 5 以上で日中の眠気などの症状が存在する，無症状でも AHI が 15 以上である，のどちらかで OSAS と診断する[2]．

- OSAS の重症度は，5 ≦ AHI < 15 は軽症，15 ≦ AHI < 30 は中等症，30 ≦ AHI は重症である.

治療

- 標準治療は持続陽圧呼吸 (CPAP) である (図 3).
- 簡易無呼吸検査で指数が 40 以上，もしくは PSG で AHI が 20 以上であれば CPAP 治療の適応である.
- CPAP を導入した場合，1 日 4 時間以上使用した日が使用日全体の 70％以上になるように指導していく.
- 軽症例では口腔内装具 (図 4) を用いることがあるが，AHI の改善は CPAP より劣っている.

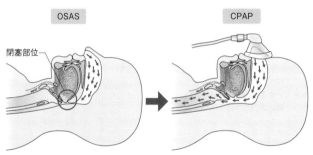

OSAS   CPAP

閉塞部位

図 3 ◆ OSAS に対する CPAP
OSAS では睡眠中，舌や軟口蓋が垂れて上気道の閉塞を来して無呼吸になる.
CPAP は鼻マスクを介して，一定の陽圧の空気を送り込み，垂れ込んだ舌や軟口蓋を押し上げ，上気道を広げることで無呼吸を改善する.
（文献 1 より引用）

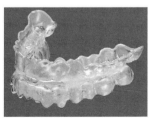

図 4 ◆口腔内装具 (マウスピース)
（文献 1 より引用）

- 無呼吸を認めやすい身体的特徴（肥満, 小顎症, 短頸, 扁桃肥大など）を確認する.
- 無呼吸により影響を受けやすい疾患（高血圧, 不整脈, 脳卒中, 心筋虚血, 糖尿病, 気分障害など）を確認する.
- 眠気については, **日本語版エプワース睡眠スケール (ESS)** を用いて主観的に評価する（表2）[3]. 中等度以上の無呼吸があっても, 眠気を感じていないことがあるので注意が必要である.
- 閉塞性睡眠時無呼吸症候群では呼吸運動があるため, モニター上は呼吸回数が低下しないことを念頭におくことが肝心である.
- 夜勤時は病室をラウンドし, いびき, 無呼吸の出現, 呼吸パターンを確認するとよい.

表2 ◆日本語版エプワース睡眠スケール (ESS)

もし, 以下の状況になったとしたら, どのくらい**うとうとする (数秒〜数分眠ってしまう)** と思いますか. **最近の日常生活**を思い浮かべてお答えください. 以下の状況になったことが実際になくても, その状況になればどうなるかを想像してお答えください (1〜8の各項目で, ○は1つだけ). すべての項目にお答えいただくことが大切です. **できる限りすべての項目にお答えください.**	うとうとする可能性はほとんどない	うとうとする可能性は少しある	うとうとする可能性は半々くらい	うとうとする可能性が高い
座って何かを読んでいるとき（新聞, 雑誌, 本, 書類など）	0	1	2	3
座ってテレビを見ているとき	0	1	2	3
会議, 映画館, 劇場などで静かに座っているとき	0	1	2	3
乗客として1時間続けて自動車に乗っているとき	0	1	2	3
午後に横になって, 休息をとっているとき	0	1	2	3
座って人と話をしているとき	0	1	2	3
昼食をとった後（飲酒なし）, 静かに座っているとき	0	1	2	3
座って手紙や書類などを書いているとき	0	1	2	3

（文献3より改変引用）

ケアのポイント

- ●ポリソムノグラフィ検査で入院した場合は，**センサーなどの外れがないか**を確認する（図2）.
- ●CPAPの使用は鼻呼吸ができることが前提である．マスク装着前に鼻の通気を確認し，鼻閉がある場合は抗アレルギー薬，点鼻薬などを使用する.
- ●CPAPマスクによる接触性・圧迫性の皮膚所見について確認する.
- ●CPAPが使用できない場合には**横向き（側臥位）睡眠**が有効であり，背中に枕を置くなどを指導する[4].

◆文献
1）落合慈之（監）：呼吸器疾患ビジュアルブック．p.283-297，学研メディカル秀潤社，2011.
2）Sateia MJ：International classification of sleep disorders-third edition—highlights and modifications．Chest 146：1387-1394，2014.
3）福原俊一・他：日本語版 the Epworth Sleepiness Scale（JESS）—これまで使用されていた多くの「日本語版」との主な差異と改訂．日本呼吸器学会雑誌 44（11）：896-898, 2006.
4）Srijithesh PR, et al：Positional therapy for obstructive sleep apnoea．Cochrane Database of Systematic Reviews．May 1；5：CD010990, 2019.

Memo

....

....

....

....

....

....

....

過換気症候群

疾患の概要

- 過換気症候群 (HVS) は，不安，緊張，ストレスなどにより**発作性の速い呼吸 (過呼吸) を呈する状態**である.
- 思春期以降に多くみられ，女性，几帳面で神経質な人，緊張しやすい人などに起こりやすい.
- 過呼吸状態では**血液がアルカリ性に傾く**ため，口唇・手足のしびれ，筋肉の痙攣・収縮などが出現する.
- 呼吸中枢に抑制がかかるため，さらに呼吸ができない，息苦しいと感じるようになる.

検査・診断

- 発作性に呼吸が速くなり，呼吸困難感を訴える場合に，上記の特徴や**図1**の身体所見を認めれば本疾患を疑う.

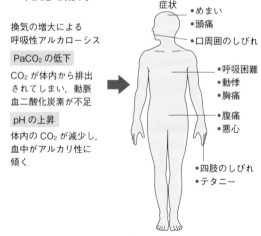

換気の増大による
呼吸性アルカローシス

$PaCO_2$ の低下

CO_2 が体内から排出されてしまい，動脈血二酸化炭素が不足

pH の上昇

体内の CO_2 が減少し，血中がアルカリ性に傾く

症状
- めまい
- 頭痛
- 口周囲のしびれ
- 呼吸困難
- 動悸
- 胸痛
- 腹痛
- 悪心
- 四肢のしびれ
- テタニー

図1 ◆過換気症候群で観察される所見
（文献1より改変引用）

- パルスオキシメーターでは，酸素飽和度が 99 ～ 100％を呈することが多い．動脈血液ガス分析では，CO_2 濃度が低くなり，アルカリ性になるのが特徴である[2]．
- 胸部 X 線検査，心電図検査，採血などを行い，見逃してはならない疾患（表 1）[3] を確実に除外することが重要である．

治療

- 患者を安心させるように心がけ，意識的にゆっくりと呼吸するように促す．不安が強い患者では，抗不安薬などの投与を考慮する．
- ペーパーバッグ法（紙袋を口に当て，一旦吐いた息を再度吸わせる方法）が行われていたが，血液中の酸素濃度低下，炭酸ガス濃度が過度に上昇する可能性があるため，現在は禁忌である[4]．
- 再発が多いため，発作のない時期に心療内科などへの通院を促すことが大切である．

観察のポイント

- 呼吸回数は通常 1 分間に約 12 ～ 20 回だが，過換気症候群では 25 回以上 / 分になる．
- 手指は，「助産師の手」と呼ばれる手をすぼめた形になりやすい．この所見は，血圧計のマンシェットを腕に巻いて手の血流を止めると，出やすくなる（トルソー徴候）（図 2）．

表 1 ◆過換気症候群と鑑別すべき疾患

呼吸器疾患	気管支喘息，気胸，肺炎，気管支炎，ARDS
循環器疾患	肺血栓・塞栓，心不全，肺水腫
代謝性疾患	代謝性アシドーシス，甲状腺機能亢進症，肝不全
脳神経疾患	脳腫瘍，髄膜炎，脳炎
その他	敗血症，疼痛，発熱，高地，薬物など

（文献 3 を参考に作成）

過換気症候群

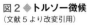
助産師の手

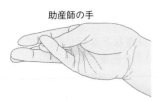

図2◆トルソー徴候
（文献5より改変引用）

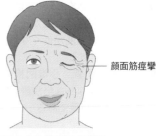
顔面筋痙攣

図3◆クボステック徴候
（文献5より引用）

- 耳の前や顎の関節を叩くと顔面神経が刺激され，唇が上方に上がる所見（**クボステック徴候**）（**図3**）がみられる．

ケアのポイント

- 一般に予後は良好で，数時間以内に症状が改善することが多い．
- 過度の緊張や不安などが起きる状況を避けるように指導する．
- うつ病，不安症，パニック障害などがある患者には，それらに対する治療が発症防止に有用である．

◆**文献**
1）近藤泰児（監）：呼吸器ビジュアルナーシング．学研メディカル秀潤社，2016．
2）Brashear RE：Hyperventilation syndrome．Lung 161：257-273，1983．
3）Berliner D，et al：The differential diagnosis of dyspnea．Dtsch Arztebl Int 113：834-845，2016．
4）Callaham M：Hypoxic hazards of traditional paper bag rebreathing in hyperventilating patients．Annals of Emergency Medicine 18：622-628，1989．
5）落合慈之（監）：糖尿病・内分泌疾患ビジュアルブック，第2版．p.238-239，学研メディカル秀潤社，2018．

薬剤性肺障害

疾患の概要

- 薬剤が原因で肺に炎症を起こし，咳嗽や呼吸困難を来す疾患の総称である．薬剤には，市販薬，生薬，サプリメント，麻薬など，医師の処方した薬剤以外も含まれる（表1）．
- 発症時期は，投与後数分以内から数年を経るものまで多様である．通常は，**投与開始後2～3週間から2～3カ月で発症することが多い**．
- 主な病態は，薬剤による直接的・間接的な障害による炎症細胞の浸潤と線維化である．
- 予後良好な病型（**好酸球性肺炎，過敏性肺炎，器質化肺炎，非特異性間質性肺炎，剥離性間質性肺炎**）と予後不良な病型（**通常型間質性肺炎，びまん性肺胞傷害〈DAD〉**）に分けられる．
- わが国での発症は増加しており，予後不良な病型（DAD）が多いため諸外国に比べて死亡率が高い[2]．

表1 ◆肺障害を来す薬剤

間質性肺炎（急性，亜急性）	器質化肺炎	好酸球性肺炎
● アミオダロン	● ミノサイクリン	● アミオダロン
● 金製剤	● セファロスポリン系抗菌薬	● ACE（アンジオテンシン変換酵素）阻害薬
● アザチオプリン	● アムホテリシンB	● β遮断薬
● BCG療法剤	● ブレオマイシン	● ブレオマイシン
● ブレオマイシン	● アミオダロン	● 金製剤
● カルムスチン	● サラゾスルファピリジン	● ヨード造影剤
● カルバマゼピン	● アザチオプリン	● メトトレキサート
● フレカイニド	● シロリムス	● フェニトイン
● ペニシラミン	● カルバマゼピン	● アスピリン
● フェニトイン	● インターフェロン	● カルバマゼピン
● メトトレキサート	● リセドロン酸	● ヒドロクロロチアジド
		● ミノサイクリン
		● 非ステロイド性抗炎症薬
		● プロピルチオウラシル
		● サラゾスルファピリジン

（文献1より引用）

● 主な呼吸症状として，呼吸困難，乾性咳嗽，胸痛（胸膜炎，胸水貯留），喘鳴（気道病変），血痰（肺胞出血）がみられる．

検査・診断

● 全ての薬剤に肺障害を起こす可能性がある．診断には表2の診断基準を用いる．
● 発現頻度の高い薬剤を使用する場合には，診断フローチャート（図1）に沿って投与計画を進める[4]．

表2 ◆薬剤性肺障害の診断基準

- 原因となる薬剤の摂取歴がある
- 薬剤に起因する臨床病型の報告がある
- 他の原因疾患が否定される
- 薬剤の中止により病態が改善する
- 再投与により増悪する

（文献3より引用）

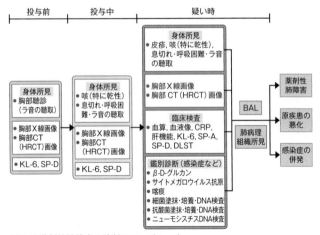

図1 ◆薬剤性肺障害の診断フローチャート
（文献4より改変引用）

治療

- まず被疑薬を中止する.
- 被疑薬の中止で改善しない場合には, プレドニゾロン(PSL)換算で 0.5 ～ 1.0mg/kg/ 日で投与開始し, 2 ～ 4 週間投与した後に漸減していく.
- 重症例ではパルス療法(メチルプレドニゾロンコハク酸エステルナトリウム 500 ～ 1,000mg/日を 3 日間投与)を行い, 以後, 上記と同様に PSL の投与・漸減を行う[4].

観察のポイント

- サプリメント, 栄養剤, 自然食品, 健康食品などの摂取歴についても確認することが肝心である.
- 60 歳以上, 間質性肺炎の存在, 肺手術後, 低呼吸機能, 酸素投与, 放射線照射, 抗悪性腫瘍薬の多剤併用は, 発症の危険因子である.
- 腎機能の低下は, 薬剤の血中濃度を高めるためリスク因子である.

ケアのポイント

- 内服薬の管理を行い, 被疑薬の中止を確認することが重要である.
- 薬剤性かの判断には, 被疑薬の中止前後で症状(咳嗽, 発熱, 呼吸困難), SpO_2 の変化を観察することが重要である(図 1)[4].

◆文献
1) 近藤泰児(監): 呼吸器ビジュアルナーシング. p.280-282, 学研メディカル秀潤社, 2016.
2) Azuma A, et al: High prevalence of drug-induced pneumonia in Japan. JMAJ 50: 405-411, 2007.
3) Camus P, et al: Interstitial lung disease induced by drugs and radiation. Respiration 71: 301-326, 2004.
4) 日本呼吸器学会: 薬剤性肺障害の診断・治療の手引き 2018, 第 2 版. p.12-66, メディカルレビュー社, 2018.

薬剤性肺障害

放射線肺炎

- 放射線肺炎は，胸部のがん（肺がん，食道がん，乳がん，悪性リンパ腫など）に対する**放射線治療**が原因で生じる．
- 放射線の照射により直接的・間接的に**肺胞上皮，血管内皮**が障害を受け，**炎症性サイトカイン，線維化物質**が産生されることで炎症細胞の浸潤，肺の線維化を来す（**図1**）[1]．

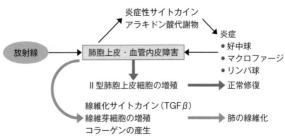

図1 ◆放射線による肺障害の発現機序
（文献1を参考に作成）

···Column···

放射線による肺障害の発現機序

　図1のような肺の形態と機能をふまえて，物理化学的原因による肺障害の全体の流れを見てみよう．原因となる酸素，放射線，薬剤はそれぞれ体内に入るルートが異なる．酸素は当然気道から直接入り，放射線は経皮的に照射されるわけである．

　一方で薬剤は，経口，経静脈的に入る．これらにより直接的，間接的に肺胞上皮，血管内皮が障害を受けるとⅡ型肺胞上皮が増殖し，修復が始まる．しかし障害が強く，炎症性サイトカイン，炎症細胞が浸潤すると障害は増幅され，線維化の機転が働く．

- 放射線治療中から終了後6カ月以内に起こりやすい放射線肺臓炎と，6カ月以降に起こる放射線肺線維症の2つがある．

症状

- 早期は無症状である．
- 放射線照射後1〜6カ月後に乾性咳嗽，呼吸困難を訴えることが多い．

検査・診断

- 放射線を当てた部位に一致した，肺の構造とは無関係な陰影をX線，CT検査で確認する（図2）．
- 放射線を当てた部位以外にも放射線肺炎が認められることがあるため，注意が必要である．
- 感染症との鑑別が困難な場合には，**気管支肺胞洗浄（BAL）**の施行を考慮すべきである[2]．

A：胸部X線写真

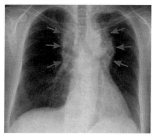

B：胸部CT画像

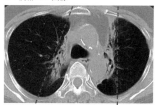

C：胸部X線写真

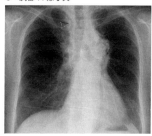

A：肺門部周囲に浸潤影（→）を認め，同部位に放射線照射後であり，放射線肺炎と診断．
B：放射線照射野に沿った，肺の線維化（---）が特徴である．
C：ステロイド内服治療後．肺門部の影の治癒に伴い，気管の偏位を認める（▶）．

図2◆放射線肺炎

治療

- 軽症であれば，一旦照射を中止して経過観察を行う．
- 呼吸困難が進行する場合は，**ステロイド（副腎皮質ホルモン）を投与する**[2]．

観察のポイント

- 放射線治療中は，常に放射線肺炎の発症を念頭に置くことが重要である．
- 放射線肺炎を起こしやすい疾患（間質性肺炎），薬剤の確認が必要である．
- 咳嗽，発熱，息切れなどの症状出現に注意する．軽症では無症状のときもある．

ケアのポイント

- 治療後半年間は発症の可能性があるため，咳嗽，発熱，息切れなどの症状出現がないかを確認する．
- 短期間で照射量が多い場合や，照射範囲が広い場合は発症するリスクが高くなるため，注意が必要である．

◆文献
1) Rubin P, et al：A perpetual cascade of cytokines postirradiation leads to pulmonary fibrosis. Int J Radiat Oncol Biol Phys 33：99-109, 1995.
2) 日本呼吸器学会：薬剤性肺障害の診断・治療の手引き 2018, 第2版. p.103-107, メディカルレビュー社, 2018.

Memo

....

....

....

....

HIV感染症・AIDS

疾患の概要

● ヒト免疫不全ウイルス (HIV) は，主に CD4 陽性
T リンパ球に感染する．ウイルスの複製と CD4
陽性 T リンパ球の破壊が持続的に起こる結果，
CD4 陽性 T リンパ球数は徐々に減少し，やがて
高度な細胞性免疫不全に至る．

● HIV 感染症による免疫不全状態に，日和見感染症
や腫瘍などの指標疾患が合併した状態を後天性免
疫不全症候群 (AIDS) という．CD4 陽性 T リン
パ球数によって，罹患しやすくなる疾患がある
(表 1)[1]．

表 1 ◆ CD4 陽性 T リンパ球数と HIV 感染症に合併する疾患

CD4 陽性 T リンパ球数	HIV 感染症に合併する疾患[*1]	
	感染症	その他の疾患
200～500/μL	● 帯状疱疹 ● 口腔毛状白板症 ● 口腔カンジダ症 ● カポジ肉腫 ● 肺結核 ● 肺炎	● 血小板減少性紫斑病 ● ホジキンリンパ腫 ● リンパ性間質性肺炎[*2]
<200/μL	● ニューモシスチス肺炎 ● 肺外結核 / 粟粒結核 ● 進行性多巣性白質脳症 ● 播種性ヒストプラズマ症 ● 播種性コクシジオイデス症	● 消耗症候群 ● HIV 脳症 ● 非ホジキンリンパ腫
<100/μL	● 播種性単純ヘルペス感染症 ● トキソプラズマ症 ● クリプトコックス症 ● クリプトスポリジウム症 (慢性) ● カンジダ食道炎	
<50/μL	● 播種性サイトメガロウイルス感染症 ● 播種性非結核性抗酸菌症	● 原発性中枢神経リンパ腫

*1：赤字は AIDS 指標疾患を示す．
*2：米国疾病予防管理センターの基準では，2014 年に AIDS 指標疾患から除外された．
(文献 1 より改変引用)

- わが国における HIV の感染経路は，性的接触 88%（同性間 73%，異性間 15%），静注薬物使用 0.3%，母子感染 0.3% と報告されている[2]．

症状

- HIV に曝露（初感染）した 2 ～ 6 週後に，50 ～ 90% の患者で急性症状がみられる（急性 HIV 感染症）．発熱，咽頭痛，リンパ節腫脹など，感冒様ないし伝染性単核（球）症様の症状を呈する．
- 特に，症状が遷延する場合（10 日～数週間）や，感染リスクをもつ場合に注意（検査）が必要である．
- HIV 感染症の自然経過は，急性感染期（2 ～ 8 週），無症候期（2 ～ 10 年），AIDS 発症期である．

検査・診断

- 臨床的に HIV 感染症 /AIDS を想起することが重要である．HIV 検査をすべき状況を表 2 に示す．
- 血清 HIV-1，2 抗原抗体と HIV-1RNA 定量検査によって診断する．

表 2 ◆ HIV 感染症を想起すべき状況

日和見疾患や HIV 感染症の非特異的症候があるとき
- 日和見疾患 /AIDS 指標疾患（表 1）
- 帯状疱疹，脂漏性皮膚炎
- 非特異的症候：体重減少，遷延性下痢，発熱，倦怠感，記銘力低下，人格変化，血小板減少，口内炎など

性感染症，高リスク行為や状況があるとき（HIV を伴っている可能性）
- 性感染症：梅毒，淋病，性器クラミジア，性器ヘルペス，尖圭コンジローマ，B 型肝炎
- MSM（男性間で性行為をもつ男性）ではさらに：A 型肝炎，急性 C 型肝炎，赤痢アメーバ症（腸炎・肝膿瘍），ランブル鞭毛虫症
- 高リスク行為：MSM，トランスジェンダーの女性，静注薬物乱用，パートナーが HIV 陽性
- 妊娠（妊娠時スクリーニング検査）

急性 HIV 感染症を想起したとき
- 高リスク行為の 2 ～ 6 週後にみられる，感冒様，伝染性単核（球）症様の症候
- 遷延する（10 日～数週間）それらの症状

- HIV-1，2抗原抗体検査は，**感染初期（2〜3週以内）は陽性にならないため注意する．** 偽陽性率は約 **0.3%** である．いずれの場合も，HIV-1RNA定量検査で確認する．
- CD4陽性Tリンパ球数（CD4数）を算出する．**CD4数200/μL未満**で，日和見疾患のリスクが高まる（表1）．

CD4陽性Tリンパ球数
＝白血球数×リンパ球 (%) × CD4 (%)

- HIV感染症と診断したら，日和見疾患/AIDS指標疾患（表1）の診断や，他の感染症スクリーニングを行う．わが国では現在でも，HIV感染症が判明した時点で日和見疾患を発症している患者が約30%を占める．
- 日和見疾患：ニューモシスチス肺炎（30%）（図1），食道等カンジダ症（15%），サイトメガロウイルス（CMV）感染症（14%），結核（10%），消耗症候群（9%），播種性非結核性抗酸菌症，カポジ肉腫，播種性クリプトコックス症（2〜6%）などが多い．
- 感染症スクリーニング：HBV，HCV，（HAV），CMV，梅毒，トキソプラズマ抗体，T-SPOT，眼底検査など．

A：胸部X線写真

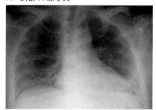

B：胸部CT画像

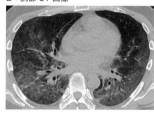

A：全肺野にスリガラス影を認める．
B：肺野に斑状にスリガラス影を認める．
図1 ◆ニューモシスチス肺炎

- HIV 感染症に対しては，診断後できるだけ速やかに，抗 HIV 療法を開始する[3]．早期治療によって，感染者の死亡や合併症の発生リスクと HIV の伝播リスクがいずれも明らかに低減する．

- 全ての患者に，CD4 数によらず早期に治療を導入するのが原則である．特に，CD4 数低値，日和見疾患の発症，急性感染期，肝炎の合併などがある場合，より早期の治療導入が望ましい．

- 日和見感染症を発症している場合，その治療を 2 週間程度先行させることが多い（表 3）．薬物相互作用や副作用の重複（一部は免疫再構築症候群発症のリスク）が問題になるためである．

- わが国では，身体障害者手帳（免疫機能障害）診断書作成要件に，4 週以上の間隔をおいた 2 回以上の検査の実施が求められており，早期導入の制限の 1 つになっている．

- 抗 HIV 薬にはインテグラーゼ阻害薬（INSTI），プロテアーゼ阻害薬（PI），非核酸系逆転写酵素阻害薬（NNRTI），核酸系逆転写酵素阻害薬（NRTI）などがあり，多剤を組み合わせて用いる．

表 3 ◆日和見感染症発症例での抗 HIV 療法導入時期の目安

日和見感染症	抗 HIV 療法導入時期（推奨レベル）
ニューモシスチス肺炎	2 週以内（AI）
結核	（CD4 数＜50/μL）2 週以内，（CD4 数≥50/μL）8 週以内（AI）
播種性 MAC 症	2 週以内（CIII）
CMV 感染症	2 週以内（CIII）
クリプトコックス髄膜炎	2〜10 週（BIII）
他のクリプトコックス症	2〜4 週以内（BIII）
トキソプラズマ脳炎	2〜3 週以内
進行性多巣性白質脳症	できるだけ早期に（AII）
カポジ肉腫	早期に（AII）

（文献 2 より改変引用）

- 現在では，INSTI（1剤）と NRTI（2剤）の組み合わせが，大部分の患者に対する初回推奨治療薬である（表4）[3, 4]．

観察・ケアのポイント

- 1日1回（1～3錠）内服が抗 HIV 療法の主流である．確実な服薬が治療効果と関連しているため，服薬率100%を目指す．
- 安全な性行為の遵守など，関連疾患の予防策を指導する．性感染症やB型・C型肝炎の定期的スクリーニングや，適切なワクチン接種（A型・B型肝炎，肺炎球菌，インフルエンザなど）を行う．
- 適切な治療がなされている HIV 感染者の生命予後は，非感染者とほぼ同等である．そのため，慢性腎臓病，心血管疾患，骨疾患，脂質異常症，糖尿病，非 AIDS 関連腫瘍など，長期服薬による影響や長期合併症が問題になっている．
- 抗 HIV 薬によりウイルス量がきちんと抑制されていれば，性行為により HIV を伝播させるリスクはゼロに等しいと考えてよい．

表4 ◆ HIV 感染症に対する推奨薬（初回治療）の例

- BIC/TAF/FTC 配合錠（ビクタルビ）[*1]（AI）
- DTG/ABC/3TC 配合錠（トリーメク）[*1, 2]（AI）
- DTG（テビケイ）[*1]＋ TAF/FTC 配合錠（デシコビ HT）（AI）
- RAL（アイセントレス）＋ TAF/FTC 配合錠（デシコビ HT）（BII）

INSTI：ビクテグラビル（BIC），ドルテグラビル（DTG），ラルテグラビル（RAL）．
NRTI：アバカビル（ABC），エムトリシタビン（FTC），テノホビルアラフェナミドフマル酸塩（TAF），ラミブジン（3TC）．
*1：DTG は妊娠第1三半期と妊娠する可能性のある女性には推奨しない（神経堤発生異常の可能性）．BIC も同様．
*2：ABC は HLA-B＊5701 陰性者のみに使用する（日本人はほとんどが陰性）．
（文献3を参考に作成）

免疫再構築症候群（IRIS）

● 免疫不全状態にある HIV 感染者に対し，抗 HIV 療法を開始した後（多くは 2 週～6カ月）に日和見疾患が発症，再発，再燃することがある．免疫能の回復による免疫応答の誘導が原因と考えられている．

● 約 8% の患者にみられ，帯状疱疹，非結核性抗酸菌症，CMV 感染症，ニューモシスチス肺炎，結核，カポジ肉腫，B 型肝炎などが多い[3]．

職業的曝露後予防

● 医療従事者が HIV 汚染血液に曝露した場合の感染率は，針刺しで 0.3%，粘膜曝露で 0.09% である．標準予防策を遵守する．

● 汚染血液に曝露した場合，多量の流水と石けんで洗浄し，責任者に報告の上，曝露後予防を検討する．

● 理想的には曝露後 2 時間以内に（それ以降でも 72 時間までは速やかに），抗 HIV 薬（RAL〈アイセントレス〉＋TDF/FTC 配合錠〈ツルバダ〉など）の予防内服を開始する．緊急対応用の予防服用マニュアル[5]を参照のこと．

◆文献
1）近藤泰児（監）：呼吸器ビジュアルナーシング．p.321-327，学研メディカル秀潤社，2016．
2）厚生労働省エイズ動向委員会：2018 年エイズ発生動向年報．2018．
3）HIV 感染症及びその合併症の課題を克服する研究班：抗 HIV 治療ガイドライン．平成 30 年度厚生労働行政推進調査事業費補助金エイズ対策政策研究事業，2019．
4）U.S. Department of Health and Human Services：Guidelines for the use of antiretroviral agents in adults and adolescents with HIV．2018．
5）東京都エイズ診療協力病院運営協議会（編）：HIV 感染防止のための予防用マニュアル（平成 29 年 7 月改定版）．東京都福祉保健局，2017．
https://www.fukushihoken.metro.tokyo.jp/smph/iryo/koho/kansen.html より 2019 年 2 月 12 日検索

包括的呼吸リハビリテーション

概要

- 呼吸リハビリテーションとは，呼吸器疾患をもつ患者が，可能な限り疾患の進行を予防し，健康状態を回復・維持するために，疾患を自身で管理して自立できるように，生涯にわたり継続して支援するための個別化された包括的介入である [1]．
- 多職種が参加するチーム医療でかかわっていく．
- 慢性閉塞性肺疾患 (COPD) は，この介入が効果を認める代表疾患である (表1) [2]．

<呼吸リハビリテーション導入基準>

- 症状のある呼吸器関連疾患：COPD，肺炎，無気肺，気管支喘息，気管支拡張症，間質性肺炎，肺の術後等．
- 機能制限がある：修正 MRC スコア 1 以上（「慢性閉塞性肺疾患」表6，p.271 参照）．
- 標準的治療が行われている．
- リハビリテーション実施を妨げる因子や，不安定な合併症・併存症がない患者であり（未治療の気胸には禁忌），年齢制限や肺機能の数値のみによる基準は定めない [3]．

表1 ◆ COPD における呼吸リハビリテーションの有益性

● 呼吸困難の軽減	● 下肢疲労感の軽減
● 運動耐容能の改善	● 四肢筋力と筋持久力の改善
● HRQOL（健康関連 QOL）の改善	● ADL（日常生活活動）の向上
● 不安・抑うつの改善	● 長時間作用性気管支拡張薬の効果を向上
● 入院回数および期間の減少	● 身体活動レベル向上の可能性
● 予約外受診の減少	● 相互的セルフマネジメントの向上
● 増悪による入院後の回復を促進	● 自己効力感の向上と知識の習得
● 増悪からの回復後の生存率を改善	

（文献2より改変引用）

呼吸リハビリテーションのポイント[1]

- COPD の呼吸困難の軽減，運動耐容能や健康関連 QOL (HRQOL) の改善に有効である．
- 酸素療法など他の治療に加えて呼吸リハビリテーションを行うと，上乗せ効果が得られる．
- 運動療法とセルフマネジメント教育が呼吸リハビリテーションの中核である．
- 身体活動レベルの維持が重要である．

ケアの実際

- 呼吸器疾患の早期から介入を考える．
- 評価のポイントを表 2 に示す[4]．

表 2 ◆ 呼吸リハビリテーションの評価

必須の評価	● フィジカルアセスメント ● スパイロメトリー*1 ● 胸部単純 X 線写真*1 ● 心電図検査*1 ● 呼吸困難（安静時，日常生活動作時，歩行時など） ● 経皮的酸素飽和度 (SpO_2) ● 歩数（身体活動量） ● フィールド歩行試験（6 分間歩行試験，シャトルウォーキング試験）*2 ● 握力 ● 栄養評価（BMI，% IBW，% LBW など）
行うことが望ましい評価	● ADL ● 上肢筋力，下肢筋力 ● HRQOL（一般的，疾患特異的） ● 日常生活動作における SpO_2 モニタリング
可能であれば行う評価	● 身体活動量（活動量計） ● 栄養評価［質問票，体成分分析(LMB など)，エネルギー代謝，生化学的検査など］ ● 動脈血ガス分析 ● 心理社会的評価 ● 心肺運動負荷試験 ● 心エコー検査

＊1：外来診療などで実施済みの場合は内容を確認．
＊2：運動負荷が禁忌な病態をあらかじめスクリーニングしておくこと，在宅，訪問リハビリテーションにおける実施を除く．

（文献 4 より改変・追加引用）

- パルスオキシメーターを準備する.
- 症状に合わせて，リハビリテーション前後および必要時にバイタルサインを確認する.
- **喘息発作時にはリハビリテーションを中止する**. また，**未治療の気胸には禁忌である**.
- リハビリテーションの評価には，時計を用意して歩行距離を測定できる環境を整える（床に 5m おきにテープを貼る等）.

観察・ケアのポイント

- 呼吸器疾患の重症度に合わせて，介入の比重を変えていく（図1）[4].
- 重症になるほどコンディショニング（図2）やADL トレーニング（図3）がトレーニングの大半を占める. 一方で，軽症になるほど全身持久力・筋力トレーニング（図4）が大半を占める.

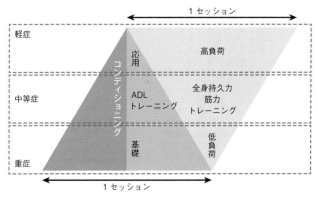

図1 ◆安定期における開始時のプログラム構成
（文献 4 より引用）

Memo

徒手による下部胸郭可動域の拡張

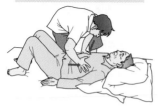

患者の側方に立ち，肘を軽く屈曲させ，下部胸郭に手を当てる．呼気時に胸郭を呼気運動方向（内下方）へ軽く圧迫する．

徒手による上部胸郭可動域の拡張

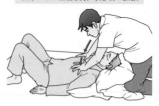

患者の上方に立ち，両手を大きく開き，鎖骨の直下で両母指が胸骨を覆うように上胸部へ置く．呼気時に胸郭を呼気運動方向へ軽く圧迫する．

図2 ◆ コンディショニング
（文献4を参考に作成）

更衣動作

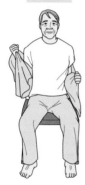

両腕を肩より高く挙げると，胸郭の動きが制限され息切れが強くなる．前開きのシャツは，片側の腕を通し，腕を高く上げずに腰の高さで反対側の腕も通す．次に両前身ごろを把持して，背中を滑らせるように着る．着替えの衣類は机や台の上に置いておく．

図3 ◆ ADL トレーニング
（文献4を参考に作成）

踏み台昇降

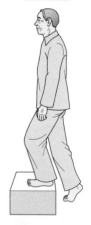

右足から昇段し，次に左足を上げる．そして右足を降ろし，次に左足を降ろす．5分位から開始して徐々に時間を長くする．筋力トレーニングとして行う場合は，段差を高くし，10回1セットから開始し，3セット行う．腕を壁などで支持すると息切れの軽減，転倒の予防になる．呼気時に昇降する．

図4 ◆ 全身持久力・筋力トレーニング
（文献4を参考に作成）

- セルフマネジメント教育が有用である(表3)[1].
- セルフマネジメント教育は COPD 患者の息切れを軽減させ,また HRQOL を改善させ,呼吸器に関連した入院を減少する.
- 患者と協働で作成する安定期や増悪期のアクションプラン(行動計画)は,セルフマネジメント能力を向上させる上で有用である.

表3 ◆ セルフマネジメント教育の主な介入形態

呼吸リハビリテーションにおける教育セッション
セルフマネジメント教育プログラム ・個別,グループ(対面)でのプログラム ・電話,アプリケーションソフトウェアなどを用いたプログラム(テレナーシング,テレモニタリングなど)
HOT (在宅酸素療法),HMV (在宅人工呼吸療法)導入における教育セッション
HOT,HMV 維持期の療養指導
看護外来
地域における教室(保健所など)
訪問看護,訪問リハビリテーションにおける教育
インテグレーテッド・ディジーズマネジメントにおける教育

(文献1より引用)

◆**文献**

1) 日本呼吸器学会(編):COPD(慢性閉塞性肺疾患)診断と治療のためのガイドライン,第5版.メディカルレビュー社,2018.
2) 日本呼吸ケア・リハビリテーション学会・他:呼吸リハビリテーションに関するステートメント.日本呼吸ケア・リハビリテーション学会誌 27:95-114,2018.
3) 厚生労働省:平成30年度診療報酬改定について.https://www.mhlw.go.jp/stf/seisakunitsuite/bunya/0000188411.html より 2020年1月24日検索
4) 日本呼吸ケア・リハビリテーション学会・他(編):呼吸リハビリテーションマニュアル—運動療法,第2版.照林社,2012.
5) 落合慈之(監):呼吸器疾患ビジュアルブック.p.372-381,学研メディカル秀潤社,2011.

付録 呼吸器領域で使用される主な薬剤

●気管支拡張薬

種類	一般名	商品名（例）	注意事項
短時間作用型 β_2刺激薬	サルブタモール硫酸塩	サルタノールインヘラー100 μg	
長時間作用型 β_2刺激薬	インダカテロールマレイン酸塩	オンブレス吸入用カプセル150 μg	
吸入ステロイド・β_2刺激薬配合剤	ビランテロールトリフェニル酢酸塩・フルチカゾンフランカルボン酸エステル	レルベア	
	ブデソニド・ホルモテロールフマル酸塩水和物	シムビコートタービュヘイラー	
テオフィリン薬	テオフィリン	ユニフィルLA錠，テオドール，テオロング錠	
抗コリン薬	チオトロピウム臭化物水和物	スピリーバ	

●気管支喘息治療薬

種類	一般名	商品名（例）	注意事項
ロイコトリエン受容体拮抗薬	モンテルカストナトリウム	シングレア，キプレス	
メディエーター遊離抑制薬	クロモグリク酸ナトリウム	インタール	
抗IgE抗体	オマリズマブ	ゾレア皮下注	
吸入ステロイド	シクレソニド	オルベスコ	

●抗菌薬

種類	一般名	商品名（例）	注意事項
ペニシリン系	タゾバクタムナトリウム/ピペラシリンナトリウム	ゾシン	
セフェム系（第三世代）	セフトリアキソンナトリウム水和物	ロセフィン	
	セフタジジム水和物	モダシン静注用	
セフェム系（第四世代）	セフェピム塩酸塩水和物	注射用マキシピーム	

	エリスロマイシン	エリスロマイシン	
マクロライド系	クラリスロマイシン	クラリシッド, クラリス	
	アジスロマイシン水和物	ジスロマック	
カルバペネム系	メロペネム水和物	メロペン点滴用	
テトラサイクリン系	ミノサイクリン塩酸塩	ミノマイシン	
ニューキノロン系	レボフロキサシン水和物	クラビット	
	シプロフロキサシン	シプロキサン注	
	メシル酸ガレノキサシン水和物	ジェニナック錠200mg	
グリコペプチド系	バンコマイシン塩酸塩	塩酸バンコマイシン	
アミノグリコシド系	アルベカシン硫酸塩	ハベカシン注射液	
抗結核薬	イソニアジド	イスコチン, ヒドラ錠「オーツカ」50mg	
	リファンピシン	リファジンカプセル150mg	
	ピラジナミド	ピラマイド原末	
	ストレプトマイシン硫酸塩	硫酸ストレプトマイシン注射用1g「明治」	
	エタンブトール塩酸塩	エブトール, エサンブトール錠	

呼吸器領域で使用される主な薬剤

●抗ウイルス薬

種類	一般名	商品名(例)	注意事項
抗インフルエンザウイルス薬	オセルタミビルリン酸塩	タミフル	
	ペラミビル水和物	ラピアクタ点滴静注液	
	ラニナミビルオクタン酸エステル水和物	イナビル	

●抗真菌薬

種類	一般名	商品名 (例)	注意事項
ポリエンマクロライド系	アムホテリシンB	アムビゾーム点滴静注用50mg	
キャンディン系	ミカファンギンナトリウム	ファンガード点滴用	
深在性真菌症治療薬	フルコナゾール	ジフルカン	
ニューモシスチス・カリニ肺炎治療薬	ペンタミジンイセチオン酸塩	ベナンバックス注用300mg	
合成抗菌薬	ST合剤	バクタ	

●抗悪性腫瘍薬

種類	一般名	商品名 (例)	注意事項
プラチナ製剤	カルボプラチン	パラプラチン注射液	
トポイソメラーゼ阻害剤	ノギテカン塩酸塩	ハイカムチン注射用1.1mg	
代謝拮抗薬	ペメトレキセドナトリウム水和物	アリムタ注射用	
分子標的治療薬	ゲフィチニブ	イレッサ錠250	

●エンドセリン受容体拮抗薬

種類	一般名	商品名 (例)	注意事項
エンドセリン受容体拮抗薬	ボセンタン水和物	トラクリア	

●ホスホジエステラーゼ5阻害薬

種類	一般名	商品名 (例)	注意事項
ホスホジエステラーゼ5阻害薬	タダラフィル	アドシルカ錠20mg	

●抗凝固薬

種類	一般名	商品名 (例)	注意事項
ヘパリン	ヘパリンナトリウム	ヘパリンナトリウム	
ワルファリン	ワルファリンカリウム	ワーファリン	

● 血栓溶解薬

種類	一般名	商品名 (例)	注意事項
ウロキナーゼ	ウロキナーゼ	ウロナーゼ	
t-PA	アルテプラーゼ	アクチバシン注	

● 副腎皮質ステロイド

種類	一般名	商品名 (例)	注意事項
副腎皮質ステロイド	プレドニゾロン	プレドニン錠 5mg	

● 免疫抑制薬

種類	一般名	商品名 (例)	注意事項
アルキル化薬	シクロホスファミド水和物	エンドキサン	

● 肺線維化抑制薬

種類	一般名	商品名 (例)	注意事項
肺線維化抑制薬	ピルフェニドン	ピレスパ錠 200mg	

● 鎮咳薬

種類	一般名	商品名 (例)	注意事項
中枢性非麻薬性鎮咳薬	デキストロメトルファン臭化水素酸塩水和物	メジコン	

● 去痰薬

種類	一般名	商品名 (例)	注意事項
気道粘膜修復薬	L- カルボシステイン	ムコダイン	
気道潤滑薬	アンブロキソール塩酸塩	ムコソルバン	

付録 略語一覧

A		
ACE	angiotensin converting enzyme	アンギオテンシン変換酵素
ADL	activities of daily living	日常生活動作
AHI	apnea hypopnea index	無呼吸低呼吸指数
AIDS	acquired immunodeficiency syndrome	後天性免疫不全症候群
ANCA	antineutrophil cytoplasmic antibody	抗好中球細胞質抗体
ARDS	acute respiratory distress syndrome	急性呼吸窮迫症候群
AUC	area under the concentration-time curve	血中濃度一時間曲線下面積

B		
BA	bronchial asthma	気管支喘息
BAL	bronchoalveolar lavage	気管支肺胞洗浄
BALF	bronchoalveolar lavage fluid	気管支肺胞洗浄液
BE	bronchiectasis	気管支拡張症
BLS	basic life support	一次救命処置
BODE	Body mass index, degree of airflow Obstruction, Dyspnea, and Exercise capacity	
BURP法	Back, Up, Right, Pressure	気管挿管で声門を確認しやすくする方法

C		
CAM	clarithromycin	クラリスロマイシン
CAP	community-acquired pneumonia	市中肺炎
CMV	cytomegalovirus	サイトメガロウイルス
COPD	chronic obstructive pulmonary disease	慢性閉塞性肺疾患
CPAP	continuous positive airway pressure	持続気道内陽圧
CRP	C-reactive protein	C反応性タンパク
CSAS	central sleep apnea syndrome	中枢性睡眠時無呼吸症候群
CTR	cardiothoracic ratio	心胸郭比
CUS	I am Concerned, I am Uncomfortable, this is a Safety issue	

| CVC | central venous catheter | 中心静脈カテーテル |
| CVP | central venous pressure | 中心静脈圧 |

D		
DAD	diffuse alveolar damage	びまん性肺胞傷害
DIC	disseminated intravascular coagulation	播種性血管内凝固症候群
DLco	carbon monoxide diffusing capacity	肺拡散能力
DOTS	directly observed treatment short-course	直接観察下短期化学療法（ドッツ療法）
DPB	diffuse panbronchiolitis	びまん性汎細気管支炎
DVT	deep vein thrombosis	深部静脈血栓症

E		
EB	ethambutol	エタンブトール塩酸塩
EGFR	epidermal growth factor receptor	上皮成長因子受容体
EP	eosinophilic pneumonia	好酸球性肺炎
ERV	expiratory reserve volume	予備呼気量
ESS	epworth sleepiness scale	エプワース睡眠スケール

F		
FeNO	fractional exhaled nitric oxide	呼気中一酸化窒素濃度
FEV_1	forced expiratory volume $_1$	1秒量
$FEV_1\%$	forced expiratory volume $_1\%$	1秒率
FRC	functional residual capacity	機能的残気量
FVC	forced vital capacity	努力性肺活量

H		
HAP	hospital-acquired pneumonia	院内肺炎
HAV	hepatitis A virus	A型肝炎ウイルス
HBV	hepatitis B virus	B型肝炎ウイルス
HCV	hepatitis C virus	C型肝炎ウイルス
HIV	human immunodeficiency virus	ヒト免疫不全ウイルス
HOT	home oxygen therapy	在宅酸素療法
HP	hypersensitivity pneumonitis	過敏性肺炎
HVS	hyperventilation syndrome	過換気症候群

I		
ICS	inhaled corticosteroid	吸入ステロイド薬
IGRA	interferon-gamma release assay	インターフェロンγ遊離試験
IIPs	idiopathic interstitial pneumonias	特発性間質性肺炎
INH	isoniazid	イソニアジド
INSTI	integrase strand transfer inhibitor	インテグラーゼ阻害薬
IP	interstitial pneumonia	間質性肺炎
IRIS	immune reconstitution inflammatory syndrome	免疫再構築症候群
IRR	infusion related reaction	インフュージョンリアクション（輸注反応）
ISBARC	identify, situation, background, assessment, recommendation (request)，confirm	
IV-PCA	intravenous patient-controlled analgesia	静脈内自己調整鎮痛法

J		
JCS	Japan coma scale	ジャパン・コーマ・スケール

L		
LABA	long acting β2 agonist	長時間作用型β2刺激薬
LAM	lymphangioleiomyomatosis	リンパ脈管筋腫症
LAMA	long-acting muscarinic antagonist	長時間作用型吸入抗コリン薬
LAMP	loop-mediated Isothermal amplification	百日咳菌遺伝子検査
LCNEC	large cell neuroendocrine carcinoma	神経内分泌大細胞がん
LTRA	leukotriene receptor antagonist	抗ロイコトリエン受容体拮抗薬

M		
MAC	*Mycobacterium avium* complex	
MDRPU	medical device related pressure ulcer	医療関連機器圧迫創傷
mMRC	modified medical research council dyspnea scale	修正MRC息切れスケール
MRSA	methicillin-resistant *Staphylococcus aureus*	メチシリン耐性黄色ブドウ球菌

N		
NHCAP	nursing and healthcare-associated pneumonia	医療・介護関連肺炎
NNRTI	non-nucleoside reverse transcriptase inhibitor	非核酸系逆転写酵素阻害薬
NPPV	noninvasive positive pressure ventilation	非侵襲的陽圧換気
NRTI	nucleoside reverse transcriptase inhibitor	核酸系逆転写酵素阻害薬
NSAIDs	non-steroidal anti-inflammatory drugs	非ステロイド性炎症症薬
NTM	non-tuberculousis mycobacteria	非結核性抗酸菌

O		
OSAS	obstructive sleep apnea syndrome	閉塞性睡眠時無呼吸症候群

P		
PaO_2	partial pressure of oxygen in arterial blood	動脈血酸素分圧
PCA	patient-controlled analgesia	自己調整鎮痛法
PCEA	patient-controlled epidural analgesia	硬膜外自己調整鎮痛法
PEEP	positive end-expiratory pressure	呼気終末陽圧
PEF	peak expiratory flow	最大呼気流量
PH	pulmonary hypertension	肺高血圧症
PI	protease inhibitor	プロテアーゼ阻害薬
PM2.5	particulate matter 2.5	微小粒子状物質
PNS	paraneoplastic neurological syndrome	傍腫瘍性神経症候群
PPE	personal protective equipment	個人用防護具
PS	performance status	パフォーマンス・ステータス
PSG	polysomnography	ポリソムノグラフィ検査
PSL	prednisolone	プレドニゾロン
PSV	pressure support ventilation	圧支持換気
PTE	pulmonary thromboembolism	肺血栓塞栓症
PZA	pyrazinamide	ピラジナミド

R		
RAL	raltegravir potassium	ラルテグラビルカリウム錠

RASS	richmond agitation-sedation scale	リッチモンド興奮−鎮静スケール
RBC	red blood cell	赤血球数
RF	respiratory failure	呼吸不全
RFP	rifampicin	リファンピシン
RT-PCR	real-time polymerase chain reaction	リアルタイム・ポリメラーゼ連鎖反応
RV	residual volume	残気量

S		
SABA	short acting β_2 agonist	短時間作用型β_2刺激薬
SaO₂	arterial blood oxygen saturation	動脈血酸素飽和度
SAS	sleep apnea syndrome	睡眠時無呼吸症候群
SIMV	synchronized intermittent mandatory ventilation	同期的間欠強制換気
SpO₂	saturation of percutaneous oxygen	経皮的動脈血酸素飽和度

T		
TDF	tenofovir disoproxil fumarate	テノホビルジソプロキシルフマル酸塩
Te	expiration time	呼気時間
Ti	inspiration time	吸気時間
TLC	total lung capacity	全肺気量
TNM分類	primary Tumor, regional lymph Node, distant Metastasis	原発腫瘍・所属リンパ節転移・遠隔転移分類
Trot	total respiration time	全呼吸時間

V		
VA	alveolar ventilation	肺胞気量
VAP	ventilator associated pneumonia	人工呼吸器関連肺炎
VATS	video assisted thoracic surgery	胸腔鏡補助下手術
VC	vital capacity	肺活量
VEGF	vascular endothelial growth factor	血管内皮増殖因子
VGCC	voltage-dependent calcium channel	電位依存性カルシウムチャネル

W		
WBC	white blood cell	白血球数

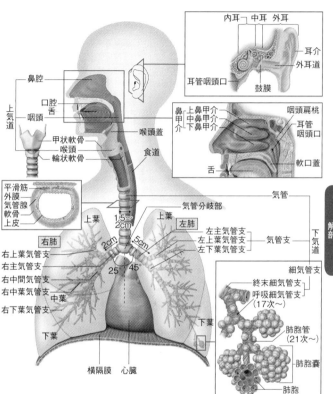

内耳　中耳　外耳

耳介

外耳道

耳管咽頭口

鼓膜

鼻腔

口腔

舌

咽頭

上鼻甲介
中鼻甲介
下鼻甲介

鼻甲介

咽頭扁桃

耳管
咽頭口

上気道

喉頭蓋

甲状軟骨

喉頭

輪状軟骨

食道

軟口蓋

舌

平滑筋
外膜
気管腺
軟骨
上皮

気管分岐部

上葉

1.5〜
2cm

上葉

左肺

気管

右肺

2cm

5cm

左主気管支
左上葉気管支
左下葉気管支

気管支

下気道

右上葉気管支

右主気管支

25°

45°

細気管支

右中間気管支

中葉

終末細気管支
呼吸細気管支
（17次〜）

右中葉気管支

右下葉気管支

下葉

肺胞管
（21次〜）

肺胞囊

下葉

横隔膜

心臓

肺胞

解剖

▶ 呼吸器系と上気道（鼻腔，咽頭，喉頭），下気道（気管，気管支）の構造

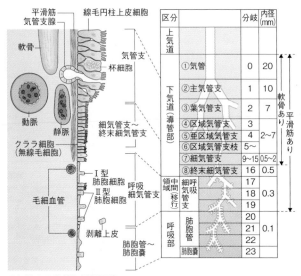

区分			分岐	内径(mm)
上気道				
下気道（導管部）	①気管		0	20
	②主気管支		1	10
	③葉気管支		2	7
	④区域気管支		3	
	⑤亜区域気管支		4	2〜7
	⑥区域気管支枝		5〜	
	⑦細気管支		9〜15	0.5〜2
	⑧終末細気管支		16	0.5
領域	中間移行域	呼吸細気管支	17	
			18	0.3
			19	
呼吸部		肺胞管	20	
			21	0.1
			22	
		肺胞囊	23	

軟骨あり
平滑筋あり

◆気管支の分岐と総断面積

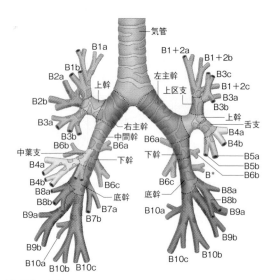

◆気管支の分岐

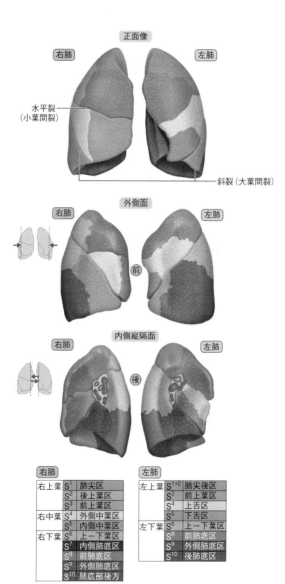

正面像

右肺　左肺

水平裂
（小葉間裂）

斜裂（大葉間裂）

外側面

右肺　左肺

前

内側縦隔面

右肺　左肺

後

右肺		
右上葉	S¹	肺尖区
	S²	後上葉区
	S³	前上葉区
右中葉	S⁴	外側中葉区
	S⁵	内側中葉区
右下葉	S⁶	上―下葉区
	S⁷	内側肺底区
	S⁸	前肺底区
	S⁹	外側肺底区
	S¹⁰	肺底部後方

左肺		
左上葉	S¹⁺²	肺尖後区
	S³	前上葉区
	S⁴	上舌区
	S⁵	下舌区
左下葉	S⁶	上―下葉区
	S⁸	前肺底区
	S⁹	外側肺底区
	S¹⁰	後肺底区

◆肺の構造

解剖

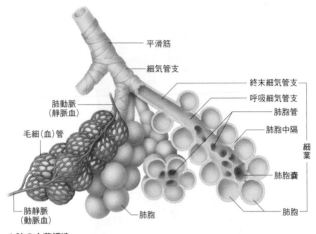

◆肺の小葉構造

平滑筋

細気管支

終末細気管支

呼吸細気管支

肺胞管

肺胞中隔

肺動脈（静脈血）

毛細（血）管

肺胞嚢

肺静脈（動脈血）

肺胞

肺胞

細葉

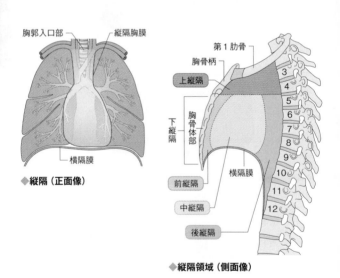

胸郭入口部

縦隔胸膜

横隔膜

◆縦隔（正面像）

第1肋骨

胸骨柄

上縦隔

下縦隔

胸骨体部

前縦隔

中縦隔

後縦隔

横隔膜

3
4
5
6
7
8
9
10
11
12

◆縦隔領域（側面像）

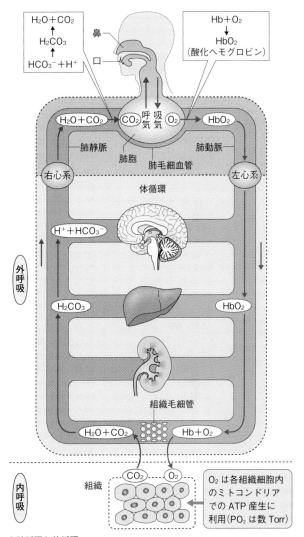

◆肺循環と体循環

解剖

付録　連絡先一覧

患者急変時	

インシデント発生時	

入退院受付	

患者死亡時	

関連部署

呼吸器科ナースポケットブック

2020 年 3 月 31 日　　　初 版　第 1 刷発行

編　　集	畑田　みゆき
発 行 人	影山　博之
編 集 人	小袋　朋子
発 行 所	株式会社 学研メディカル秀潤社
	〒 141-8414 東京都品川区西五反田 2-11-8
発 売 元	株式会社 学研プラス
	〒 141-8415 東京都品川区西五反田 2-11-8
印刷・製本	凸版印刷株式会社

この本に関する各種お問い合わせ先
【電話の場合】
● 編集内容については Tel 03-6431-1237 （編集部）
● 在庫については Tel 03-6431-1234 （営業部）
● 不良品（落丁，乱丁）については Tel 0570-000577
　学研業務センター
　〒 354-0045　埼玉県入間郡三芳町上富 279-1
● 上記以外のお問い合わせは学研グループ総合案内 0570-056-710 （ナビダイヤル）
【文書の場合】
● 〒 141-8418　東京都品川区西五反田 2-11-8
　　学研お客様センター
　　『呼吸器科ナースポケットブック』係

本書に記載されている内容は，出版時の最新情報に基づくとともに，臨床例をもとに正確
かつ普遍化すべく，著者，編者，監修者，編集委員ならびに出版社それぞれが最善の努力を
しております．しかし，本書の記載内容によりトラブルや損害，不測の事故等が生じた場合，
著者，編者，監修者，編集委員ならびに出版社は，その責を負いかねます．
　また，本書に記載されている医薬品や機器等の使用にあたっては，常に最新の各々の添付
文書や取り扱い説明書を参照のうえ，適応や使用方法等をご確認ください．

株式会社 学研メディカル秀潤社